二十四节气养生中国茶

韩宁 编著

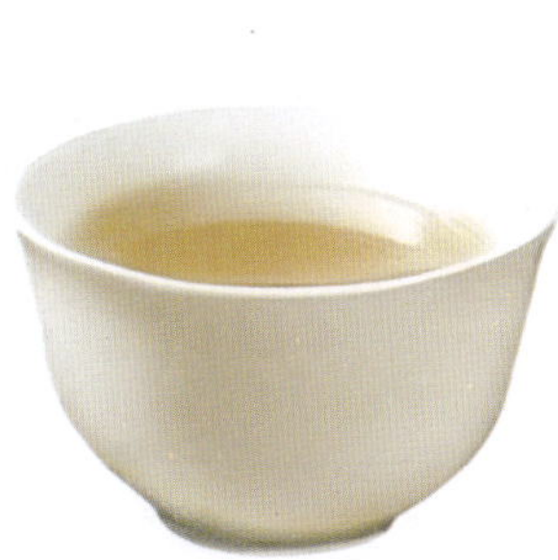

化学工业出版社
·北京·

内容简介

本书以二十四节气为脉络，深度挖掘中国传统茶文化与节气养生的内在关联，展现了一幅茶香四溢的四季风物画卷。从立春的茉莉花茶疏肝定绪，到小寒的六堡茶温和驱寒，每一个节气均配以对应的经典茶品，详述其历史渊源、制作工艺与养生功效。书中不仅收录了洞庭碧螺春、白毫银针、正山小种等名茶的独特冲泡技法，还揭秘了茉莉花茶“万花入茶骨”的窨制奥秘、老白茶“煮饮暖冬”的民俗智慧，以及紫砂壶、盖碗等茶器的文化底蕴，更融合中医理论，阐释茶饮如何顺应自然规律调和身心——如芒种饮龙井平肝火，大暑品黄芽健脾胃，秋分啜单丛平津润燥。全书穿插历史典故与地域茶俗，兼具知识性、实用性与人文情怀，既是茶友的节气养生指南，亦为传统文化爱好者打开一扇“茶知四时”的雅致窗口。

图书在版编目(CIP)数据

二十四节气养生中国茶 / 韩宁编著. -- 北京 : 化学工业出版社, 2025. 10. -- ISBN 978-7-122-48917-3

Ⅰ. R247.1

中国国家版本馆CIP数据核字第2025JK2590号

责任编辑：马冰初　丰　华　　　　文字编辑：李锦侠
责任校对：张茜越

出版发行：化学工业出版社（北京市东城区青年湖南街13号　邮政编码100011）
印　　装：盛大（天津）印刷有限公司
710mm×1000mm　1/16　印张14　字数273千字　2026年1月北京第1版第1次印刷

购书咨询：010-64518888　　　　售后服务：010-64518899
网　　址：http://www.cip.com.cn
凡购买本书，如有缺损质量问题，本社销售中心负责调换。

定　　价：68.00元　

前言

天地有大美而不言，四时有明法而不议。当氤氲茶香的东方智慧遇见周而复始的节气轮回，一场跨越千年的文明对话，便在这片茶叶的浮沉间徐徐展开。

十六载躬耕茶事，我常驻足于《茶经》古籍的字里行间，徘徊在茶叶感官审评的审评台前，亦尝试将茶文化传播与当代艺术相融合。那些蒸腾着热气的茶碗中，不仅沉淀着陆羽“晴采之，焙之，蒸之”的古老训诫，更闪烁着当代茶科学所揭示的茶多酚密码。正是在这古今交汇之处，我窥见了二十四节气与中国茶之间那若隐若现的黄金纽带——它既非玄学式的牵强附会，亦非审评数字的冰冷堆砌，而是天地人和谐共生的鲜活见证。

二十四节气，是黄河流域先民以生命感知镌刻的时光年轮；七十二候中，蕴藏着草木荣枯的韵律密码。惊蛰时分茶芽初萌的勃勃生机，霜降后老丛积淀的岁月沉香，每个节气都是大自然写给茶树的私密信笺。本书尝试解读这封信：立春时，为何要捧起那盏清新自然的茉莉花茶？小满节气里，又该如何品味绿茶的鲜爽？我们将以现代茶学为舟，以传统智慧为楫，在二十四节气的流转中，寻找到最契合身心的茶汤温度。

书中既有对《茶经》“采不时，造不精”的当代诠释，也有对六大茶类生化成分随节气变化的科学解析。当您翻阅这些书页，或许会在清明时节的银针毫香中，听见陆羽与神农的隔空对话；也可能在冬至围炉煮茶的暖意里，触摸到彩云之南滇红的温度。这是一本关于时间的书，更是一本关于生命智慧的书——教我们如何在工业文明的快节奏中，重新学会与天地同频呼吸。

茶之为饮，发乎神农，闻于鲁周。今日我们啜饮的，岂止是茶汤？那是月照茶山的清辉，是晨露浸润的芬芳，是代代茶人守护的文明火种。愿这本小书能成为您案头的节气茶历，在春生、夏长、秋收、冬藏的轮回中，带您重拾“天人合一”的饮茶真味，让每一盏茶都喝出光阴的故事，品出生命的节律。

目录

春分

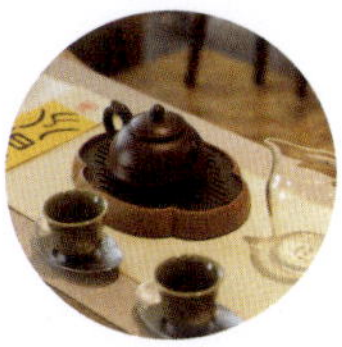

清明

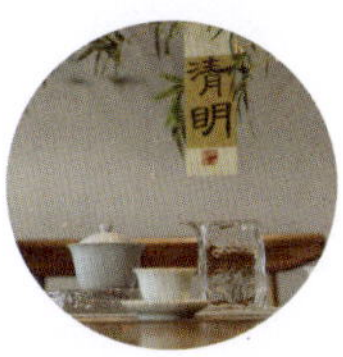

谷雨

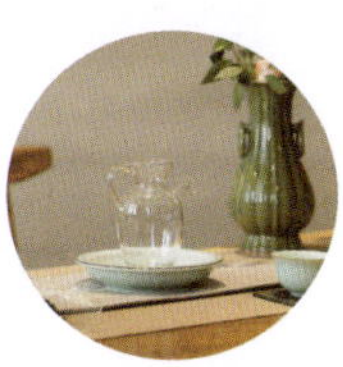

立夏

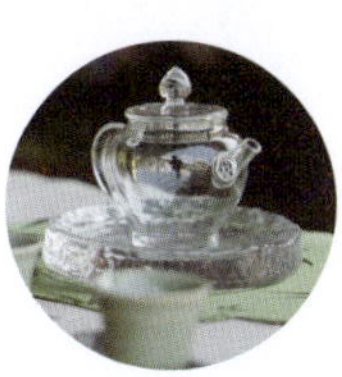

小满

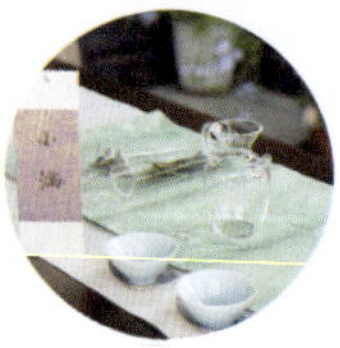

芒种

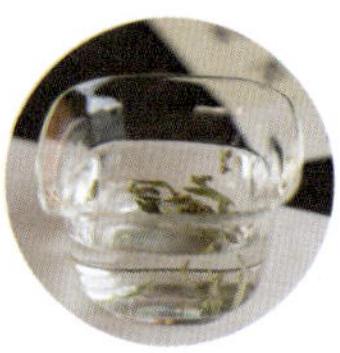

夏至

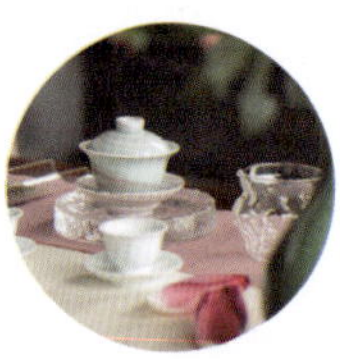

小暑

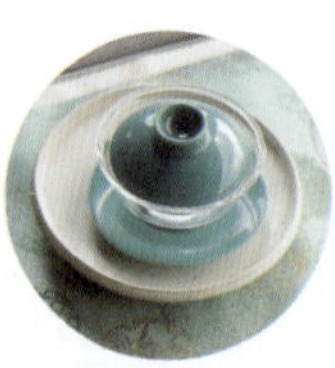

大暑

高温：蒙顶黄芽健脾祛湿

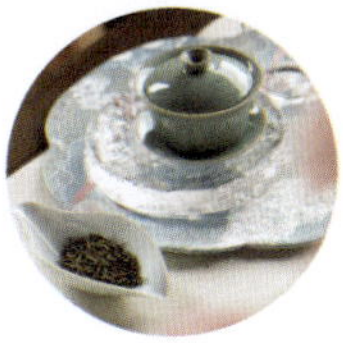

立秋

干燥防“秋老虎”：恩施玉露生津润燥

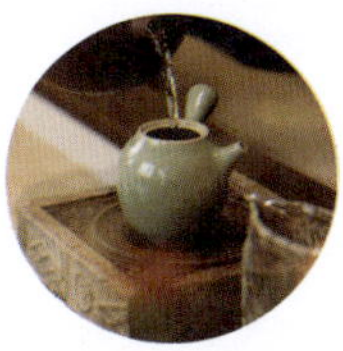

处暑

凉意起秋风吹：祁门红茶滋阴润肺

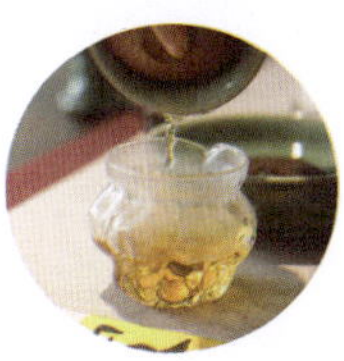

白露

温差大防秋燥：漳平水仙益气化痰

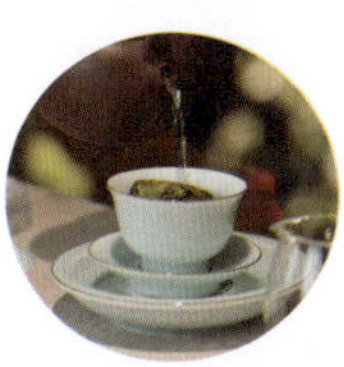

秋分

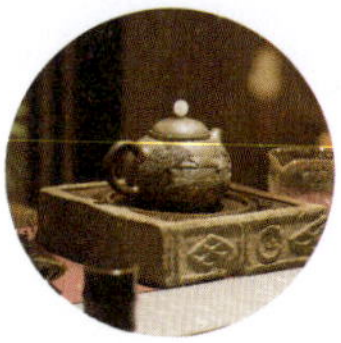

寒冷干燥：凤凰单丛平津润燥

寒露

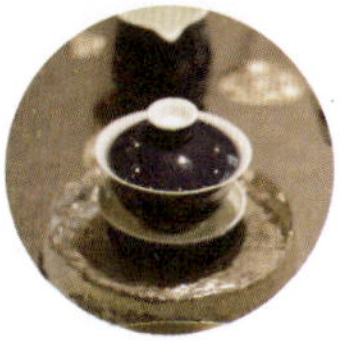

寒冷冰冻：安溪铁观音养阴滋润

霜降

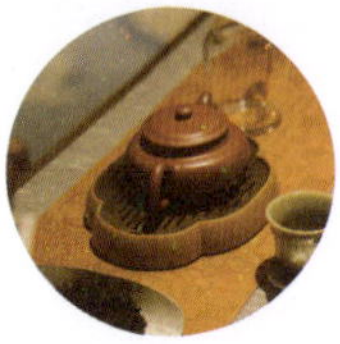

防秋燥秋郁：大红袍生津防燥

立冬

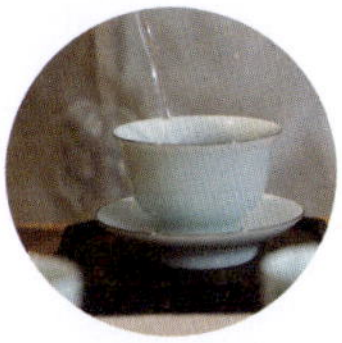

寒冷侵袭：正山小种红茶，温补益肾固阳（红茶的鼻祖）

小雪

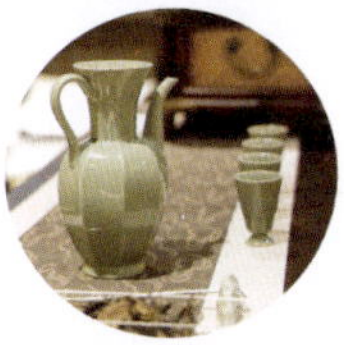

冰天雪地：老白茶（煮饮）助阳益肾

大雪

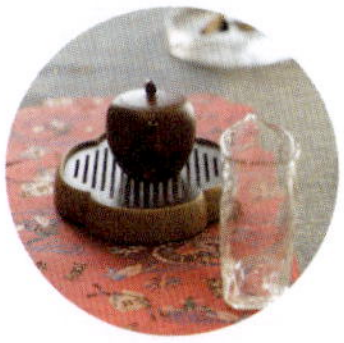

严冬飞雪：熟普（煮饮）温肾祛寒

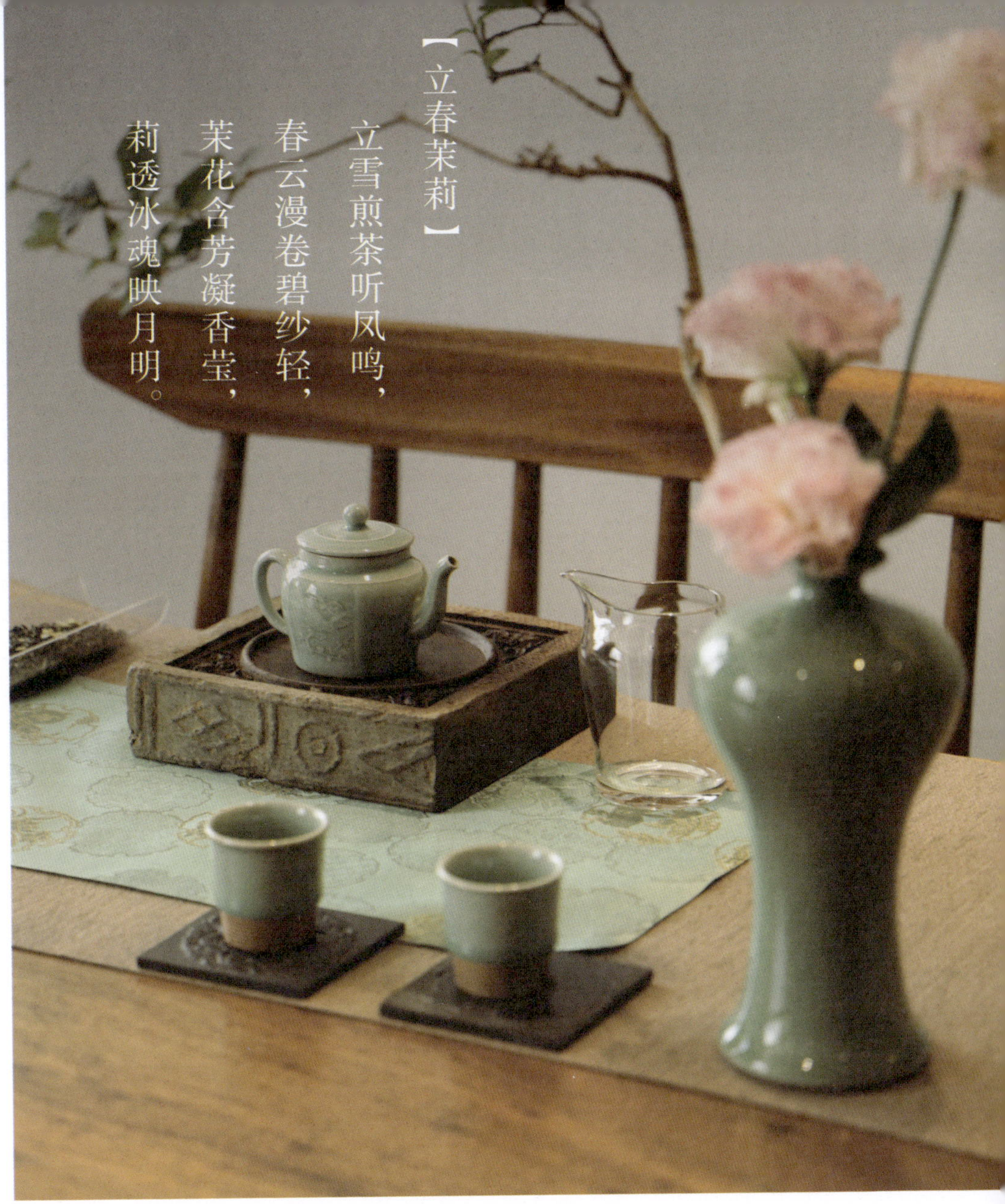
【立春茉莉】
立雪煎茶听风鸣，
春云漫卷碧纱轻，
茉花含芳凝香莹，
莉透冰魂映月明。

立春

易暴易郁：一碗茉莉花茶疏肝定绪

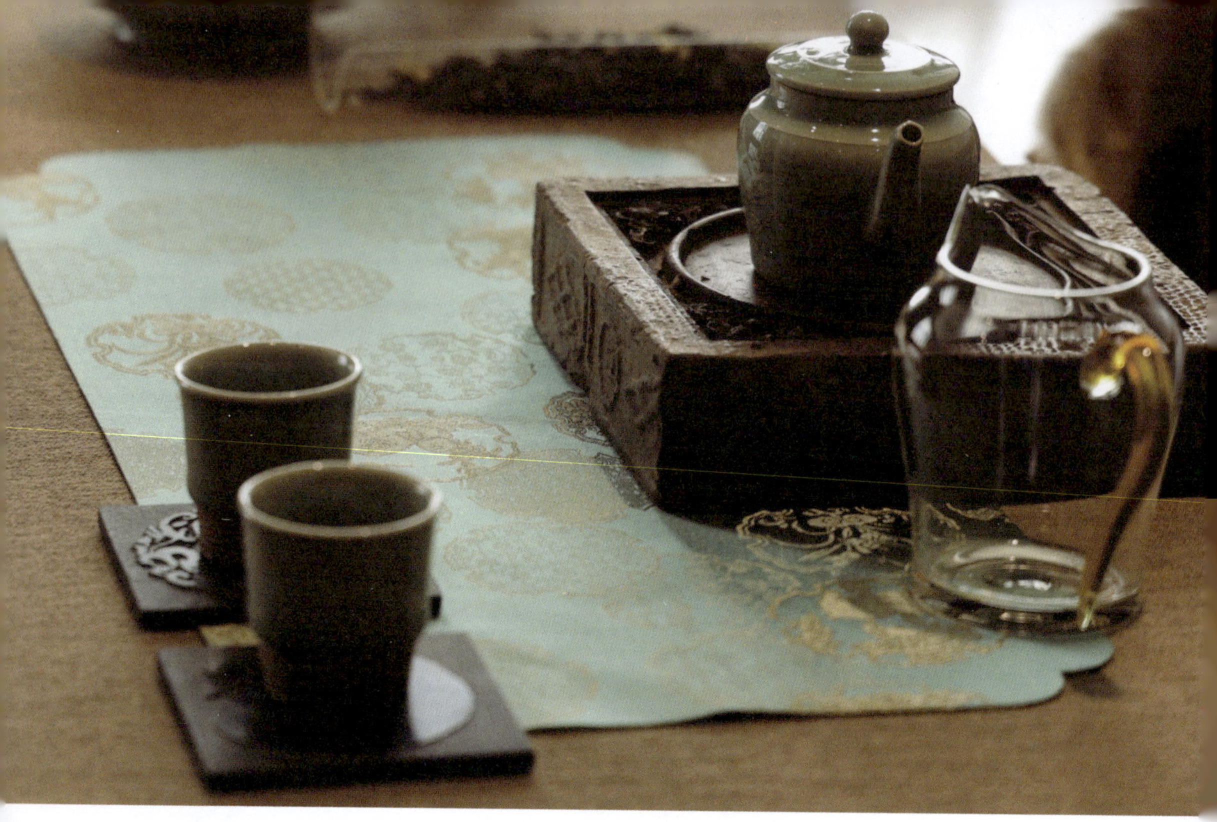

立春——一年之计在于春

立春，是二十四节气中的第一个节气，她的到来，彻底拉开了春天这部大戏的帷幕。古籍《群芳谱》对立春名字的由来作了详细的解释："立，始建也。春气始而建立也。"由此可见，立春之名含有"春天开始"的意思，古人一直将其作为孟春的起点，俗语"一年之计在于春"便是这种认知最直接的写照。

我国古代将立春分为三候：一候东风解冻，二候蛰虫始振，三候鱼陟负冰。

作为春之始的立春，自古以来便是非常重要的节气。立春这一天，人们会举行隆重的仪式，迎接春天的到来，祈盼丰收。到了现在，人们会举办打春牛、抬春色、吃春饼、吃春卷等活动，迎接春天的到来，祈求在新的一年里事事顺心、幸福安康。

立春时节，随着太阳直射点的逐渐北移，北半球气温逐渐升高，寒气渐消而阳气渐生，风和日暖，青草钻出地面，小鸟飞上枝头，久违的花香袭来，大自然开始有了生气。中医五行理论认为，春天属木，和人体的肝相对应，而肝的功能主疏泄，肝受损，人就会变得易暴怒、易忧郁；而脾胃属土，被木所克。因此，春天养生首先要养好肝和脾胃。

而茉莉花中含有丰富的丁香脂、香叶醇、芳香油等物质，《中药大辞典》中记载茉莉花具有理气止痛、辟秽开郁的功效，对肝和脾有很好的保养作用。

立春时节，春寒乍暖之际，人易暴怒，易感忧郁，这个时候捧起一杯茉莉花茶，茶引花香，花增茶味，沉醉在茶香与花香之中，安定情绪，舒缓精神。

小贴士：立春茶俗

1. 供茶接春。立春时节，为了迎接新春的到来，祈求新的一年万事如意，产茶区的茶农会举行祭祀活动，供奉茶水和五谷，点燃香灯，燃放鞭炮。在中国的南方地区，立春不仅有吃春卷、喝春酒、接春纳福的习俗，还有喝春茶的习俗。寄寓春临大地，和和顺顺。

2. 茶祀祖祭。在中国北方如辽宁、内蒙古等部分地区沿袭了宋辽遗风，举行茶祀，祭祀祖先，祈求一年中五谷丰登、风调雨顺。这一习俗最早可以追溯到宋辽之际，当时饮茶之风便已盛行，立春时，天子便会率领文武大臣祭拜先祖，敬酒、奉茶、上香、奏乐、持彩杖鞭土牛，报告春至，再撒谷豆，击土牛，饮酒，吃春盘，喝茶。

茉莉花茶历史——茶引花香，以益茶味

茉莉花原产于印度等地，两千多年前经过海上丝绸之路传到福州，之后，聪明的福州人在享受醉人花香的同时，通过窨制工艺，神奇地把茉莉花和当地的茶叶融为一体，制成了拥有“中国春天气息”美誉的福州茉莉花茶。

茉莉花茶自诞生伊始便为国人所喜爱，尤以福州产的最为知名，《中国名茶录》更是将其列为茉莉花茶类中唯一的“中国历史名茶”。与福州相距千里的老北京人尤以爱喝茉莉花茶闻名——不管是老人还是孩子，生活闲暇时，手里捧着的大茶缸里泡的几乎都是茉莉花茶。商务交谈时，在茶馆里品饮的也多是茉莉花茶。老北京人之所以爱喝茉莉花茶，主要是因为茉莉花茶本身自带的香味有提神、开胃的功效。其实，茉莉花茶在北京乃至整个北方地区受追捧，还有几个原因。一为历史原因，茉莉花茶被列为清朝贡品，专供皇室，据说慈禧太后就对茉莉花茶的香味情有独钟，之后喝茉莉花茶的潮流就传遍京城。二为地理位置原因，不受路途远、运输时间长的影响，给北京带来了一杯春天的味道。三为水质原因，北京的水质总体偏硬、涩，不管什么茶，泡出来的茶水都是香味低、茶味淡、品质欠佳的。唯有茉莉花茶香而不浮、爽口不浊，所以北京人就喝顺口了，无论是寒冬酷暑还是春暖秋凉，北京人割舍不下的总是那一抹茉莉花香，因此喝出了独有的“京味茉莉花茶”。

除了深受国人喜爱之外，很多外国人也被这种喝起来具有独特的“中国春天味道”的茶所征服。新中国成立以来，外交部将福州茉莉花茶列为外交礼茶之一。另外，福州产的茉莉花茶也一直是创汇大户，远销英国、美国、澳大利亚、俄罗斯等国。

在茉莉花茶的发展历程中，因其特有的鲜爽醇厚和持久的香气，与很多历史名人结下了深厚的情谊。

- **慈禧太后与茉莉花茶**

清末执掌大权的慈禧太后对茉莉花茶异常喜爱，特别喜欢喝“茉莉双熏”。所谓“茉莉双熏”，是指将提前窨制好的福州茉莉花茶在冲泡之前再用新鲜的茉莉花窨制一次。

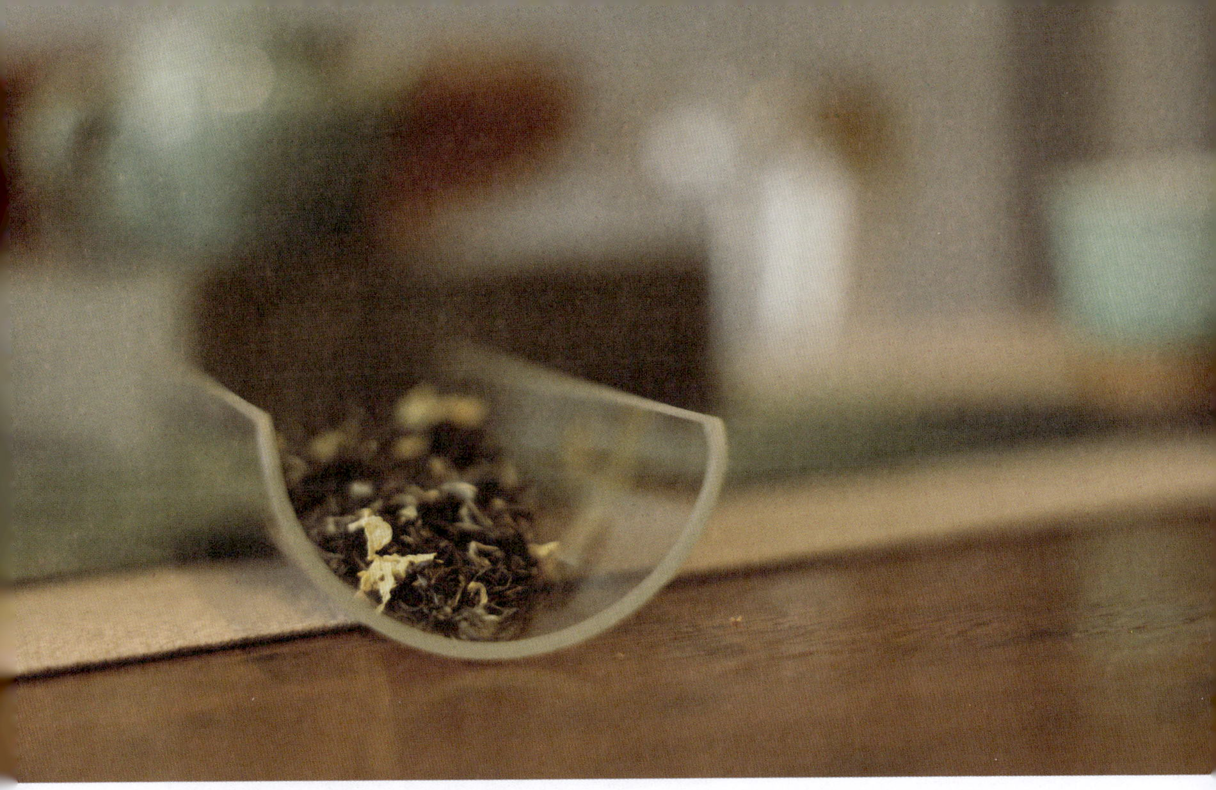

- **冰心与福州茉莉花茶**

冰心在《茶的故乡和我故乡的茉莉花茶》一文中这样写道："中国是世界上最早发现茶、利用茶的国家，是茶的故乡。我的故乡福建既是茶乡，又是茉莉花茶的故乡……花茶的品种很多，有茉莉、玉兰、珠兰、玫瑰、代代等，而我们的家传却是喜欢饮茉莉花茶……"89 岁时，酷爱茉莉花茶的冰心又在《我家的茶事》一文中写道："茉莉花茶不但具有茶特有的清香，还带有馥郁的茉莉花香。"

- **老舍先生与茉莉花茶**

老舍先生同其他老北京人一样，非常喜欢喝茶，尤其在写作时，更离不开茉莉花茶。老舍先生有一个老式的茶壶，提梁是铁丝做的，还有一个青花瓷碗，每天早晨起床洗漱后做的第一件事情便是泡一壶"香片茶"，香片即有名的"福州茉莉花茶"。

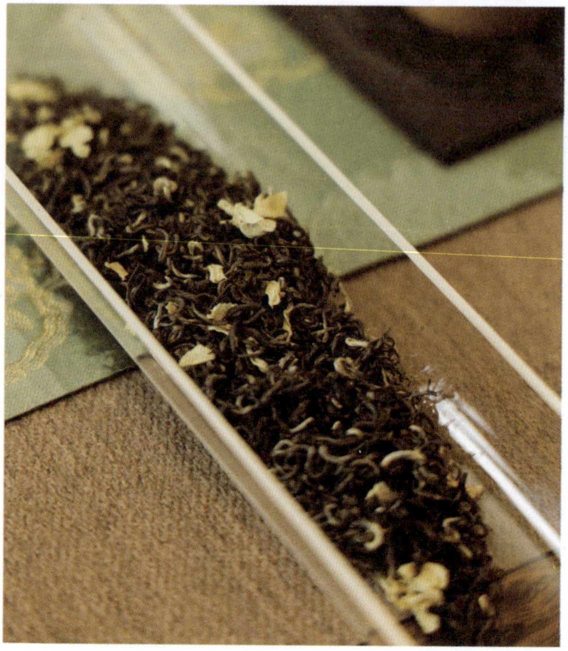

茉莉花茶工艺——万花入茶骨，闻香不见花

作为花茶中的珍品，茉莉花茶的制作工艺是非常精细的——春天采摘下来的绿茶，夏天采摘下来的茉莉花，引花香入茶坯，方才成就了享誉海内外的“人间第一香”。

茉莉花茶的制作工艺，并非如很多人想象的那样，将绿茶和茉莉花简单地搅拌在一起就可以。茉莉花茶之所以具有独特的花香和茶香，与花茶的窨制工艺有着很大的关系。所谓“窨制”，也叫作“熏制”，是做花茶必不可少的一种工艺。窨制的原理是将茶坯和刚刚采摘下来的鲜花混合在一起，在这个过程中，鲜花会持续吐出香气，而茶坯则会持续吸收花香，待到花香和茶香最终融合在一起时，花茶也就大功告成了。

窨制茉莉花茶时，花一层，茶一层，要不断地醒花和通花，才能确保茉莉花不闷。因为一旦茉莉花闷了，它的香味便不会“吐出”，如此一来，绿茶茶坯并不能充分吸收其花香，制成的茉莉花茶香气便会很淡，口感也会差很多。

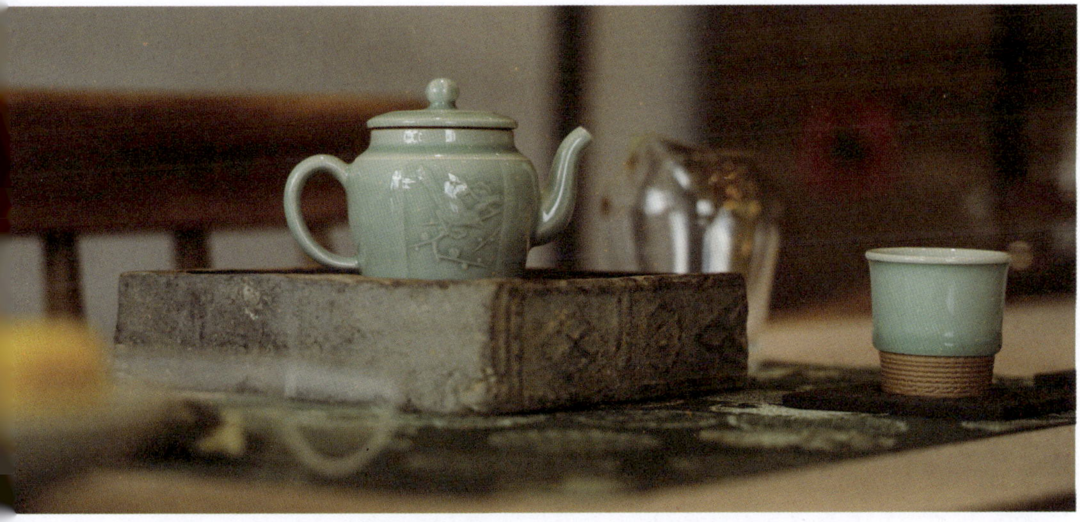

因此，在窨制时，制茶人会通宵不睡，完全凭借经验感知花茶内部的温度，确保茉莉花时刻“醒着”，持续吐香。

对极品茉莉花茶而言，一次窨制并非终点，为了最大限度地让茶坯吸收茉莉花的香气，窨制一次后，需要将茶叶筛分出来静置一周左右，然后再进行第二次、第三次甚至更多次的窨制。通常而言，窨制的次数越多，最终制成的茉莉花茶品质就越高。在一次次的窨制过程中，茉莉花的芳香物质完美地融入绿茶茶坯之中，只待沸水冲泡，便会为茶人上演“只闻花香不见花”的神奇大戏！

小贴士：有花有茶“碧潭飘雪”

茉莉花茶并非都没有花瓣，产自四川的碧潭飘雪便是例外。碧潭飘雪，其中“碧”是指茶汤的颜色，而“潭”则是指茶碗，“飘”指花瓣漂浮于水面，香气四溢，“雪”指的是洁白的茉莉花。碧潭飘雪冲泡后，茶汤是清澈透亮的绿色，上面漂浮着洁白的花瓣，喝一口，淡淡的花香和茶香会存留在唇齿间一整天。

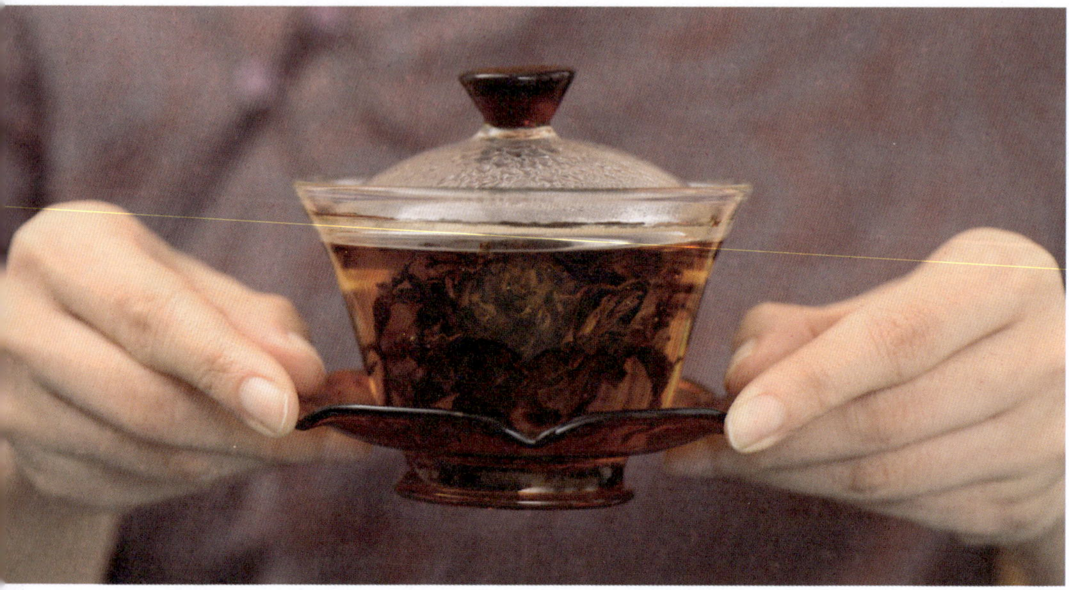

盖碗茶文化

想要喝到最醇正的茉莉花茶，盖碗是最佳冲泡器皿。

碗如其名，盖碗茶就是带有盖子的茶碗。盖碗，起源于唐代四川地区，盛行于清代的京师，形制上可以分为两种：一种上有盖，中有碗，下有托，象征天人地，所以又被称为“三才碗”；另一种则是带盖子的小碗，由盖和碗两件组成，在现代比较常见。

使用盖碗冲泡茶叶时，既可以在冲泡后将茶汤分别倒入其他杯子里面分饮，也可以一人一套，作为茶杯直接饮用。自古以来，人们在冲泡茶叶时，盖碗便一直是首选器皿。鲁迅先生是出了名的爱茶之人，爱屋及乌，他对冲泡器皿也有较深的研究，在《喝茶》一文中写道：“喝好茶，是要用盖碗的，于是用盖碗。果然，泡了之后，色清而味甘，微香而小苦，确是好茶叶。”

喝盖碗茶时，讲究“三吹三浪”。左手托住碗托，右手的中指和拇指提起碗盖，在碗沿上轻拨，发出声响。之后，再将碗盖半沉入水中，由里向外滑动，推三下，绿波翻涌，可以看到茶叶在水中沉沉浮浮的身影。想要喝到最醇正的茶汤，需要从茶碗和盖子的缝隙中小啜一口——茶水入口，在舌边与舌根

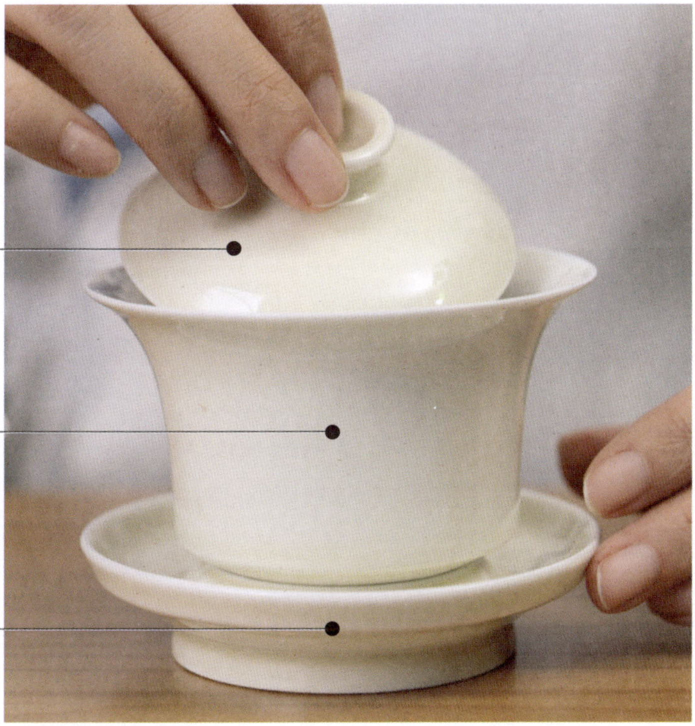

回荡，分三次咽下。三吹三浪，茶水入口才会暗香浮动，身心俱爽，体验到最醇正的茉莉花茶的滋味。

盖碗最初盛行于清朝贵族阶层以及高雅的茶馆，因为盖碗冲泡出来的茶汤醇正，保温性好，故而广泛流行，之后走入寻常百姓家。如今，不仅四川成都、云南昆明等地的茶馆和茶楼中随处都能看到它的身影，就连一般家庭待客时，盖碗也是必不可少的常用茶具。

• 盖碗茶

盖碗茶，最先出现于四川成都，包括茶盖、茶碗和茶船子三个部分，因此还被称为“三炮台”。盖碗茶具，有盖、有碗、有茶船子。茶船子，又叫茶舟，即承托茶碗的茶托。相传唐朝时期，西川节度使崔宁之女对盖碗很有研究，为了防止喝茶时茶杯烫手和倾倒，便用蜡在木盘子中央环上一圈来承托盖碗，这便是最早的茶船子。之后经过茶人的不断改进，漆环替代了蜡环，且环底形态也越来越新颖。

- **京味盖碗茶**

老北京人爱喝花茶是出了名的，人们常说的“京味”指的便是福州茉莉花茶特有的香味和气息。清朝时，北京大街小巷处处可见茶铺，走到哪里都能喝上一碗茉莉花茶。比如茶鸟会上，人们赏鸟逗鸟之余，还要品茶论茶；棋茶馆里，也会在下棋的同时品一口“香片”；书茶馆中，精彩的评书自然离不开浓香的茉莉花茶。

老北京人喝茉莉花茶讲究很多，什么季节喝“口儿”，什么季节喝“末儿”，怎么冲水，怎么下口，都喝得明明白白。总之，对老北京人而言，不管贫穷还是富贵，只要有时间，便会弄碗茉莉花茶解解馋。

- **川味盖碗茶**

和老北京人相比，老成都人对盖碗茶的喜爱一点儿也不差。喝盖碗茶之于老成都人而言，已经成了一种生活习惯，逐渐又衍生成了一种文化：早上起床后来一杯盖碗茶，清肺润喉；饭余酒后来上一杯盖碗茶，消食除腻；工作之余再来碗盖碗茶，解乏安神；亲友相聚打麻将时再来碗盖碗茶，幸福安逸……

成都茶馆中的盖碗茶，茶具非常有格调：大茶壶是铜的，杯托是锡的，盖碗是景德镇的。更令人惊奇的是，整个冲泡过程观赏性极强——伙计右手握着长嘴的铜茶壶，左手甩出茶垫，放上盖碗，右手如蜻蜓点水一般上扬后再下沉，茶汤便会从空中落入盖碗。转眼间，茉莉花茶特有的清爽鲜香便在空气中弥漫开来。

茉莉花茶的冲泡步骤

① 投茶；
② 泡茶；
③ 出汤；
④ 品饮。

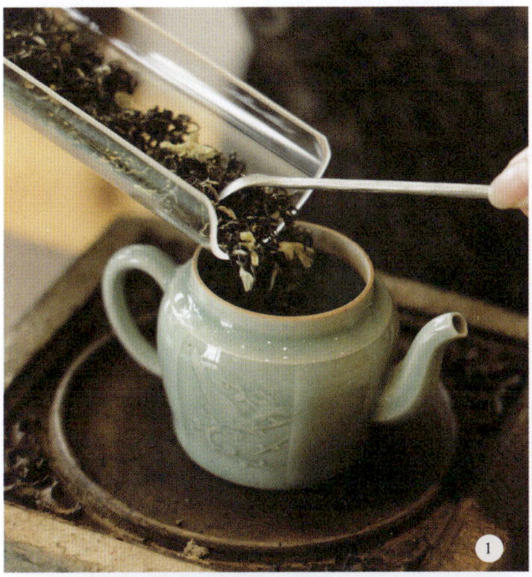

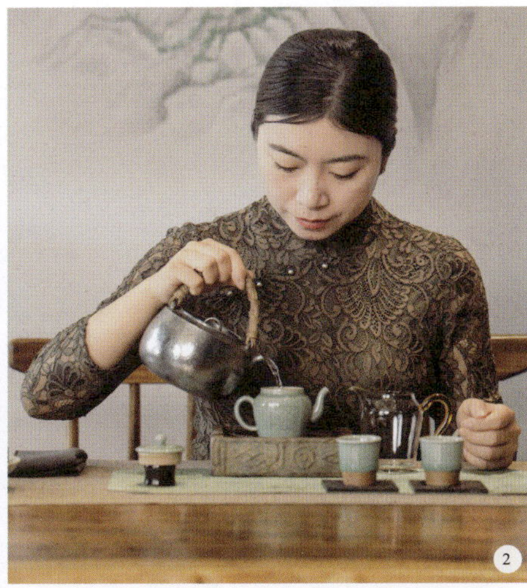

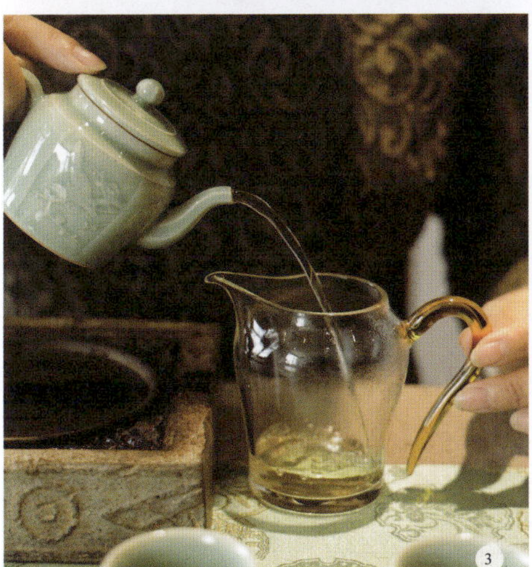

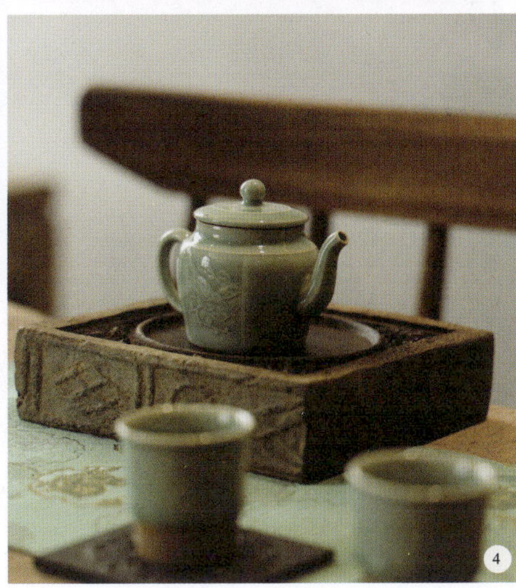

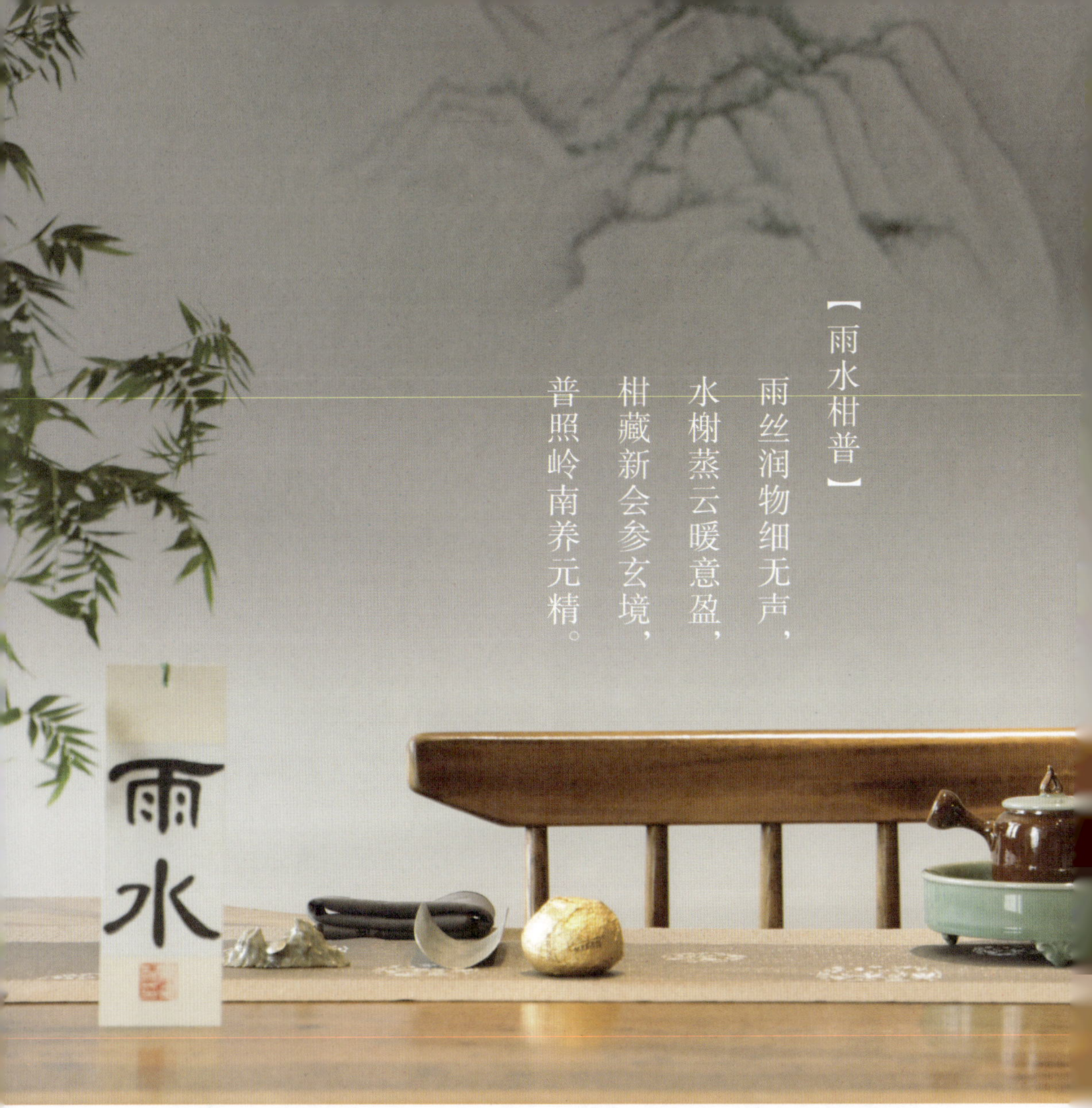

【雨水柑普】

雨丝润物细无声，
水榭蒸云暖意盈，
柑藏新会参玄境，
普照岭南养元精。

雨水

寒湿脾弱：柑普茶健脾行气排湿寒

雨水——人生草木间，赖水而生

雨水是二十四节气中的第二个节气，标志着春天真正到来。雨水分为三候：一候獭祭鱼，二候鸿雁来，三候草木萌动。元代吴澄在《月令七十二候集解》中解释道："雨水，正月中。天一生水，春始属木，然生木者，必水也，故立春后继之雨水，且东风既解冻，则散而为雨水矣。"古人视雨水为滋养万物的天赐之水，茶人更称之为"天泉"。此时正值"七九"时节，气温回升但寒潮频发，"乍暖还寒"的气候特征明显。中医认为，这种湿寒交替的天气最易损伤脾胃，导致食欲缺乏、消化不良等症状。因此，雨水时节宜饮健脾之茶。

柑普茶（又名新会柑普洱茶）是以素有"千年人参，百年陈皮"之称的新会陈皮与云南普洱茶精制而成的一种特色养生茶饮。新会陈皮以其独特的药用价值闻名于世，与云南普洱茶的结合不仅实现了风味上的完美融合，更在养生功效上相得益彰。陈皮富含挥发油（柠檬烯≥ 80%）及黄酮类物质，具有理气健脾之效；普洱茶含多酚类转化物，助消化。二者相辅相成，既保留了陈皮的甘香与普洱的醇厚，又兼具健脾祛湿的养生功效。

研究表明，柑普茶中的活性成分具有抗氧化、抗炎等作用，存放 5 ～ 15 年风味更佳。建议每日饮用 300 ～ 500 毫升，阴虚者可减量。雨水时节若搭配 3 克老姜同饮，更能增强温中效果，可显著改善脾胃湿寒症状，实为应季养生的佳品。

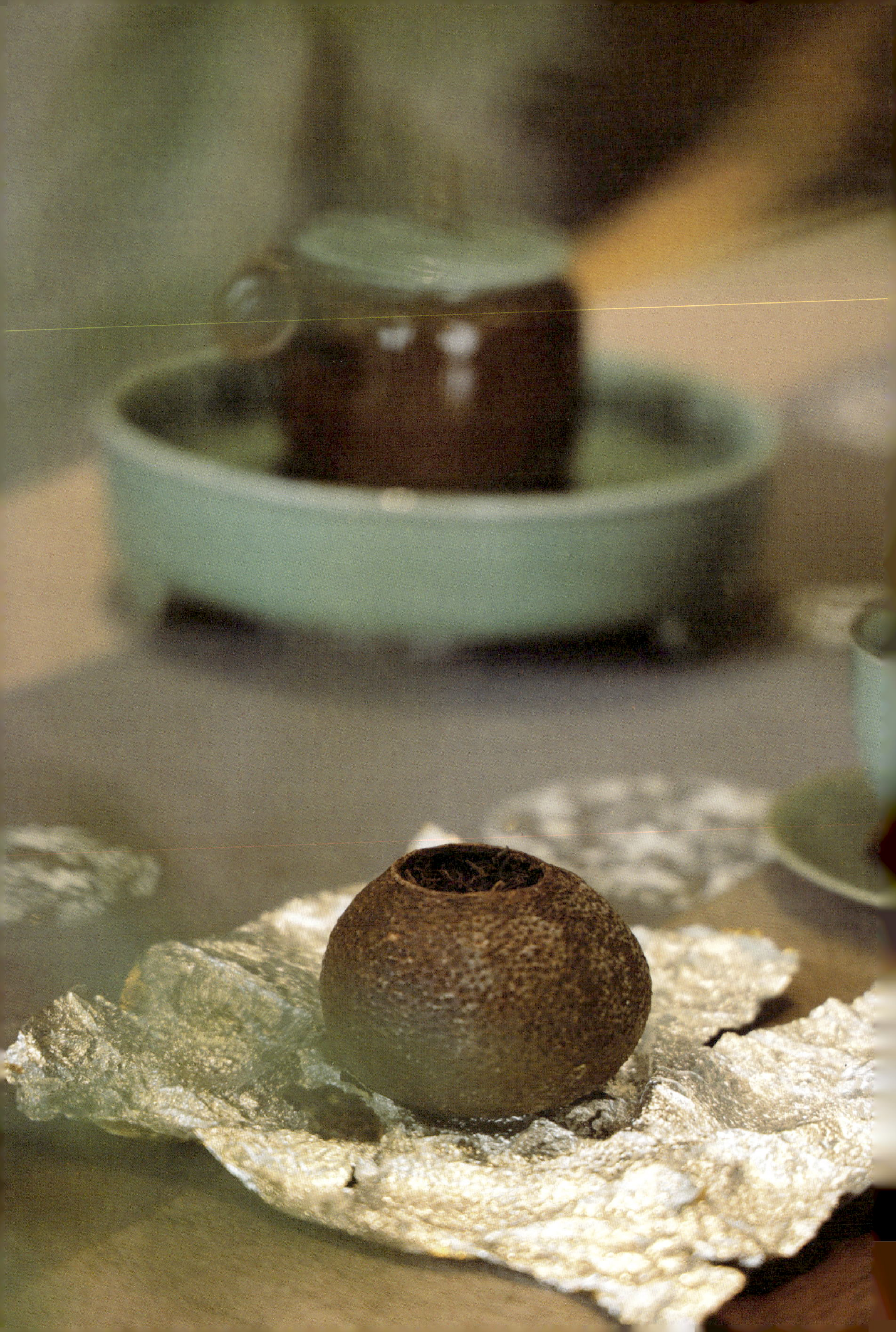

柑普茶历史——
金风玉露一相逢，便胜却人间无数

李时珍著述《本草纲目》时，对柑橘有了关注，认为“柑大于橘，其瓣味甘，其皮稍厚而黄，味辛而甘”。早在宋朝，开始出现陈皮的叫法，将还未成熟的柑橘采摘之后剥下来并经过加工的果皮称为“青皮”，成熟后的柑橘被剥下来并经过加工的果皮称为“陈皮”。

柑普茶的成形，完全是一种巧合。清朝道光年间，在云南任职的广东新会人罗天池辞官回家时，特意携带了很多当地出产的普洱茶。回到家乡时恰逢雨水节气，雨水淅淅沥沥，气温时暖时寒，没过多久，罗天池就感冒了，咳嗽不止。

为了减轻症状，妻子便用陈皮煮了水，端给罗天池喝，但罗天池却误认为这是妻子专门煮给他泡茶的水，便将陈皮水倒进了茶壶里泡起了茶。饮用之前，喜好喝茶的罗天池习惯性地端起来闻了闻，立即发现气味不对，但觉得倒掉又非常可惜，便小啜了一口，顿时一阵陈皮混合着普洱茶的清甜幽香溢满口腔，竟然别有一番滋味在心头。于是罗天池便静下心来，将一壶茶喝了个精光，发现嗓子竟然清爽了很多，困扰多日的浓痰也少了。罗天池大喜，此后如法炮制，一连两天都用陈皮水泡茶，最后让他难受的咳嗽止住了，痰也没有了。自此，罗天池便对这种茶产生了浓厚的兴趣，每次冲泡普洱茶的时候，都会专门放进一些陈皮。

不久后，一位族弟带着当地的特产新会柑来探望罗天池。看着新鲜的柑橘，罗天池突然想到了自己的陈皮普洱茶：普洱茶存放的时间越长，口感就越醇厚，而存放时间长的新会柑皮则具有镇咳祛痰的功效，如何将二者巧妙地结合起来，让其变得既容易储藏又容易冲泡呢？想到这，罗天池便动起手来，先将柑皮撕成三瓣，然后放入普洱茶，用柑皮将其包裹起来。这种方法虽然很容易将普洱茶放入柑皮中，但移动时很容易从空隙中漏掉。为了解决这个问题，罗天池又想了一个方法——他用刀子将新会柑先割下一小块，然后挖掉里面的果肉，用普洱茶填满，最后将割掉的部分盖回去，放在外面风干。这种方法没有令罗天池失望，特别是他用稻草将柑普茶绑成一串串挂在自己的书房里风干

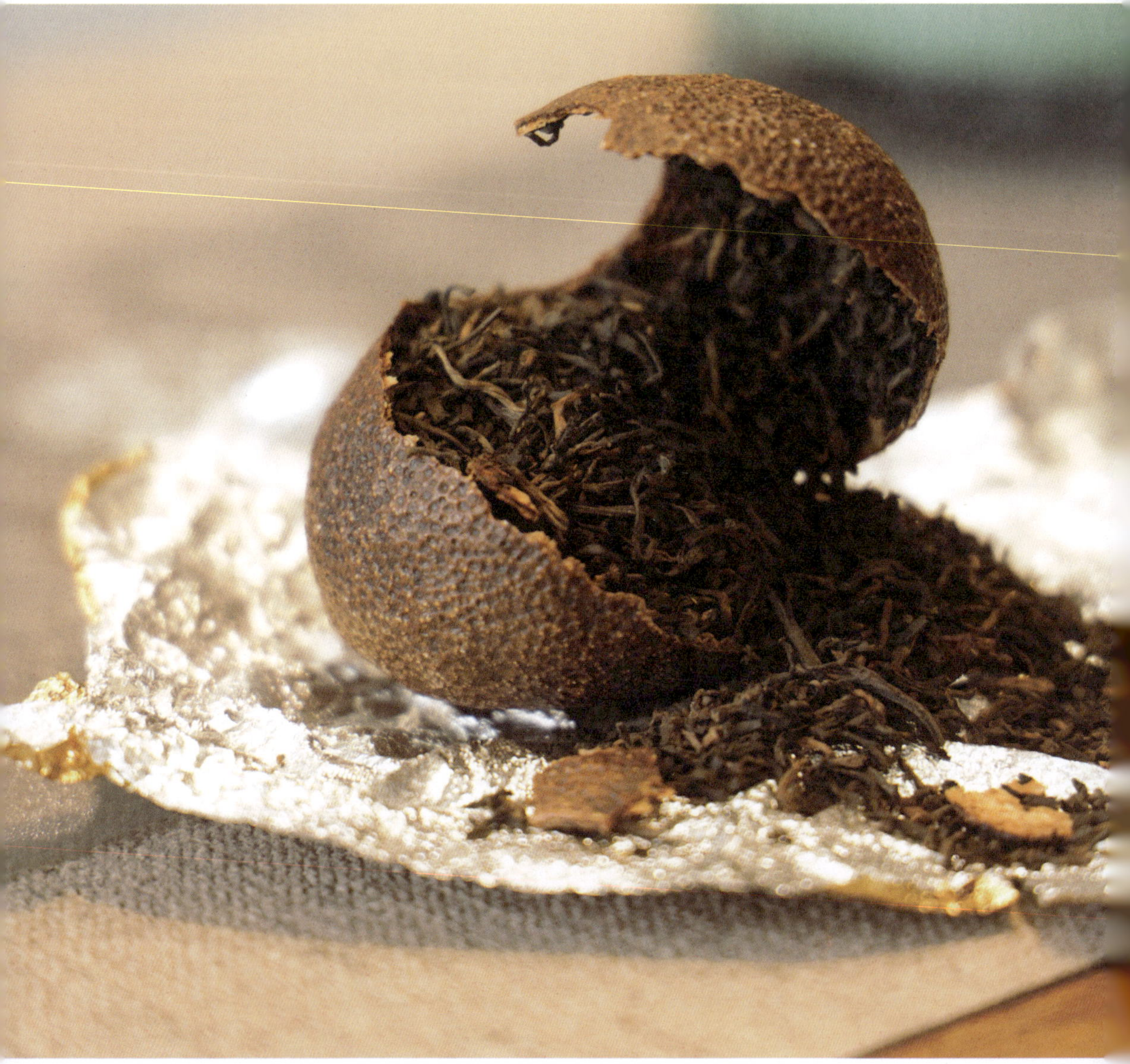

后，冲泡出来的茶汤滋味变得更加醇香了。

后来，罗天池将自己研究出来的柑普茶送给了一些乡人，并将制作方法传授给他们。就这样，柑普茶开始在当地流传开，随着时间的推移，慢慢传到全国各地，走上了更多人的茶桌。

柑普茶工艺——浑然天成香自来

全生晒一直是古人制作柑普茶的主要方法——天气晴朗时，利用太阳直射，将柑普茶晒干。但是全生晒制作出来的柑普茶前三年口感融合度并不怎么好，喝起来，普洱的茶香和新会柑的果香“各自为政”，彼此并不交融。因此，传统全生晒的柑普茶，存放满三年后，冲泡出来的茶汤口感才最为醇正，不仅香气沉实，而且回甘清雅。

但全生晒却并不适合大规模生产：一来其受天气变化影响非常大，假如突然遭遇暴雨天气，柑普茶很容易因受潮而发生霉变；二来，成茶时间较长，干茶晾晒时间相对较长，想要得到口感好的柑普茶，至少要存放三年。

因此，随着市场需求的变化和科技的不断发展，柑普茶的制作工艺也发生了变化，逐渐从传统的全生晒过渡到了半生晒，即晒干和低温烘干相结合的方式。

- **柑园摘果**

制作柑普茶，自然离不开新鲜的新会柑。在柑园采摘时，要选择全红且个头均匀的茶枝柑，制作出来的柑普茶才能呈现出最佳的口感和养生效果。

- **开口取肉**

采摘下来的新会柑，经过清洗后，用刀在其顶部切开一小部分，被切下来的部分形状类似“小帽子”。然后用勺子或镊子将新会柑的果肉从切口处取出。特别需要注意的是，在取出果肉时，要确保果皮无任何损伤。

- **清洗装茶**

为了确保柑皮洁净，取出果肉后，还需要再清洗一遍。洗净沥干水分后，将精选的上好普洱熟茶装入柑皮内，盖好之前切下来的“小帽子”。

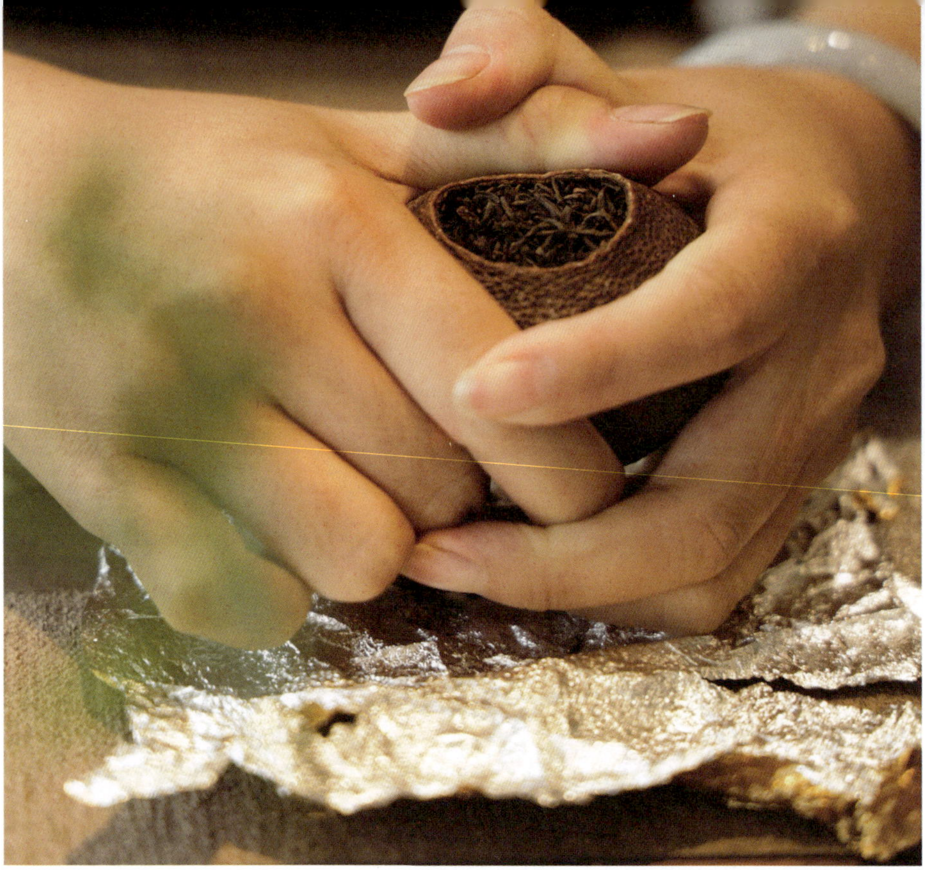

- **杀青晒干**

所谓“杀青”，是利用高温迅速破坏新鲜柑果皮中酶的活性，抑制酶促氧化。其目的有二：一来杀菌；二来去掉柑皮中的青涩味，将其所含的苦涩物质转化为甘醇的香气。杀青之后，将柑普茶置于阳光下晾晒 3 ～ 7 日。

- **低温烘干**

3 ～ 7 日的时间并不能将普洱茶彻底晒干，为了加速这一进程，晾晒后，还需要低温烘干。低温烘干可以在加速柑普茶干燥的同时，最大限度地保留其营养价值。

小贴士：雨水饮茶

1. 柑普茶出现“白霜”是正常现象。制成的柑普茶，外面的柑皮上有时会出现一层“白霜”，这种“白霜”并非发霉所致，而是制作过程中柑皮因高温烘焙而释放出来的甘油结晶，俗称“甘油晶”或“脑晶”，属于正常现象。

2. 储存时，以“棉质包裹 + 真空包装”为宜。包装好的柑普茶要置于阴凉干燥通风的环境中单独存放，避免高温高湿，周围不要存放有刺激性气味的物品。柑普茶存放的时间越久，陈皮的香味和普洱茶的香味就越易融合，冲泡出来的茶汤就越好。

闷泡壶——
让柑普茶更简单、更醇正

想要冲泡出一壶醉人的柑普茶汤，紫砂壶或者盖碗是传统的选择。但随着生活节奏和工作节奏的不断加快，闷泡壶这种器皿简单易操作，也更适合柑普茶滋味的释放，逐渐成为爱茶人的冲泡首选。

大家之所以钟爱闷泡壶，是因为所期望的柑普茶，不仅要能静心凝神地“品”，还要能酣畅淋漓地“喝”。他们更希望在享受茶文化熏陶的同时，让饮茶变成一件简单而快乐的事情。

首先，闷泡壶让喝柑普茶变得更加简单。具有保温功能的闷泡壶，大大简化了泡茶的流程，对于生活节奏快、想喝茶又不了解各种茶类冲泡器皿的人而言，只需要一颗柑普茶、一壶开水，然后盖上盖子即可，剩下的事情便交给时间吧！其间，可以看看材料，可以陪陪孩子，可以打打游戏，时间到了，端起闷泡壶便可以倒出一杯热气腾腾、滑口醇香的茶汤，这种诱惑无疑是极大的。另外，闷泡壶还具有很强的便携性，可以将柑普茶携带到任何想去的地方静静品味，称得上是爱茶人的“移动茶壶”。

其次，让柑普茶的香气更醇正。闷泡壶并非紫砂壶和盖碗的“低配替代品”，相反，闷泡壶具备高温密闭的特点，虽然并不适合冲泡一些细嫩的红茶或者鲜爽的绿茶，但却特别适合冲泡柑普茶——持续的高温可以让陈皮中的营养物质浸出，激发其药用价值，也能将普洱茶中释放较为缓慢的甜味物质萃取出来。因此，闷泡壶冲泡出来的柑普茶口感更醇正，陈皮和普洱的香味更均衡，整体会更甜美一些。

小贴士：闷泡壶

市场上的闷泡壶品牌比较多，产品质量良莠不齐，在选择时，一定要认准大品牌，不仅质量有保障，闷泡出来的茶汤也更好喝。另外，冲入沸水后，要将闷泡壶的通气孔打开，这样在闷泡 1 ～ 2 小时后，茶汤的温度恰好降低到 60 ～ 80℃，喝起来不会太烫。

柑普茶的冲泡步骤

① 取茶；② 投茶；③ 闷泡；④ 出汤；⑤ 品饮。

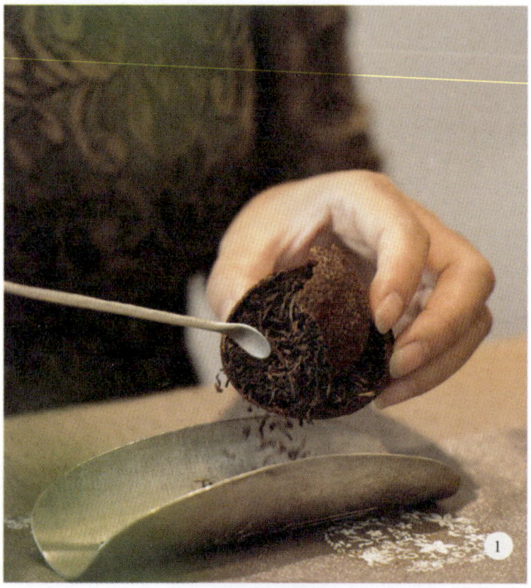

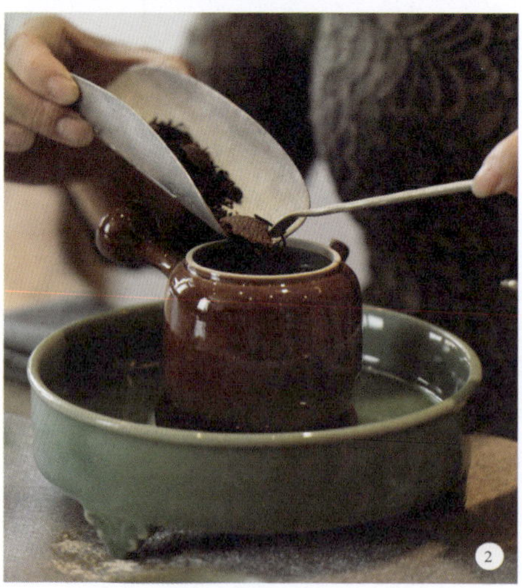

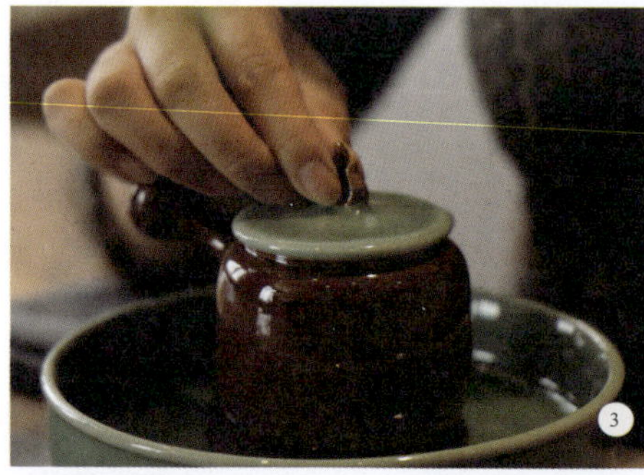

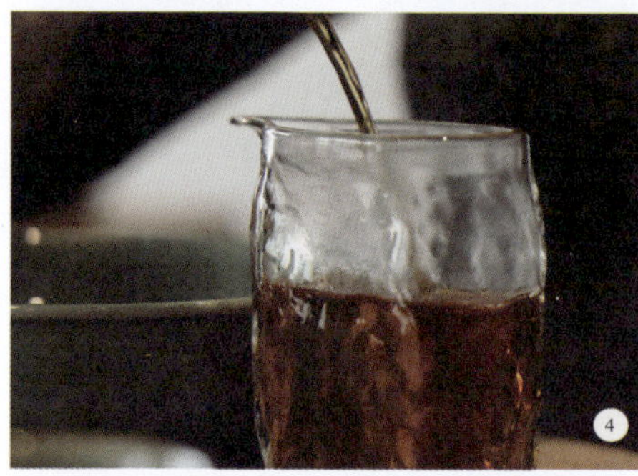

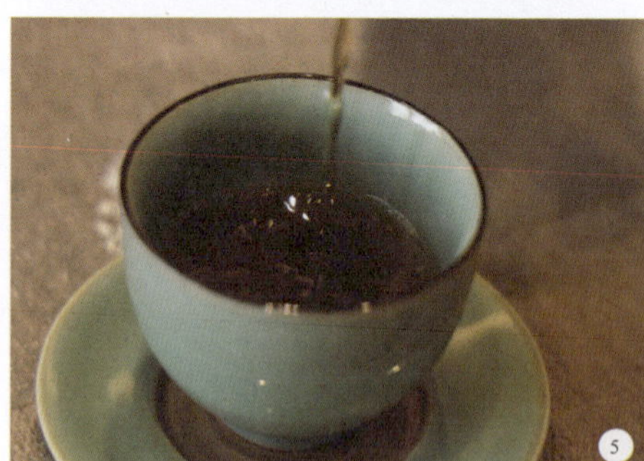

小贴士：小青柑冲泡

1. 开盖冲泡法。将小青柑上面的“小帽子”打开，整颗放入闷泡壶中，然后倒入沸水，静置片刻后即可饮用。

2. 碎皮冲泡法。将小青柑的外壳捏碎，和里面的普洱茶混合后，用小茶包装着，投进闷泡壶中，倒入沸水，静置片刻后即可饮用。

3. 戳孔冲泡法。在小青柑四周和底部分别戳几个小孔，再放入闷泡壶中，倒入沸水冲泡。

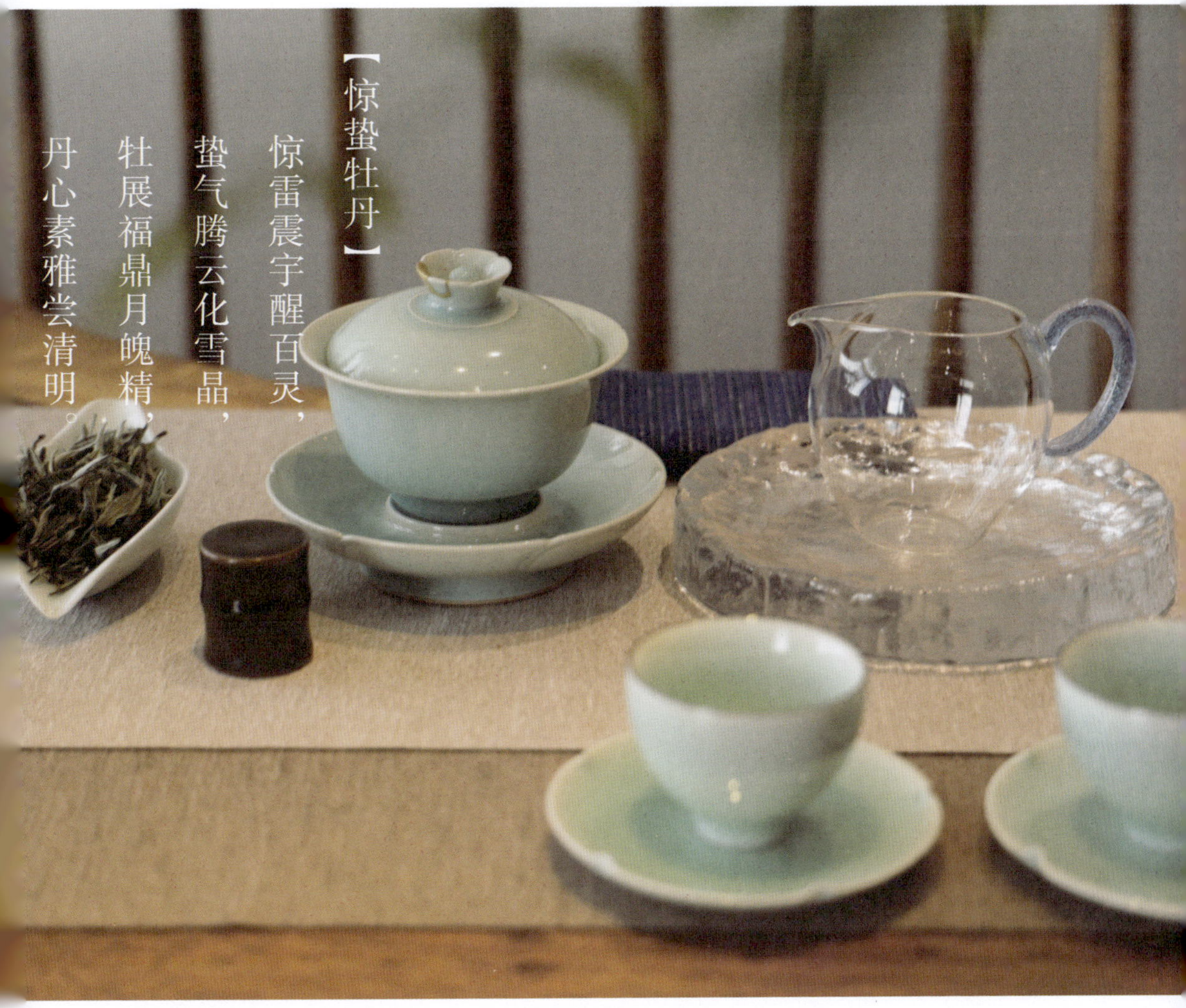
【惊蛰牡丹】
惊雷震宇醒百灵，
蛰气腾云化雪晶，
牡展福鼎月魄精，
丹心素雅尝清明。

惊蛰

肝火旺：白牡丹清肝明目

惊蛰——春雷动，万物苏

惊蛰，是二十四节气中的第三个节气。元代吴澄所著《月令七十二候集解》中详细解释了其名称的由来：“《夏怔》曰：‘正月启蛰，言发蛰也。万物出乎震，震为雷，故曰惊蛰。是蛰虫惊而出走矣’。”冬天来临的时候，昆虫为了能够安全过冬，会藏于地下，整个冬天不饮不食，古人称之为“蛰”，而到了惊蛰时节，天上春雷阵阵，将这些蛰伏在地下的昆虫“惊醒”，纷纷爬出地面，这便是“惊蛰”之名的由来。

历史上，惊蛰也被称为“启蛰”。汉代是个节气大成的时代。汉景帝之前，该节气名为启蛰，为避汉景帝刘启的名讳而改叫惊蛰。唐代以后，由于“启”字不再需要避讳，“启蛰”的名称又开始出现，但最终因为“惊蛰”之名早已融入人们的生活，“启蛰”并未“重新得到大众的认可”——随着《大衍历》再次使用“惊蛰”一词，“启蛰”和“惊蛰”之争画上了句号。

我国古代将惊蛰分为三候：一候桃始华；二候仓庚（黄鹂）鸣；三候鹰化为鸠。惊蛰时节，粉红色的桃花和洁白的梨花竞相开放，黄鹂站在枝头欢快地唱起了歌，久违的燕子也出现在人们的视野中，翩翩起舞。原本常见的鹰躲起来繁衍后代，之前看不到的鸠却此起彼伏地出现，争相鸣叫求偶。可见，惊蛰时节，随着气温的逐渐上升，不管是植物还是动物，都开始复苏，显露出了勃勃的生机。

惊蛰前后，雷声是最引人注目的自然现象，俗语“未过惊蛰先打雷，四十九天云不开”描述得非常贴切。古人认为，惊蛰未到而雷声阵阵，惊蛰前后出现阴雨连绵天气的概率就会变大。科学家研究发现，惊蛰时节之所以会出现雷声阵阵的现象，是因为冬季过后，大地湿度开始逐渐增大，近地面空气受热上升，导致大气团流动频繁，从而产生雷电。

除了雷声，古人还善于利用冷暖和风向预测惊蛰时节的天气变化。惊蛰前后，气温变动较大，忽而寒冷，忽而变暖，古人便总结出了根据冷暖变化判断当天天气的规律，“冷惊蛰，暖春分”便是真实的写照。这一时期，风向也是判断天气变化的重要因素，诸如“惊蛰刮北风，从头另过冬”“惊蛰吹南风，秧苗迟下种”等，这些都浓缩了古人的智慧。

惊蛰时节，气温虽然总体呈现上升趋势，但天气却变化无常，时阴时晴，时风时雨。此时，人们往往很难适应气候的变化，为风邪和温邪所侵，易肝阳上亢。中医理论认为，肝脏具有升发、调达、储存血液、舒畅情志的作用，与春天的万物复苏景象相通应。因此，春季上火大多为肝火，主要表现为五大症状：头胀，伴随着轻微头痛，情绪躁动不安；头热，心烦易怒，形体易消瘦；舌上出血，伴随头晕目眩、面红目赤；咳嗽，常有浓痰，喉咙干燥；胃痛，烧心泛酸，口干口苦。因此，惊蛰养生，首先要平抑肝火，养好肝脏。

产自福建福鼎的白牡丹茶，是我国白茶中的珍品，因其冲泡后形似盛开的花朵，绿叶托着嫩芽，像极了刚刚盛开的牡丹，故而得名“白牡丹”。白牡丹茶冲泡出来的茶汤不仅杏黄明亮、香气高爽、口感清甜纯净，而且具有清热降火、提神醒脑、抗氧化、增强免疫力等功效。

惊蛰时节，茶人总喜欢手捧一杯白牡丹，静听春雷阵阵，于茶香阵阵中养肝静心。

小贴士：惊蛰茶俗

喊山祭茶。在中国产茶地区，自唐宋以来便流行惊蛰“喊山祭茶”的习俗。在惊蛰这一天，茶农会带着锣鼓上茶山，祭祀之后燃放鞭炮，敲锣打鼓，齐声大喊“茶发芽”。茶农认为“喊山”能够将沉睡一冬的茶树唤醒，令其尽早发芽。另外，锣鼓喧天，鞭炮齐鸣，还可驱赶蛇虫，确保茶农们的采茶安全。

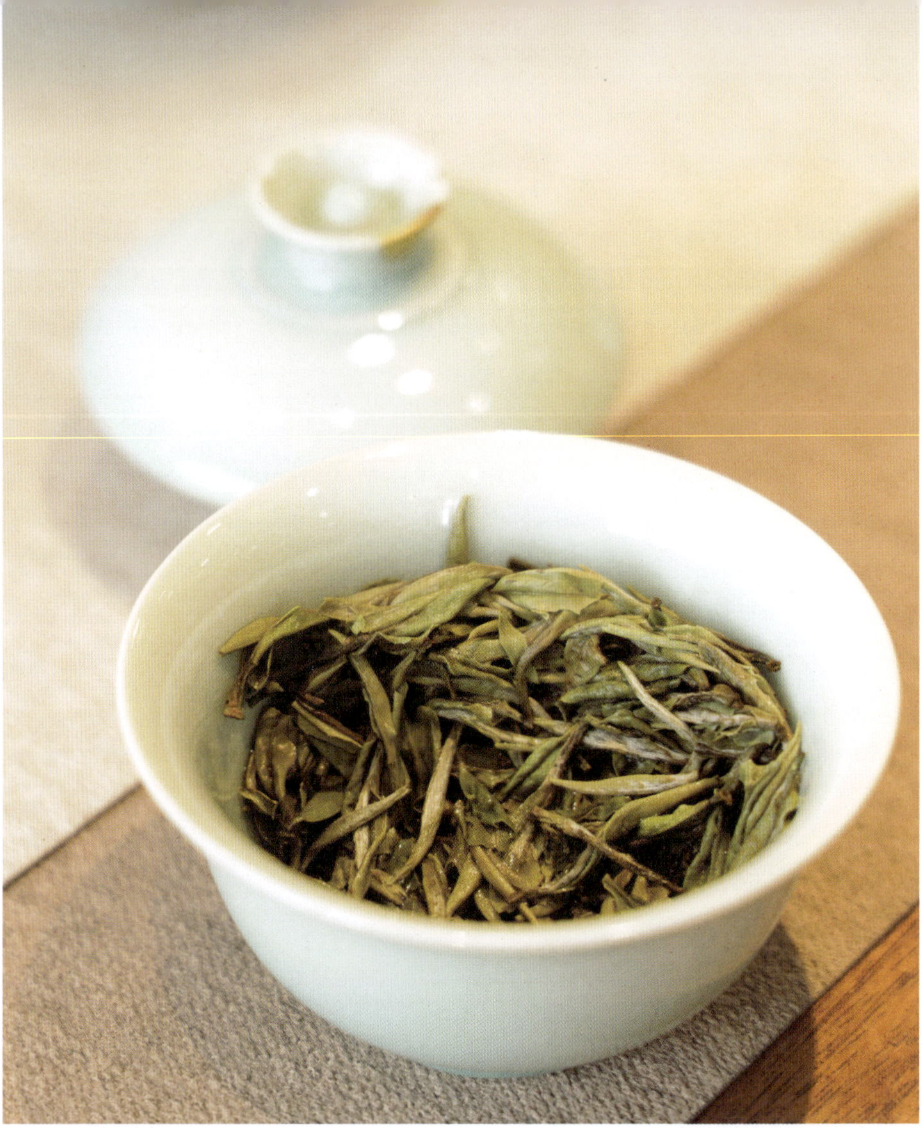

白牡丹茶历史——茶中花魁美自生，身载孝道更珍贵

白牡丹茶，属于白茶中的珍品。早在唐朝时，茶圣陆羽便关注到了福建白茶，在其所著的《茶经》中记载道："永嘉县东三百里有白茶山。"茶圣所说的"白茶山"，经过后人考证，便是福鼎的太姥山。

现代著名茶学家陈椽先生在其所著的《茶叶通史》中考证了白茶的最初产地："永嘉东三百里是海，是南三百里之误。南三百里是福建福鼎（唐为长溪县辖区），系白茶原产地。"

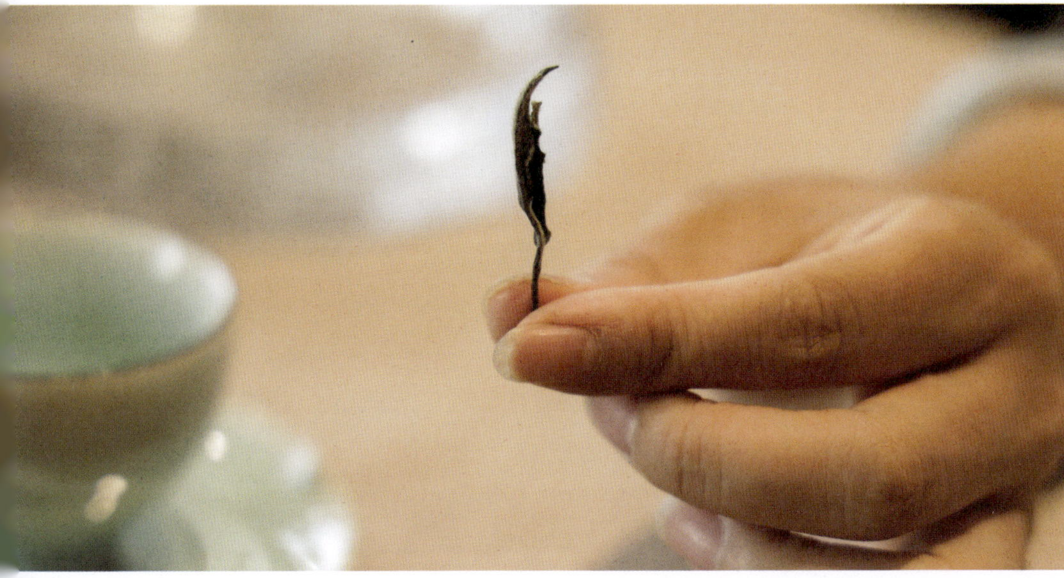

由此可知，早在唐代，白茶这个品种便已经被茶农培育出来。到了宋代，饮茶之风日盛，白茶为上层社会所喜爱。宋徽宗赵佶是一个特别喜欢喝茶的人，当时关隶县吏将本地所产白茶进贡，宋徽宗品尝后龙颜大悦，便将年号“政和”赐作县名。此后，宋徽宗对政和白茶念念不忘，其在所著的《大观茶论》中特地写道：“白茶自为一种，与常茶不同……如玉之在璞，它无与伦也。”便流露出对白茶深深的喜爱之情。

到清嘉庆初年，现在的福建北部地区已经有了成规模的白茶生产活动，但以鲜叶为主，干茶制造工艺还未成熟。咸丰、同治年间，福建政和铁山乡的茶农开始种植大白茶，并将其大规模销往东南亚和欧洲。当时闽北地区流传着“嫁女不慕官宦家，只询牡丹和银针”的俗语，非常形象地说明了白牡丹茶的发展盛况和价值。

这一时期，闽北所产的白牡丹茶已经融入了与丝绸之路齐名的国际贸易商道——“万里茶道”。万里茶道的开辟始于清康熙年间，当时山西茶商将武夷山的茶叶经由河南、河北、内蒙古运抵俄罗斯或欧洲其他国家，或者从汉口经长江而下到上海，再由上海转运到天津，然后由陆路进入西伯利亚。

20 世纪 60 年代，松溪县已大规模生产白牡丹茶。如今，政和、建阳、福鼎等地相继成为主要产地，共同传承着这一传统茶品的制作工艺。

白牡丹茶的发展历史与中国传统孝文化有着不解之缘。相传西汉时期，清廉太守毛义因不满官场腐败，毅然辞官携母隐居。一日途经山野，闻得阵阵幽香，寻访得知是十八株白牡丹散发的芬芳。母子二人被这清雅之境所动，遂定居于此，悉心照料这些牡丹。

几年后，毛母染病卧床。毛义四处求医问药，终在梦中得一位白发老人的指点：需以新茶配鲤鱼入药。时值寒冬，新茶难觅。就在一筹莫展之际，那十八株白牡丹竟神奇地化为茶树，枝头新芽吐翠。毛义采茶煮鲤，果然治好了母亲的顽疾。这段感人至深的孝道故事，为白牡丹茶增添了独特的文化底蕴。

实际上，白牡丹茶不仅承载着美好传说，更具有实实在在的养生价值。其含有氨基酸、茶多酚等多种有益成分，具有生津止渴、提神醒脑之效。茶界泰斗张天福先生曾盛赞其“色香味独珍”，足见其在茶叶界的独特地位。从历史传说到现代发展，白牡丹茶始终保持着独特的文化魅力和品质特色。

小贴士：白牡丹茶的等级

1. 特级白牡丹茶。采摘时间紧跟白毫银针之后，甚至可和末期白毫银针一起采摘，以一芽一叶为主。外形特点为芽头肥壮且芽长于叶，白毫密集，毫香和花香浓郁醉人。

2. 一级白牡丹茶。以一芽一叶或一芽二叶为主，芽叶等长，芽头相对较为修长，白毫较为浓密，叶片深绿细窄，背面布满白毫。

3. 二级白牡丹茶。采摘时间在三月底至四月初，以一芽二叶为主，芽头瘦长，叶深绿色且长于芽，背面白毫密布。

4. 三级白牡丹茶。一般在四月中上旬采摘，以一芽二叶为主，有些则带有第三片小鱼叶。芽瘦短叶长阔，背面白毫密实。

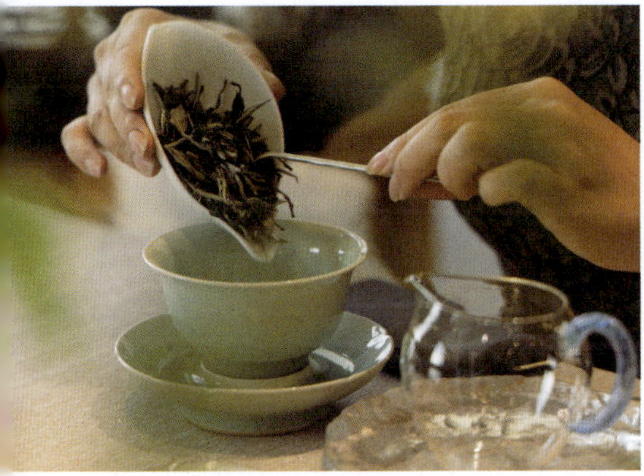

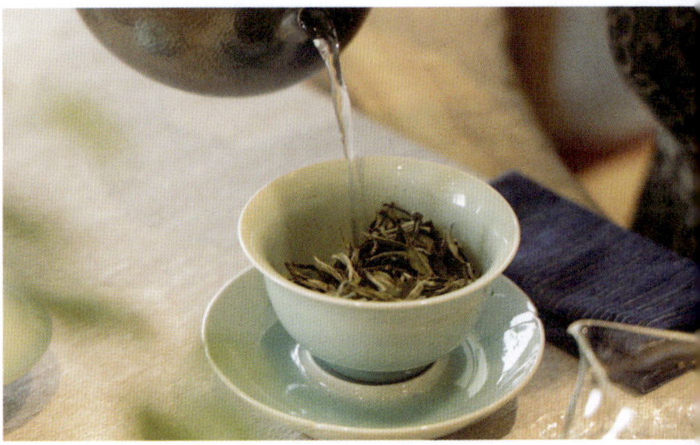

盖碗——
让白牡丹更香更醇

盖碗碗口更大，散热性更好，对白牡丹新茶更为“友好”。通过盖碗，茶人能够更好地控制出水速度，确保白牡丹茶不被闷坏，继而避免其所含咖啡因、茶多酚等物质释放到水中，导致茶汤变苦涩。

盖碗能更好地释放茶香，闻香更方便。白牡丹新茶，除了口感之外，最大的诱惑在于层次多变的香气。白牡丹茶属于白茶，而白茶的显著特点之一便是香气多变。经过冲泡后，白牡丹茶中所含有的香气物质被充分释放出来，闻起来花香馥郁。

将白牡丹茶投入盖碗并注入沸水后，沿着盖碗边缘缓缓地倒入开水，盖上茶盖。白牡丹茶中所含有的芳香气味随着热气与温度较低的碗盖相遇后，便会附着其上。因此，当我们将盖子打开的瞬间，便会闻到浓郁的、多层次的香味。

可见，不管是品尝白牡丹茶清爽中带着甜味的独特口感，还是醉心于其多层次的花香，盖碗都是上上之选。

小贴士：冲泡白牡丹茶的注意事项

1. 冲泡白牡丹茶，水温需控制在 95 ～ 100℃。

2. 冲泡时间：第一泡大约 5 秒即可出汤，后面每一泡时间增加 5 秒出汤即可，通常前 5 次茶汤的口感最佳。

3. 适度饮用。白牡丹茶虽然口感清爽微甜，但却不适宜过量饮用，每人每天 5 克最佳。

白牡丹茶的冲泡步骤

① 备茶；
② 闻香；
③ 投茶；
④ 泡茶；
⑤ 出汤；
⑥ 分茶；
⑦ 品饮。

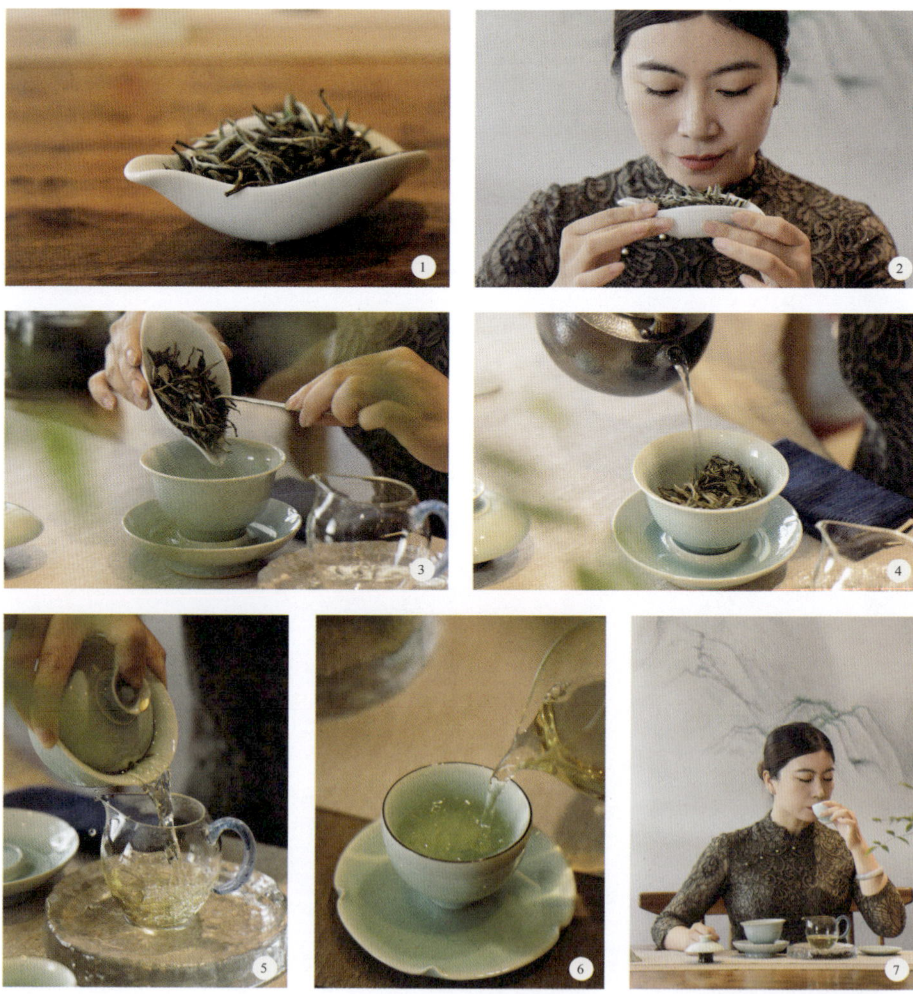

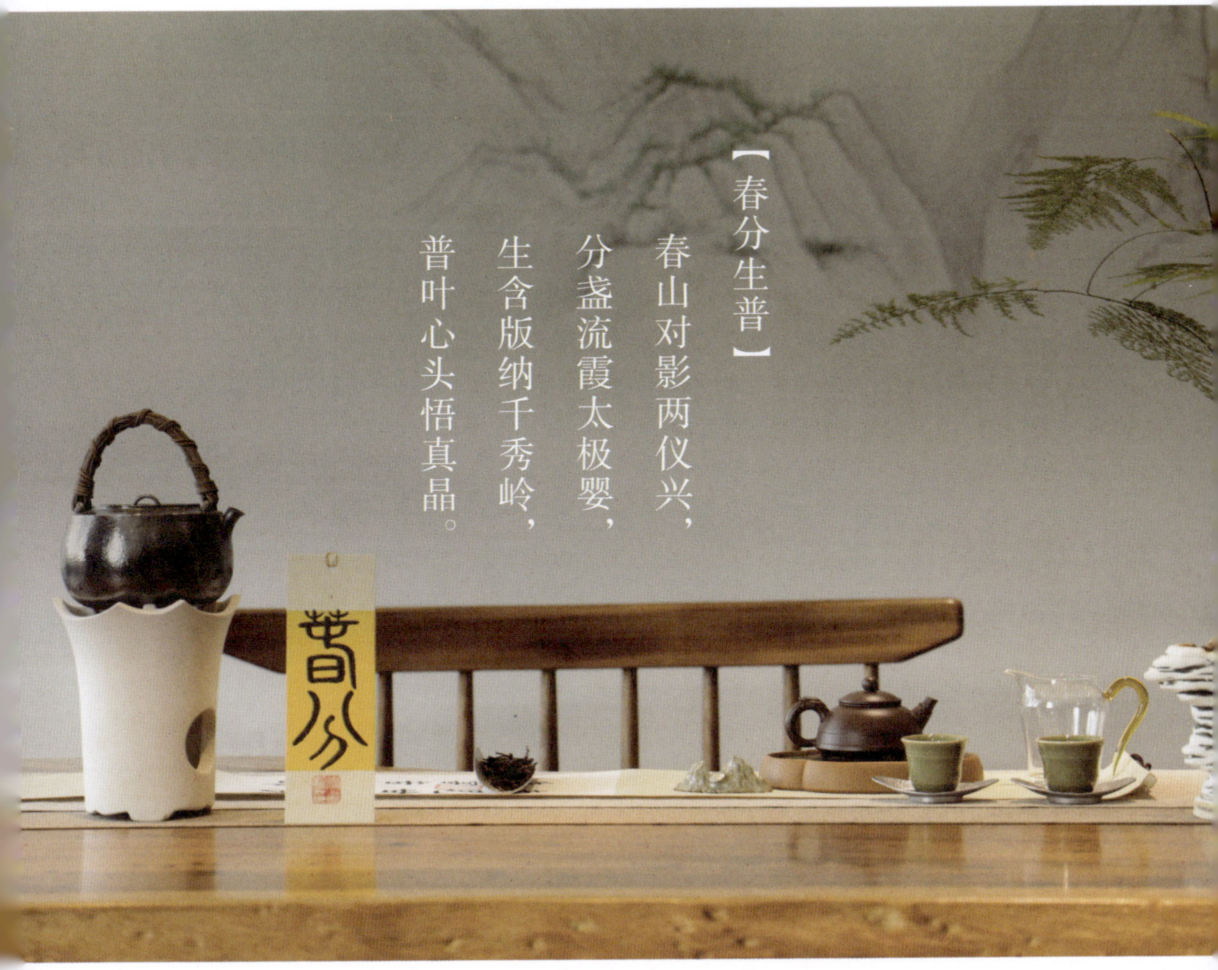
【春分生普】
春山对影两仪兴，
分盏流霞太极婴，
生含版纳千秀岭，
普叶心头悟真晶。

春分

易感冒：陈年生普经自然转化，温和平阴阳

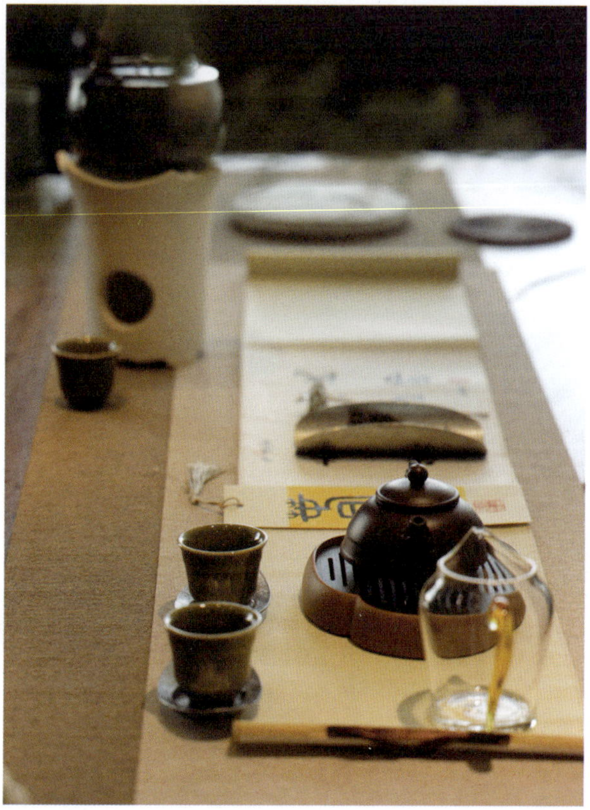

春分——昼夜平分而寒暑平衡

春分是农历二十四节气中的第四个节气，从字面意义上看，“分”是均分的意思——不仅均分了昼夜的时间，而且平分了春季。此时不管是南半球还是北半球，白天和夜晚都势均力敌，平分一天二十四小时；而古代将立春到立夏之间的月份划为春季，春分分为三候：一候元鸟至，二候雷乃发声，三候始电。

春分时节，随着太阳直射点逐渐北移，我国各地的白昼时长逐渐延长，气温处于一种由寒转温的状态中，虽然总体趋势是上升的，但并不稳定，“倒春寒”时常会杀个回马枪。不过，春分时节，雨水开始变得充沛起来，开始敲响万物复苏的大钟，“春生美好，万物可期”便成了人们寄予春分最真实、最美好的祝愿。

唐代大诗人元稹在《咏廿四气诗·春分二月中》中写道："二气莫交争，春分雨处行。雨来看电影，云过听雷声。山色连天碧，林花向日明。梁间玄鸟语，欲似解人情。"这首诗便非常生动地写出了人们在春天的三大企盼：燕子归来，雷电出现，春雨降落。

春分时节，天气乍暖还寒，气温忽上忽下，昼夜温差较大，很多人往往适应不了这种变化，气温一升高就脱掉厚衣，但倒春寒来袭后却未能及时添加衣物保暖。如此一来，外寒入侵，身体内的阳气便会受遏，而阳气受遏，必然会导致肝脏和肾脏功能受损——肝的疏泄能力下降，感冒、支气管炎等疾病便会找上门来。腰为肾之府，阳气受损，腰部以下的血液循环就不通畅，腰膝酸软、疼痛麻木等症状便会不期而至。

中医理论认为，春分不仅均分了白天和黑夜，均分了春季，而且还均分了大自然中的阴和阳。春分这一天，人体阴阳各占一半，因此春分养生要秉持阴阳平衡原则。而有年份的普洱生茶，经历了时间的沉淀后，茶叶已经充分转化，茶性变得更加温和，除了具备清热止渴的功效外，还有调节人体阴阳平衡的作用——阴阳不足则补，有余则泻。但是需要注意的是，陈年生普虽然具有消食开胃、通便利尿、瘦身养颜之功效，但对胃有一定的刺激性，因此比较适合肠胃功能较好的人士饮用。

小贴士：春分茶俗

1. 春分日出之前采茶。在中国闽北地区，自古以来便有春分采茶的习俗，且采茶时间会特别选在清晨日出之前。人们认为这个时候，茶叶上的露珠还未蒸发，采摘下来时会带着特有的清香，质量最佳，即"须是清晨，不可见日，晨则夜露未晞，茶芽斯润，见日则为阳气所薄"。

2. 喝普洱茶。春分时节，在云南的一些地区，人们喜欢来一杯普洱茶，确信喝了之后能够确保身体"阴阳平衡"，在新的一年里寒暑不侵，百病不生。除了喝普洱茶外，人们还会在这一天"立蛋"，即将一个光滑匀称的新鲜鸡蛋大头朝下竖起来，以此庆祝春季的到来，期盼新的一年事事顺利。

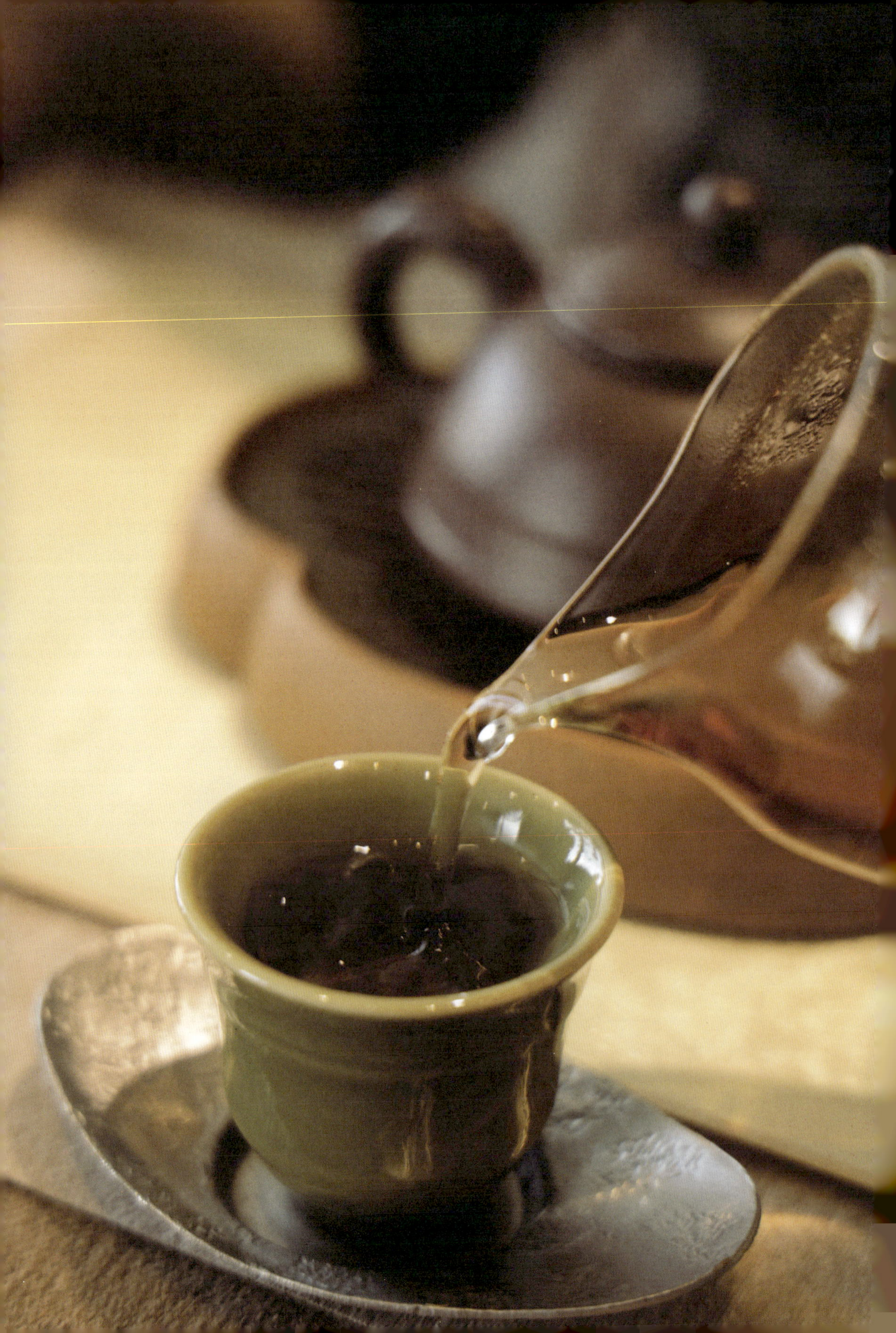

普洱茶历史——由来已久，历久弥香

普洱茶，主要产于云南省的西双版纳、普洱和临沧等地，是以地理标志保护范围内的云南大叶种晒青茶为原料，并在地理标志保护范围内采用特定的加工工艺制成，具有独特品质特征的茶叶。按加工工艺及品质特征，普洱茶分为生茶和熟茶两种类型。“普洱”为哈尼语，其中的“普”意为“寨子”，“洱”则为“水湾”，两个字连起来的意思是“水湾寨”，有浓厚的家园意味。

关于普洱茶的记载，最早可以追溯到商周时期。根据东晋常璩编写的《华阳国志》可知，早在商周时期，云南的茶叶种植技术便传播到了巴蜀之地。

到了三国时期，民间将普洱茶称为“武侯遗种”。相传公元 225 年，蜀国丞相诸葛亮亲自率领大军南下，渡过金沙江进入现在的云南地区，七擒七纵孟获，平定了当地的叛乱。在云南征战期间，很多蜀国士兵因为水土不服患了眼疾，当地的医生便采摘野生茶叶煮水给患病士兵饮用，收到了良好的效果。诸葛亮因此对云南茶叶刮目相看，返回蜀国时特地采购了当地的茶籽带回成都播种。自此，普洱茶便和诸葛亮结下了不解之缘。

到了唐朝，现在的云南地区开始成规模地生产普洱茶。樊绰所著的《蛮书》中记载：“茶出银生城界诸山，散收无采造法，蒙舍蛮以椒、姜、桂和烹而饮之。”当时的该地区属于银生节度，因此普洱茶被称为“银生茶”。可见，当时生活在云南的少数民族，已经开始采摘和饮用普洱茶。

宋代时，建立于现在云南地区的大理国，先以当地生产的普洱茶换取吐蕃的战马，然后再用换来的战马和宋朝进行交易，换来丝绸、珠宝等，这就是闻名于世的茶马互市。因为需求大增，普洱茶的种植面积在这一时期得以扩大。

明朝时，云南成了核心领土“两京十三省”之一，和中原地区的联系加深，产于云南思茅和西双版纳一带的茶叶开始大量传入中原，被正式称为“普洱茶”。明朝后期，以普洱为中心，向周边辐射出了六条茶马古道，将云南普洱茶销售到了中国内地、泰国、缅甸、越南等地。

到了清朝，普洱茶迎来了最辉煌的时代。根据《滇海虞衡志》的记载，当时“出普洱所属六茶山……周八百里，入山作茶者数十万人”，虽不乏夸张表达，但想象一下，几十万人一起采摘茶叶的场景是多么壮观！清朝光绪年间，法国和英国先后在思茅设立了海关，以此为基地，将普洱茶大量销往欧洲。由此，普洱茶马古道也随之兴旺起来，至今普洱市（过去的思茅地区）还保留着多条茶马古道遗址，上面的马蹄印，还在向人们诉说着当时万马驮茶的景象。

在普洱茶的发展历程中，因其甘甜醇香的口感和养胃健脾的功效，与许多名人结下了不解之缘。

• 乾隆皇帝与普洱茶

乾隆皇帝对茶叶非常喜爱，尤对普洱茶情有独钟，其所作的《烹雪用前韵》一诗中便有夸赞普洱茶的诗句："独有普洱号刚坚，清标未足夸雀舌。点成一椀金茎露，品泉陆羽应惭拙。"乾隆年间，作为贡品的普洱茶是经自然发酵后被压制成块状的茶饼，所以乾隆皇帝在诗中称其"号刚坚"，又因为普洱茶泡出来的汤色金黄透亮，故将茶水比喻为"金茎露"。

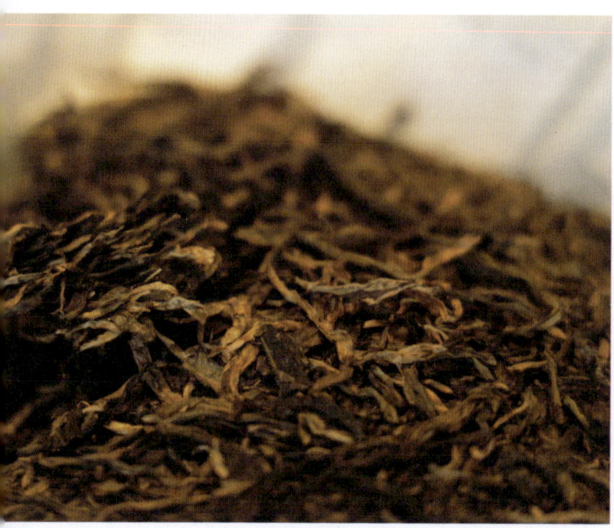

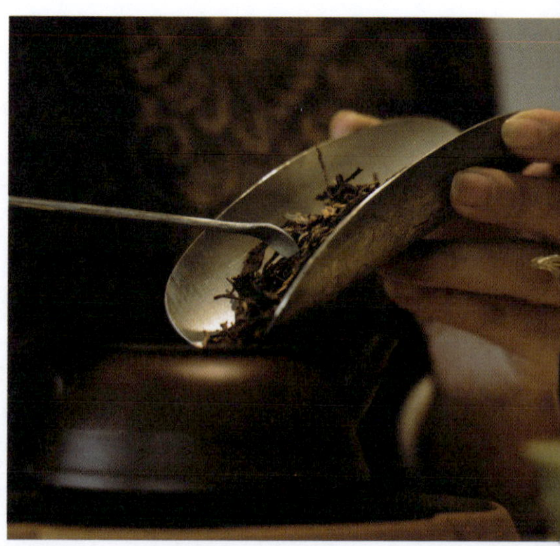

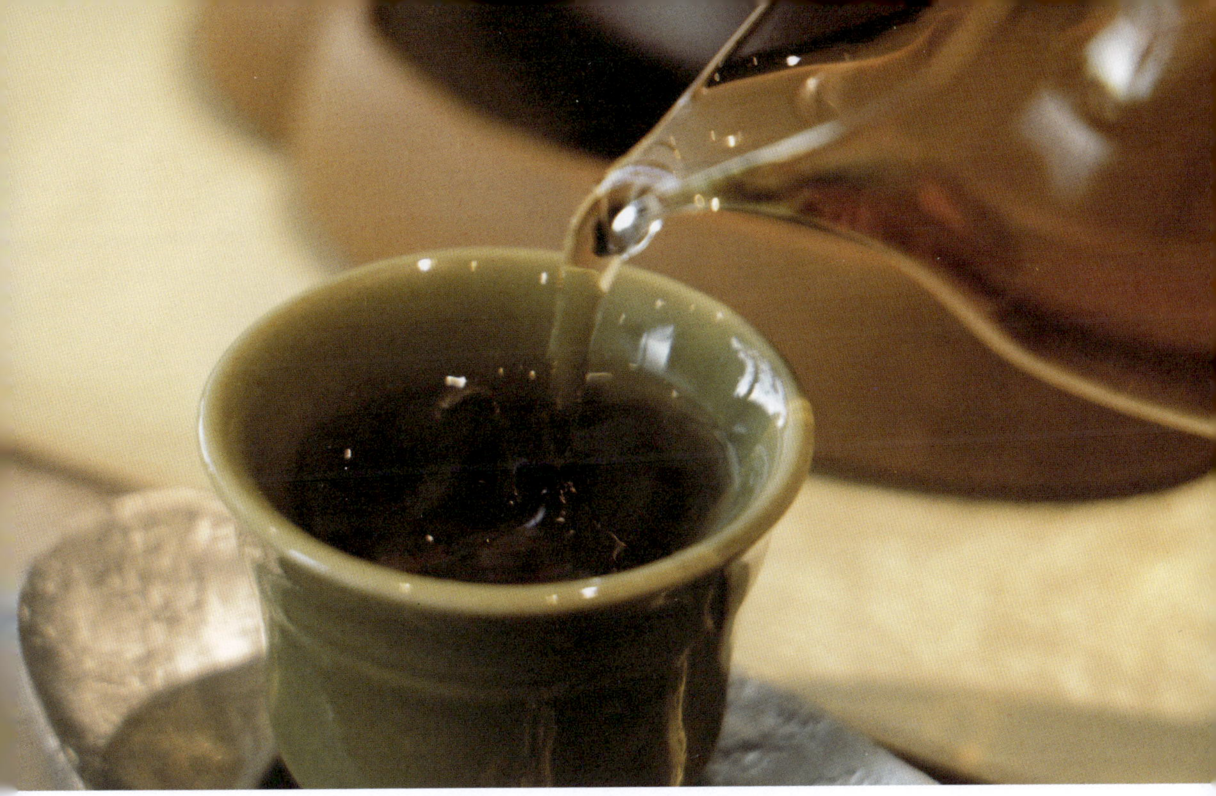

陈年生普工艺——陈化生香醉人魂

陈年生普不仅茶汤香气浓郁醇厚，还具有改善心脑血管健康、调理“三高”的养生作用，自诞生的那一刻起，便一直深受人们的喜爱。那么，香型独特、经久耐泡的陈年生普，是如何从茶鲜叶变为成品的呢?

陈年生普的制作离不了一道重要的工序，便是“陈化”。所谓“陈化”，是指在良好仓储环境中普洱生茶自然发酵的过程。陈化后的普洱茶，香气会变得更加优雅柔和，口感会变得更为顺滑生津，汤色会变得更加明亮通透。简而言之，陈化后的普洱茶，在品质上会得到巨大的提升。

陈化工艺根据环境干湿度不同，可细分为湿仓陈化法和干仓陈化法两种。所谓“湿仓陈化法”是指增加仓库的湿度以加速茶叶陈化的方法，但这种方法需要掌握好湿度，假如太过潮湿的话，茶叶就会发生霉变。而“干仓陈化法”则是指利用云南当地天然的地理和气候条件，自然发酵普洱茶的方法。普洱茶在干爽的环境中陈化速度虽然会变得缓慢，但自古以来便是高品质普洱茶的主要陈化方式，因而具有较为深厚的历史传承，富有浓厚的文化气息。

不管是湿仓陈化还是干仓陈化，都需要专门的陈化室。一个良好的陈化室通常具备四个方面的功能。

第一，保水控湿，确保普洱茶含水量维持在 10% 左右，空气湿度在 75% 以下。要知道，茶叶含水量是影响品质变化的首要因素，普洱茶陈化本质上是一个非酶促自动氧化过程，其中水的介质作用非常重要，因此普洱茶的含水量需要保持在 10% 左右。恰当适宜的空气湿度则是普洱茶提升品质的重要条件。高品质普洱茶陈化时，空气湿度需要控制在 75% 以下。

第二，控制温度。普洱茶的陈化是一个比较漫长的过程，为了确保陈化质量，室内温度要控制在 25 ～ 30℃。假如室内温度过高，则会加速普洱茶的氧化，继而降低其品质，影响其口感。

第三，遮光。阳光是普洱茶陈化的“大敌”，因为光照能够促使普洱茶含有的某些化学物质发生变化，继而引发色泽和口感上的显著变化，降低普洱茶的整体品质。因此，陈化室要能遮光、通风。

第四，清洁保香。茶叶本身是一种多孔的疏松体，再加上富含棕榈酸和萜烯类物质，使其非常容易吸收空气或者其他物品散发出来的异味。陈化室内空气流通，环境整洁，不仅有利于茶叶中一些微生物的繁殖，还能将茶叶和其他物品完全隔绝开来，确保普洱茶在陈化过程中香味的纯粹性。

经过数年甚至十几年的陈化，高品质的陈年生普洱诞生了。泡茶一杯，趁热小饮一口，苦、涩、甜充满齿间，不管是身体上还是精神上，都回味无穷。

小贴士：陈年生普的存放方法

1. 整箱存放。整箱存放陈年生普时，要选择专门的存茶空间，然后要将装满茶叶的纸箱放在室内高位的地方，避免阳光直射的同时，还需要控制室内空气的湿度和温度。最重要的一点是，室内不要同时存放其他茶类，尤其像花茶之类的，否则可能会导致茶叶吸收异味后品质下降。

2. 单片存放。通常，单片的陈年生普只有绵纸包装，并不能完全隔绝空气，也不能有效地杜绝其吸收异味的可能性。因此，单片陈年生普要使用保鲜袋或透明可开口的密封袋存放，切忌放置于阳光下，保存一定时间后要打开透气，否则可能发生霉变。

魅力无穷的紫砂壶文化

陈年生普放置的时间往往比较长，属于老茶，要想冲泡出香气醇厚、回甘酣畅的茶汤，紫砂壶是最佳茶具。相对于其他茶具，紫砂壶保温效果更好，散热更慢，且能吸附生普因陈放而产生的沉闷气息，能够更彻底地激发和还原陈年生普特有的茶香，使其不管是在色泽上还是口感上，都更具韵味。

生普老茶，因为陈化时间较长，在冲泡时需要沸水来激发其香气，提升其口感。但需要注意的是，向紫砂壶中注入开水时，为了确保陈年生普的茶味和口感，要避免直接对茶叶冲水，最佳方法是以定点低斟的方式冲入开水，将茶性慢慢唤醒。

爱喝陈年生普的人，会为其“定制”一把紫砂壶——除了陈年生普，这把紫砂壶中不会放入其他种类的茶叶。因为紫砂壶用久了，会慢慢吸收茶汤，让自己也变得“有滋有味”。所以，刚开始用紫砂壶时，有些味觉灵敏的茶人会发现茶汤的味道有些寡淡，这是因为茶汤的香味被紫砂壶吸收了一部分，但时间一长，紫砂壶便会生香，冲泡出来的茶汤会变得更加香甜，更为醇厚。紫砂壶的透气性好，也就更有吸附性，所以更加推荐一壶泡一茶。

作为陈年生普最佳茶具的紫砂壶，除了最基本的冲泡功能外，还承载着厚重的艺术气息，是中国传统文化的重要结晶。明代时便出现了紫砂壶的早期制品，之后随着饮茶、品茶和论茶的风气日盛，紫砂壶制造技术也随之发展，逐渐从最初单纯煮茶的粗糙大壶演变为文玩小壶——手捧紫砂壶，品陈年生普，除了品味陈年茶韵，更多的是品味浓厚的文化气息。

于是，边品茗边鉴壶便成了茶人的一种享受。在茶人心中，紫砂壶好不好，具不具备收藏价值，需要从五个方面来鉴定。

- **鉴赏紫砂壶的“泥”**

制造紫砂壶的原料是宜兴特产——由多种矿物构成的紫砂泥。其品质取决于原矿纯度与炼制工艺。因此，在鉴赏紫砂壶时，茶人会关注泥料的质感与色泽——宜兴紫砂壶因此成了紫砂壶中的精品。

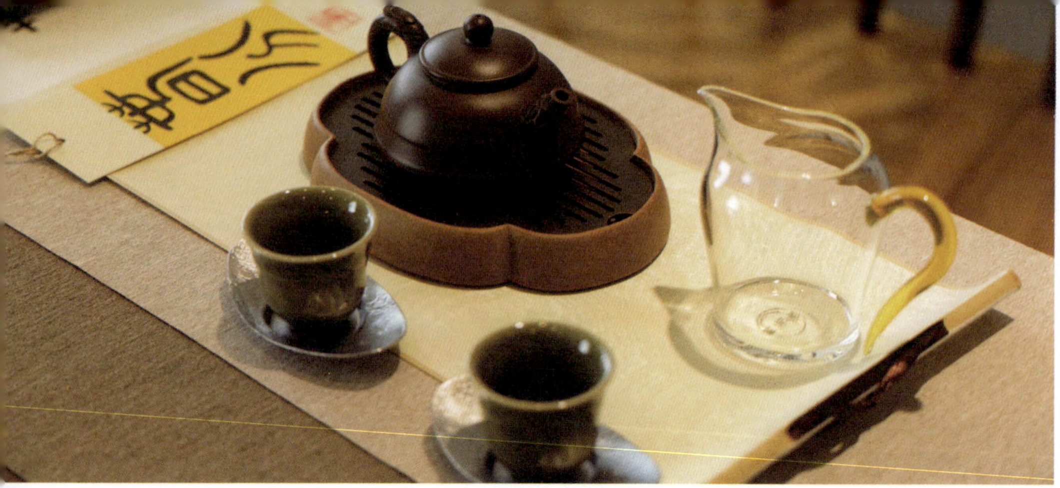

- **鉴赏紫砂壶的“形”**

作为中国陶艺中的珍品，紫砂壶在形状上可谓千姿百态，素来便有“方非一式，圆不一相”的美誉。在众多紫砂壶形状中，曼生十八式经典茶壶是爱茶人的首选。曼生十八式即陈曼生创作的十八种款式的紫砂壶，诗、文都刻在壶的腹部和肩部，非常明显。

- **鉴赏紫砂壶的“工”**

紫砂壶的制作工艺是否精湛，直接影响其价值。一把紫砂壶，最基本的要求是壶口和壶盖要结合得紧密，壶嘴和壶把要在一条直线上，具有欣赏价值和艺术价值。

- **鉴赏紫砂壶的“款”**

“款”分为款式和款识：款式即样式，诸如陈鸣远东陵瓜壶、时大彬鼎足盖圆壶等，都是闻名海外的紫砂壶款式；款识则指紫砂壶的作者、镌刻者和题词者等。不管款式还是款识，都是紫砂壶艺术性的体现，是中国传统“诗书画印”文化的结晶。

- **鉴赏紫砂壶的“功”**

所谓“功”，是指紫砂壶的功能，一把好紫砂壶，高矮要合适，容量要恰好，口盖结合要紧密，出水要平滑流畅。

一杯陈年生普温暖身体，一把紫砂壶慰藉心灵，这便是紫砂壶文化的精髓吧！当茶和陶器碰撞后，擦出来的火花，就能点燃人生的激情，让前进的脚步更坚定、有力。

陈年生普的冲泡步骤

① 备茶；
② 投茶；
③ 润茶，茶汤不喝倒掉；
④ 泡茶；
⑤ 出汤；
⑥ 分茶品饮；
⑦ 观赏叶底。

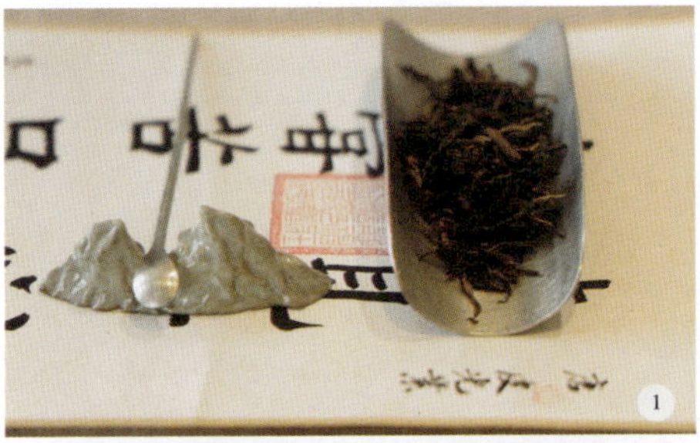
1

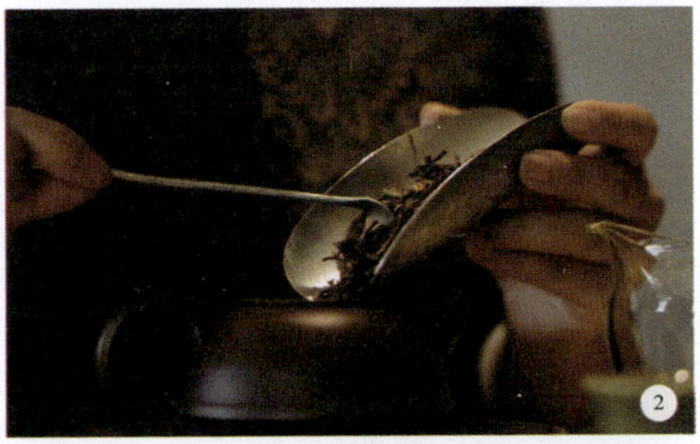
2

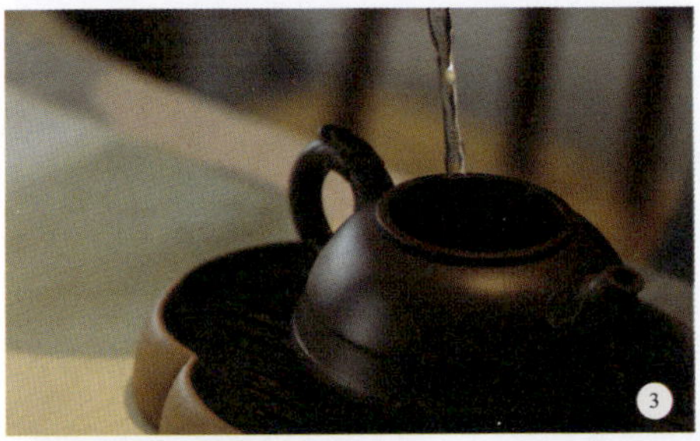
3

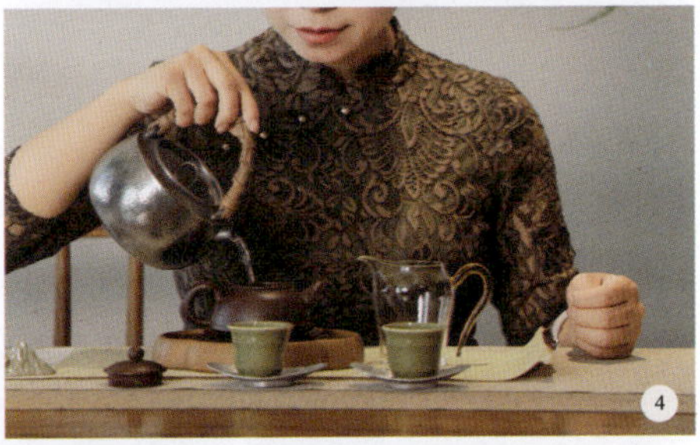
4

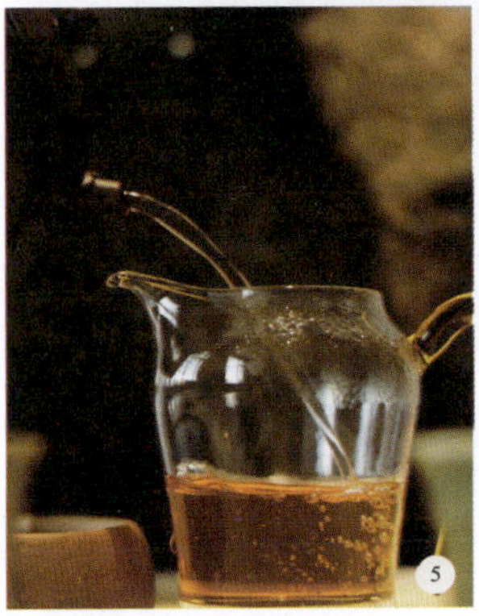
5

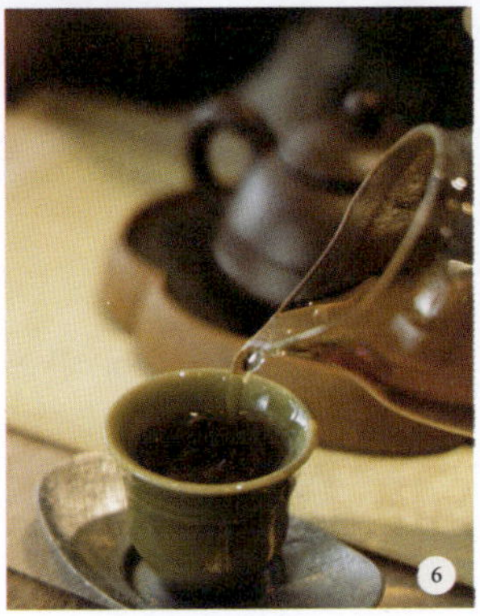
6

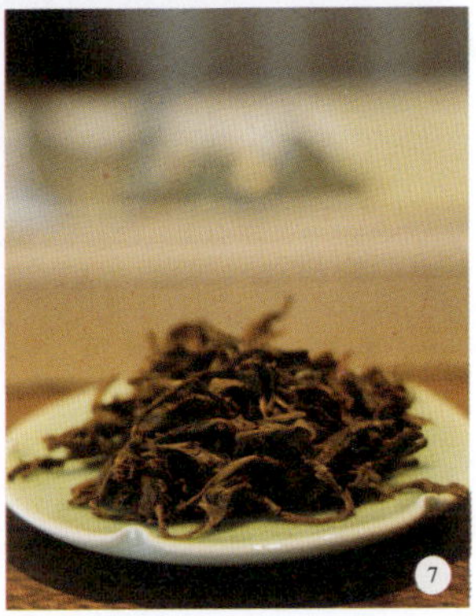
7

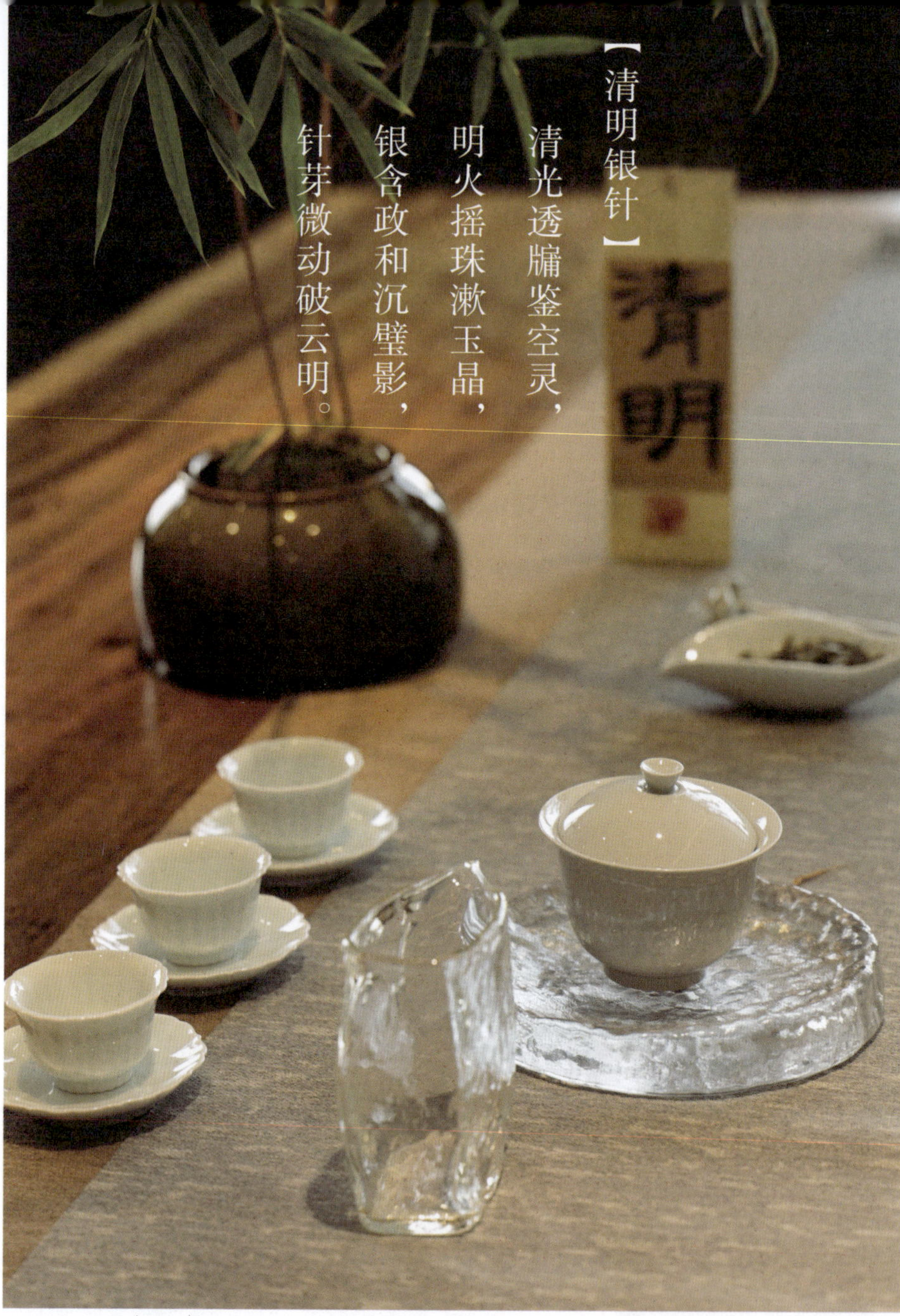
【清明银针】
清光透牖鉴空灵，
明火摇珠漱玉晶，
银含政和沉璧影，
针芽微动破云明。
清明

清明

易春瘟易过敏：白毫银针退热健胃提神

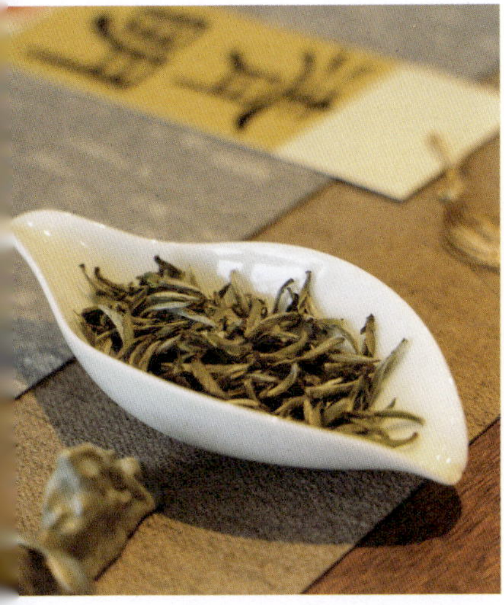

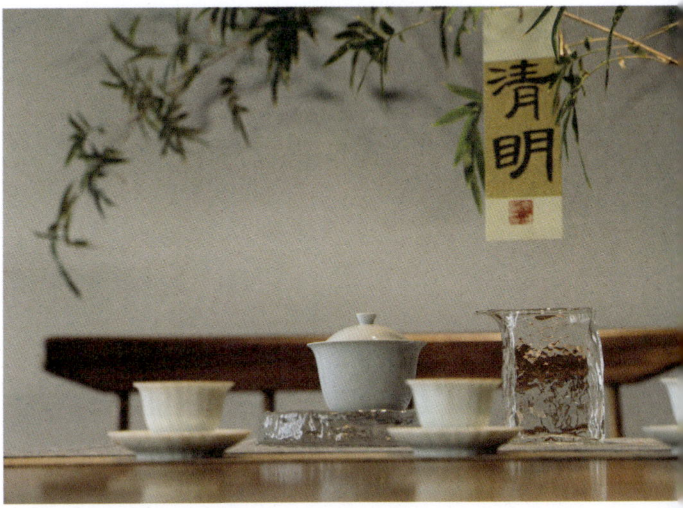

清明——
雨也纷纷情也纷纷，踏青沐浴祭先人

清明是二十四节气中的第五个节气，处于仲春和暮春之交，又称三月节、踏青节、祭祖节、行清节。清明分为三候：一候桐始华，二候田鼠化为鴽，三候虹始见。古籍《岁时百问》对其名称的由来做了详细的解释："万物生长，此时皆清净明洁，故谓之清明。"意思是清明一到，草长莺飞，沉寂已久的大自然重新焕发出了生机和活力，每个地方都是一片清新气象，显得那么美丽。

清明的起源非常古老，和上古时期的春耕祭祀与礼仪民俗有关，因此既是自然节气，又是我国的传统节日。清明前后，随着气温的逐渐升高和雨水的渐渐增多，万物开启生长模式，吐故纳新，大自然中处处生机勃勃，一派春和景明的气象。告别了冷寂枯燥的冬天，人们怎么能不和万物复苏的春天来一个热情的拥抱呢？所以在这一天，人们会携家人走出钢筋水泥构建的城市，走向满是希望的田野，和刚刚钻出地面的小草握手，和天空中自由飞翔的燕子相互问好，尽情地放飞心情。

祭祀祖先是清明节这一天的重要活动。严冬逝去，暖春到来，草木开始萌芽生长，雨水翩然而至，古人会到祖先安息之地清除杂草，查看祖先墓地是否因为雨水多而塌陷，是否被一些小动物穿穴打洞。同时，为了表达对祖先的尊敬和怀念之情，人们除了为坟墓添加新土之外，还会奉上美食，点燃供香，焚烧纸钱，以此来祭奠先人。久而久之，清明祭祀祖先便成了中华民族孝文化的重要体现。

清明时节，温差大、湿气重、风沙多，湿寒、湿热交替进入人体。中医理论认为，湿气遇寒便会成为寒湿，遇热则会成为湿热。不管是寒湿还是湿热，都会导致人体免疫力下降，春瘟便会乘虚而入。所谓“春瘟”，是指一系列传染性较强的热性疾病，诸如风疹、流感、流脑等。另外，清明时节，大自然中的各种花朵争相开放，空气中飘散着各种花粉。这些花粉接触皮肤或被吸入气管，很容易引发各种过敏性疾病。

身为白茶珍品的白毫银针，味温性凉，具有退热和降火功能。另外，白毫银针富含维生素 B_1、维生素 E、维生素 K、烟酸、叶酸、儿茶素、酶等物质，可以显著增强人体免疫力，促进血液中葡萄糖的分解，调节血脂和血压，减轻眼睛疲劳，促进新陈代谢，清除体内的废物。

小贴士：清明茶俗

1. 喝明前茶。清明节前从茶树上采摘的鲜叶制成的新茶被称为“明前茶”。经历了一冬天的积淀，清明节前萌发出来的新茶富含氨基酸等有益物质，以其为原料制作出来的新茶色绿形美，香味浓郁，口感醇厚。因为清明前气温相对还较低，茶树生长缓慢，第一次生长出来的芽叶超嫩，采摘期短，产量低，所以明前茶价格非常贵，自古以来便有“明前茶贵如金”的说法。在我国江南地区，认为能够在清明节喝到明前茶的，都是有福气的人。

2. 以茶祭祖。在我国闽南、广州等地，人们在清明祭祀祖先的时候，会将茶作为主要祭品。以茶祭祀祖先时，可以采用三种形式：将冲泡好的茶水注入茶碗或者茶盏中；将干茶放在茶碗中，不煮也不冲泡；不放茶叶，仅放置茶壶和茶碗作为象征。

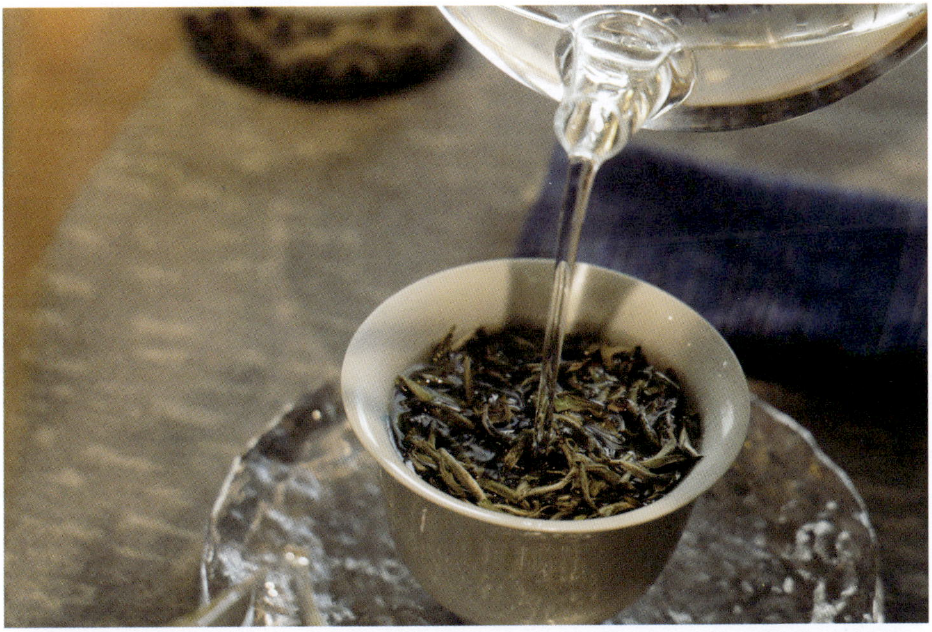

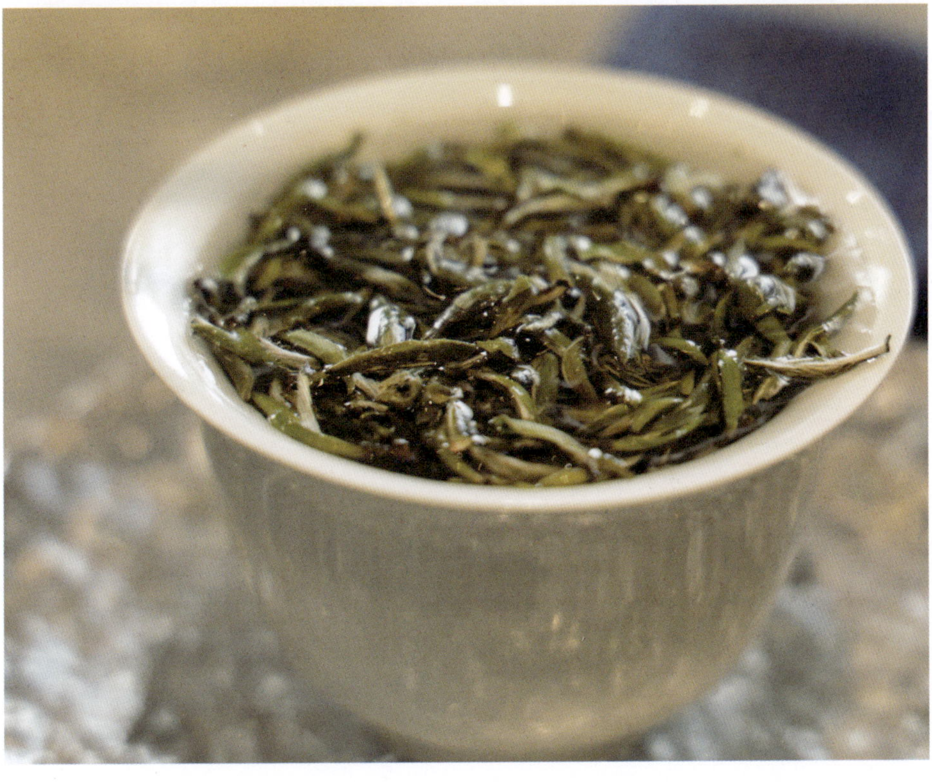

白毫银针历史上——嫁女不嫁富家郎，只问白毫与银针

白毫银针是中国六大茶类之一的白茶中的珍品，主要产自福建福鼎、松溪、政和、建阳等地，因其挺直似针、满披白毫、如银似雪，故又被称为茶中“美女”。

早在明朝万历年间，福鼎茶商便根据芽头质量将当地茶叶分成了不同的等级，级别不同，售价也不同。清朝嘉庆初年（1796 年），福建制茶人以菜茶茶树的壮芽为原料，制成白毫银针。到了 1885 年，因菜茶茶树所发之茶芽细小，冲泡时美感不足，福鼎制茶人改用当地的大白茶茶树的壮芽作原料，开始商品化生产白毫银针。

根据《福鼎县志》记载，当地最初销售的茶叶以绿茶和红茶为主，而白茶因为产量有限、价格昂贵，比较小众，用来拼配红茶出口。白毫银针第一次出口是在 1891 年，1912—1916 年是白毫银针销售的鼎盛时期，当时福鼎和政和两地各年产千余担，畅销海外。清末民初时，白毫银针的市场进一步扩大，除了盛行于欧美，还出口到欧亚大陆三十余个国家和地区。但是好景不长，随着第一次世界大战的全面爆发，白毫银针的出口之路被切断，再加上当时国内军阀割据，战乱不断，导致福鼎、政和等地的茶园大量荒废。

新中国成立之后，福建白茶重新焕发了活力，但当时作为白茶精品的白毫银针主要用于出口创汇，并未进入普通人的日常生活。改革开放后，随着中国经济的持续发展，人们对高档茶叶的需求越来越强烈，白毫银针从此开启了“出口转内销”之路，逐渐成为国内茶人推崇的茶中精品。

白毫银针工艺——
采抽萎拣又干燥，初为“美女”后成“茶王”

相对于普洱、柑普、碧螺春等，素有“茶王”美称的白毫银针，特色非常明显，其成品多为芽头，外观挺直如针，满披白毫，干茶颜色如银似雪，堪称白茶中的极品。这种显著特色的成因和其制作工艺有着直接关系。

茶人可以从五个步骤了解白毫银针的制作工艺，惊叹于其从嫩芽到成茶的完美蜕变过程。

采摘。相对于其他茶种，白毫银针的采摘更为严格，以一芽二叶初展为最低标准。另外，为了最大限度地提升芽头的等级，还规定了专门的“十不采”：紫色芽不采，细瘦芽不采，空心芽不采，开心芽不采，虫伤芽不采，风伤或人为损伤的芽不采，有病弯曲不采，一芽三四叶不采，下雨天不采，露水未干不采。严格的采摘标准，确保了白毫银针的品质，为其跻身茶之精品行列奠定了坚实的基础。

抽针。所谓抽针，简单地说就是将采摘下来的鲜茶芽叶分离的过程。具体方法是一只手捏住芽身，一只手将叶片向后剥下来。通常，1 公斤优质的鲜叶大约能“产出”0.6 公斤的嫩芽。

萎凋。想要制成高品质的白毫银针，萎凋是最关键的一个步骤。萎凋之后，白毫银针最显著的“纤细如针、满披白毫”的特点初现，可谓“美女”初长成。萎凋根据方式可以分为三种，即传统自然萎凋、复合式萎凋和室内加温萎凋。所谓“传统自然萎凋”，是指将摊好的茶芽放置于阳光下，通过直接照射的方式蒸发水分，获得干茶，这个过程通常需要 48 ～ 60 小时。“复合式萎凋”则是指在气温较高、紫外线较强时将鲜嫩的茶芽置于室内阴干的方法。需要注意的是，复合式萎凋时，室内要卫生整洁，无异味，通风良好。而“室内加温萎凋”，顾名思义，则是通过将鲜嫩茶芽置于封闭环境中加温蒸发水分获得干茶的方法。室内加温萎凋时，封闭环境内的温度通常要保持在 33 ～ 35℃。实践证明，传统自然萎凋和复合式萎凋所得白毫银针的品质通常会好于室内加温萎凋。

拣剔。为确保白毫银针的总体品质和口感，萎凋后，还需将其中发生黑变、黄变和红变的茶芽拣出，将其他一些杂质，诸如枯枝、叶片等剔除。经过

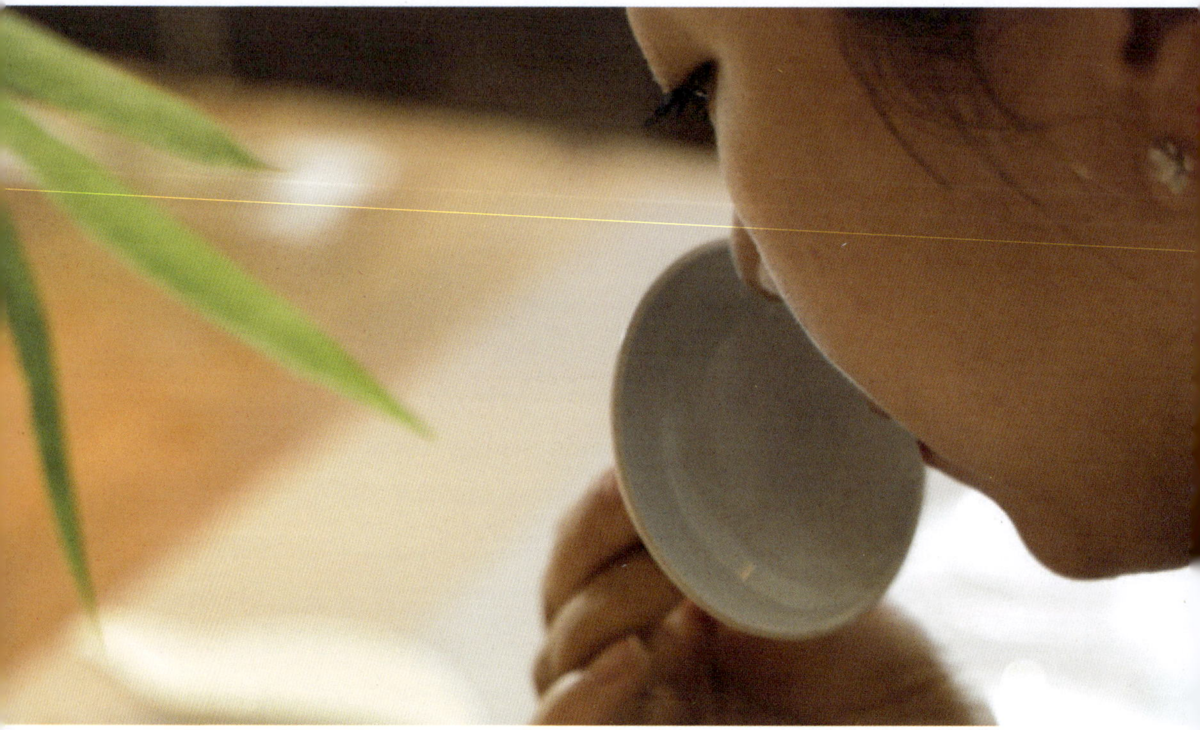

这道工序，白毫银针的品质会变得更加统一。

干燥。干燥是制作白毫银针的最后一道工序——将茶叶放置于 45 ～ 55℃ 的环境中，慢慢使茶叶中所含有的水分蒸发，直至含水量降到 5% ～ 6% 为止。烘干后的白毫银针经过密封保存，便可以上市销售了。

经过一系列工序后，白毫银针便完成了从嫩芽到“白茶女王”的蜕变，走进人们的茶壶和茶杯，奉献积累了一生的精华。

小贴士：白毫银针储藏

储藏白毫银针时，首先要评估一下其含水量，通常含水量越低，储藏的时间越久。那么如何判断白毫银针含水量的高低呢？我们可以用手轻轻地捻一捻，假如茶叶能够捻成粉末状，则可以长时间储藏。反之，假如茶叶捻起来很有韧性，说明含水量较高，不宜久存。保存白毫银针时，以有色玻璃瓶、瓷坛、锡瓶最佳，假如没有，还可使用木盒、竹盒、铁罐。不管使用什么容器，都必须确保其干燥、洁净，不能有强烈的异味。装好茶叶的容器，要单独放置在干燥通风的地方，远离其他有刺激性气味的物品，如肥皂、樟脑、化妆品、香烟等。

白毫银针玻璃杯——半饮茶汤半怡情

想要喝出白毫银针最美的味道，茶具的选择同样重要——适宜的茶具，不仅能激发出最好的茶香茶味，还能给予我们无与伦比的视觉享受。

一个人品味白毫银针，无色无花的直筒玻璃杯是最佳茶具。一来，一个人独享，茶汤的需求量并不大，假如使用大容量的茶具，比如茶壶，冲泡出来的茶汤比较多，喝不完会造成浪费。二来，玻璃杯透明，方便我们在品茗的同时捧在手中仔细端详白毫银针在水中沉沉浮浮的曼妙身姿。

取 2 克白毫银针放入茶杯，然后注入少许热水（以 95℃为宜），让茶叶在杯中浸润约 10 秒钟。之所以用热水冲泡，是因为相对于茶壶，玻璃杯大多数都没盖子，假如水温不高，注入玻璃杯后热量很容易散失，不利于白毫银针所含营养物质的浸出。

接着，采用高冲法，按同一方向冲至八分满即可。所谓“高冲”，是指在冲泡白毫银针时，将煮水壶有意识地提高，让水流由高处落入玻璃杯中。之所以采用高冲法，是因为其具备两大优点：其一，能够使得玻璃杯中的白毫银针上下翻滚，使其充分与水接触，更均匀地浸泡于沸水中；其二，从高处冲下的沸水能够直达玻璃杯杯底，推动杯中水流不断翻滚，继而使得茶汤的色泽更为统一，浓度更为均匀。

注水后约 5 ～ 6 分钟，玻璃杯中的部分白毫银针便开始沉落于杯底，这个时候，整个玻璃杯中的茶芽条条挺立，上下交错，捧杯观赏，堪称一场极致的视觉盛宴。大约 10 分钟后，杯中茶汤变为杏黄色，先置于鼻底深深地吸上一口气，茶香便会直达灵魂深处，为我们带来久违的宁静和安详。再小饮一口，治愈了我们的心。

除了玻璃杯之外，冲泡白毫银针时，茶人还可以根据自身喜好，灵活选择其他茶具。

工作闲暇时、饭后、下午茶时光……不管何时何地，手捧一杯白毫银针，小饮一口，细细品味，倒是人生中最温馨的时光、最美好的回忆。

白毫银针的冲泡步骤

① 注水泡茶；
② 投茶；
③ 摇香；
④ 闻香；
⑤ 冲水，泡茶；
⑥ 浸泡，品饮。

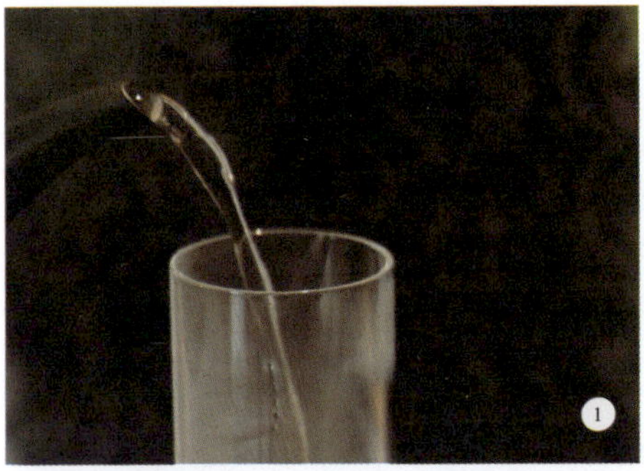
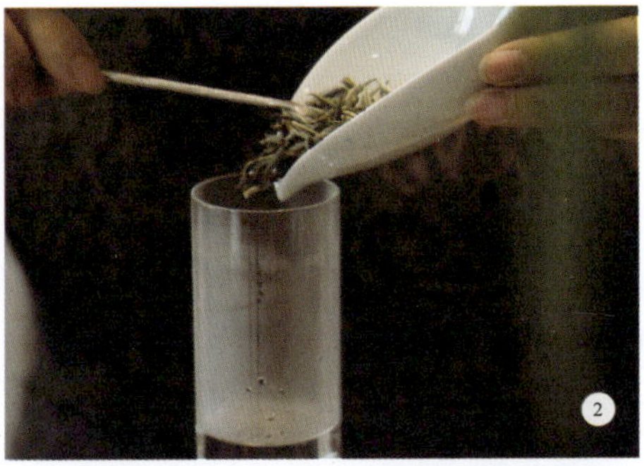
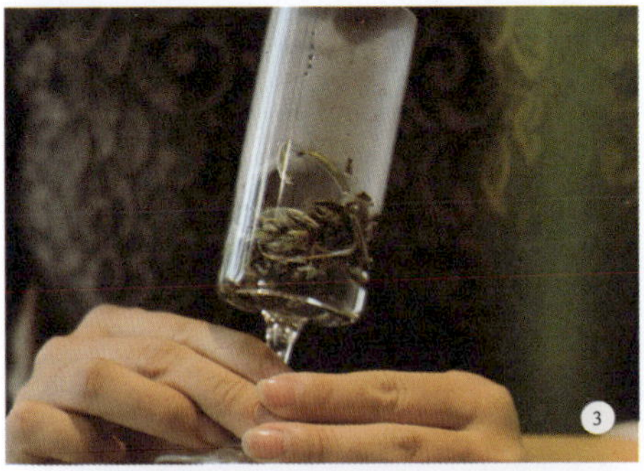
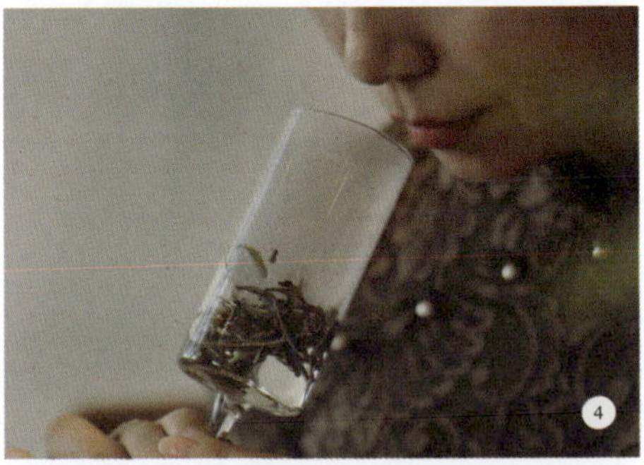
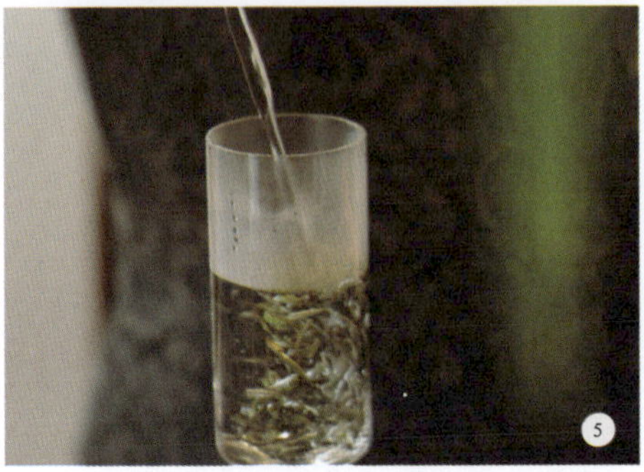
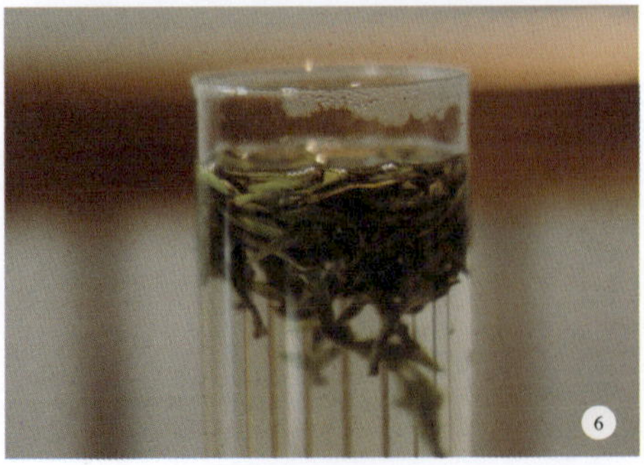

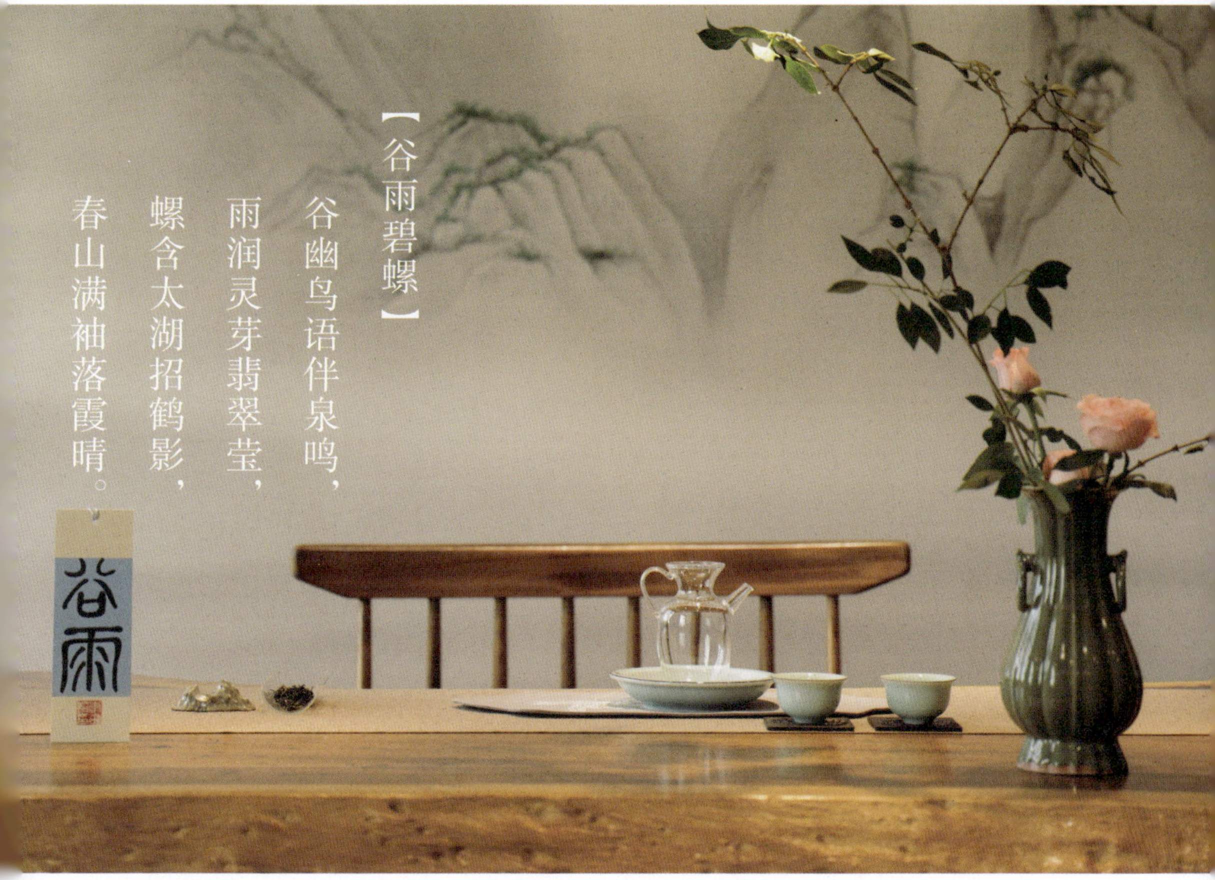
【谷雨碧螺】
谷幽鸟语伴泉鸣，
雨润灵芽翡翠莹，
螺含太湖招鹤影，
春山满袖落霞晴。
谷雨

谷雨

祛湿热防春火：洞庭碧螺春平肝祛湿

谷雨——
春从此别而夏将至

谷雨是农历二十四节气中的第六个节气，也是春季的最后一个节气。谷雨分为三候：一候萍始生；二候鸣鸠拂其羽；三候戴胜降于桑。

在我国传统的农耕文化中，“谷”代表着农作物，而“雨”则指雨水，将“谷”和“雨”联系起来，意指“雨生百谷，万物生长”。古人言“清明断雪，谷雨断霜”，意思是过了清明便不再下雪，过了谷雨，则不会再有霜。可见，谷雨时节除了雨水多之外，气温也开始快速回升，彻底从冬天的阴影中挣脱出来，连最爱杀个回马枪的“料峭春寒”也没了踪影。雨水增多，气温升高，百谷拔节生长，谓之“谷雨”。

谷雨前后，一方面，雨水丰富，外界的湿邪之气容易侵入体内；另一方面，随着气温的快速回升，身体内也会积累越来越多的阳气。所以，很多人在谷雨时节经常会出现口干口苦和厌食症状——不管多美味的食物，都没胃口。除了肠胃疾病之外，腰椎病、皮肤病、关节病等，在谷雨时节往往也会不请自来，严重危害我们的健康。这时候，每天来一杯洞庭碧螺春，便能达到祛湿消火的效果，让我们能够安然自在地享受暮春夏初的美好。

不管是中医研究还是我们茶人长期的验证，都证实洞庭碧螺春是祛湿热、防春火的佳品。洞庭碧螺春味甘，凉中带苦，甘能补益暖身，凉能清热泻火，苦能泻下祛湿。因此，懂得养生的人，在谷雨时节，洞庭碧螺春是不可或缺的。

暮春初夏，手捧一杯洞庭碧螺春茶，或静坐案前，或工作间隙啜饮一口，在回味甘爽清冽口感的同时，祛除体内湿气；或行走在大街小巷，看尽人间烟火的同时，小饮一口，将春燥消于无形。

小贴士：谷雨茶俗

1. 喝谷雨茶。在我国江南地区，向来有谷雨采茶的习俗，茶农世代相传，喝了谷雨这天采摘下来的茶，能清火、辟邪和明目。所以，不管谷雨这天天气如何，茶农都会去茶山上摘一些新茶回家喝。郑板桥有诗云：“最爱晚凉佳客至，一壶新茗泡松萝。”便说出了用谷雨茶款待好友的欣喜之情。

2. 老人采茶。在江西西部地区，谷雨这天，老年人都会上茶山采茶，让手上沾满茶叶的清香，即所谓的“开手”。因为汉字中，“清”和“轻”谐音，所以，老人们认为，谷雨这天采摘茶叶，之后的日子里，自己会越活越精神，越活越年轻。

洞庭碧螺春历史——
洞庭帝子春长恨，一千年来茶更香

洞庭碧螺春，自古便是茶中精品，发展到现在，已经有一千三百多年的采制历史。

成书于清朝的古籍《太湖备考》记载，早在一千多年前的唐代，洞庭东山的碧螺峰石壁上，便生有野茶树数枝。宋代，洞庭山水月禅院僧人采制的“水月茶”（即碧螺春的前身）便成了贡茶。北宋朱长文所著的《吴郡图经续记》中记载道：“洞庭山出美茶，旧为入贡……近年山僧尤善制茗，谓之水月茶，以院为名也，颇为吴人所贵。”

《中国名茶志》中记载，清康熙年间，居住在苏州太湖之滨的洞庭山的人时常背着竹筐上山采摘茶叶，背回家中作为日常饮品。有一年，因为茶树产量增多，采摘下来的茶叶竹筐装不下，大家便将剩余的茶叶收拢在怀里兜回家。

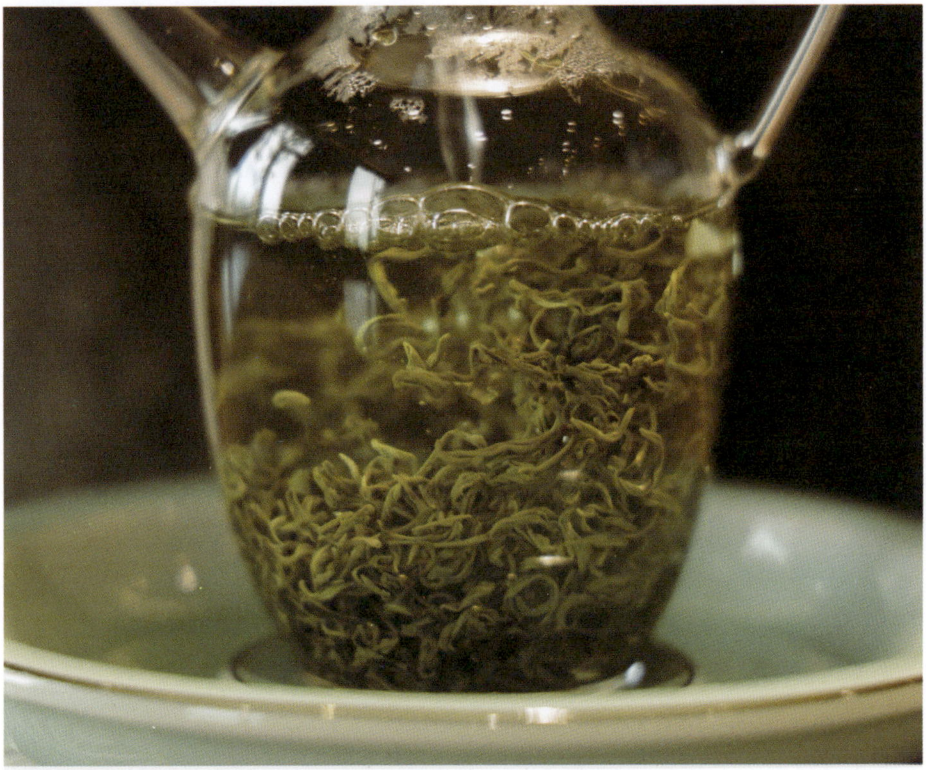

未想到，怀中茶叶受热后，竟然散发出一种奇异的香气，人们闻到后，都说“吓煞人香”。所谓的“吓煞人香”原是苏州的俗语，意思是某种东西散发出的香气特别浓郁。因此，在人们口口相传之下，这种产自洞庭山东山的茶叶，便有了一个新的名字，即“吓煞人香”。

相传，清康熙皇帝南巡来到太湖，地方官将“吓煞人香”献上，康熙皇帝品尝后龙颜大悦，但觉得名字太俗气，便赐名“碧螺春”。从此，“洞庭碧螺春”之名传遍天下，成了茶人谈论的焦点。

现代，人们将洞庭碧螺春茶树和杏、李、桃、石榴、橘、梅等果木交错种植，如此一来，茶树和果树手牵手，根连根，碧螺春茶树吸收了果香之后，在原来的甘凉带苦的味道之外，又增添了一种独特的花果香味。

产自苏州洞庭山的碧螺春茶，因为清香袭人、口味甘甜、鲜爽生津，受到了诸多名人的青睐。

- **龚自珍与洞庭碧螺春**

历代名人中，对洞庭碧螺春最为推崇者，清代大文学家龚自珍或可称第一人。他在《龚自珍全集》中如此评价洞庭碧螺春：“茶以洞庭山之碧螺春为天下第一，古人未知也。近人始知龙井，亦未知碧螺春也。”身为杭州人的龚自珍，比起家乡的西湖龙井，更喜欢洞庭山的碧螺春，并认定其为天下第一，足见他对洞庭碧螺春的热爱。

- **张大千与碧螺春**

近现代国画大师张大千喝茶成癖。张大千每天早晨、下午和晚上，必定会喝一杯碧螺春，且每次只喝两开，两开之后就会泼掉重沏。他喝碧螺春时喜欢用玻璃杯，为的是欣赏茶叶在水中翩然起舞的形态。

洞庭碧螺春工艺——
摘、炒、揉、搓、烘出来的茶中珍品

洞庭碧螺春的制作工艺，可以用五个字来概括，那便是“摘、炒、揉、搓、烘”——茶中珍品的诞生，竟然完全依靠一双巧手。

采摘。采摘时，茶农通常会选择芽叶初展、芽长 2 厘米左右的嫩芽。采摘后的茶叶，还需要再挑拣一遍，将不标准的芽叶筛掉，确保剩下的芽叶均整一致。

炒青。将合格的芽叶放入加热的锅内，用双手不断翻炒。翻炒时，要以抖为主——将锅内的芽叶一次次捞起来，然后抖散，再捞起，再抖散，不断重复，持续 5 分钟左右，这样可确保无红梗、无红叶。

揉捻：将铁锅的温度控制在 70 ～ 75℃，然后用手不断地抖散、揉捻茶叶，10 分钟后，茶叶随着水分的挥发会成为条索状。揉捻茶叶时，要确保适当的力度，太松形成不了条索状，太紧则会让茶叶色泽发黑，条索断裂，甚至烧焦。

搓团。搓团是让碧螺春呈现螺状卷曲、绒毫满披的关键过程。将铁锅温度维持在 50 ～ 60℃，一边翻炒，一边用双手将茶叶揉搓成小团，然后抖散。反复多次，持续 13 ～ 15 分钟，茶叶便会螺状卷曲、绒毫满披。

烘干。将铁锅温度降至 30 ～ 40℃，轻轻地揉捻茶叶，目的是固定茶叶形状，蒸发剩余的水分。当茶叶达到九成干时，将其从锅中取出，放在桑皮纸上，再放入锅中，以文火烘干。

小贴士：特一级洞庭碧螺春

最好的洞庭碧螺春，为特一级。特一级碧螺春最主要的特点是条索纤细——往往 1 斤（0.5 公斤）干茶需要茶芽 6 万～ 7 万个。制成后的特一级碧螺春，卷曲成螺，满身披毫，银绿隐翠，色泽鲜润。冲泡后，汤色嫩绿鲜亮，滋味甘醇清爽，喝一口，满齿留香，满身通透。

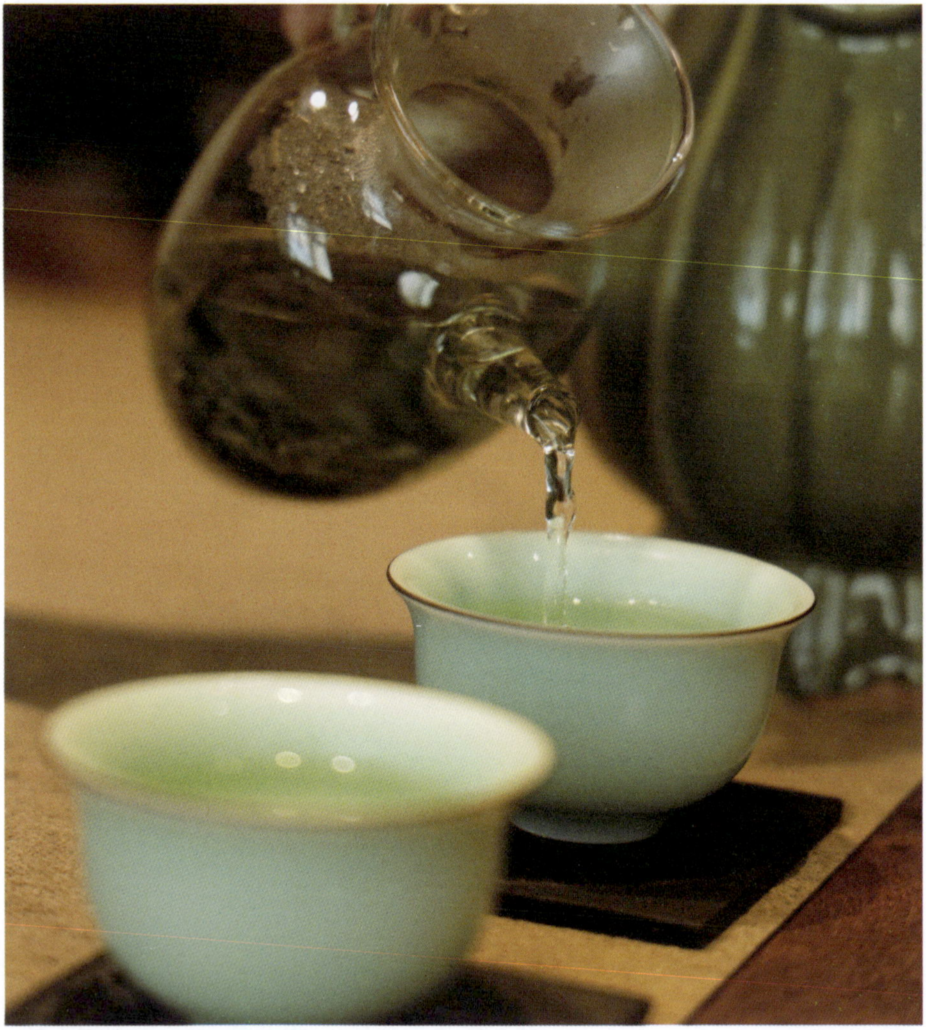

洞庭碧螺春独具一格的喝法

先倒开水，后放茶叶，是洞庭碧螺春的独特喝法。为什么要先倒开水，然后再放茶叶呢?

原来，身为茶中珍品的洞庭碧螺春，芽叶是非常幼嫩的，自古便有“一嫩三鲜”的特质：芽叶特别细嫩，色鲜、香鲜、味鲜，可以说既精致又娇嫩。如此珍品，假如我们在冲泡时，先放入茶叶，直接用开水冲泡，茶叶会瞬间被闷熟，不仅会导致泡出来的茶汤比较浑浊，口味变差，而且会破坏茶叶中含有的维生素 C，降低茶汤的营养价值。

所以，在喝洞庭碧螺春时，最佳的喝法是先倒开水，七分满即可，待水温降低到 85℃左右时，再放入适量的茶叶。这样，冲泡出来的碧螺春，不管是口感、色泽还是营养价值，都是最佳的。

当然，除了先倒水后放碧螺春茶外，我们还可采用所谓的“中投法”，即先在杯中倒入三分之一的热水，然后放入茶叶，最后倒入热水冲泡。

另外，在喝碧螺春时，茶具的选择也非常讲究。通常而言，玻璃茶具是冲泡碧螺春的最佳器皿，如玻璃壶、玻璃杯等。玻璃杯通常杯口较大，冲泡后散发出来的茶香会更为浓郁。另外，使用玻璃器皿，我们还能欣赏碧螺春在水中沉浮伸展的身影，混合着浓郁的茶香，也是一种非常美妙的享受。

高品质的碧螺春，则可使用浅底瓷杯，冲泡后，人们除了能够直观地感受碧螺春的颜色和香味外，还能非常准确地分辨杯底茶叶的形状，获得更好的感官体验。

小贴士：喝出仪式感

1. 赏茶。冲泡之前，我们可以先赏茶——用茶匙拨出少许碧螺春于碟中，挥动手掌，在茶前扇一扇风，闻一闻碧螺春的香味，看一看它们的形状。

2. 选水。想要冲泡出来的茶汤口感好，除了茶叶要好之外，冲泡茶叶的水也必须要好才行。冲泡碧螺春的水，以山泉水最佳，没有山泉水的话，可以选用品质较高的纯净水。

碧螺春的冲泡步骤

① 备茶；
② 注水；
③ 投茶；
④ 泡茶；
⑤ 观赏叶底；
⑥ 分茶，品饮。

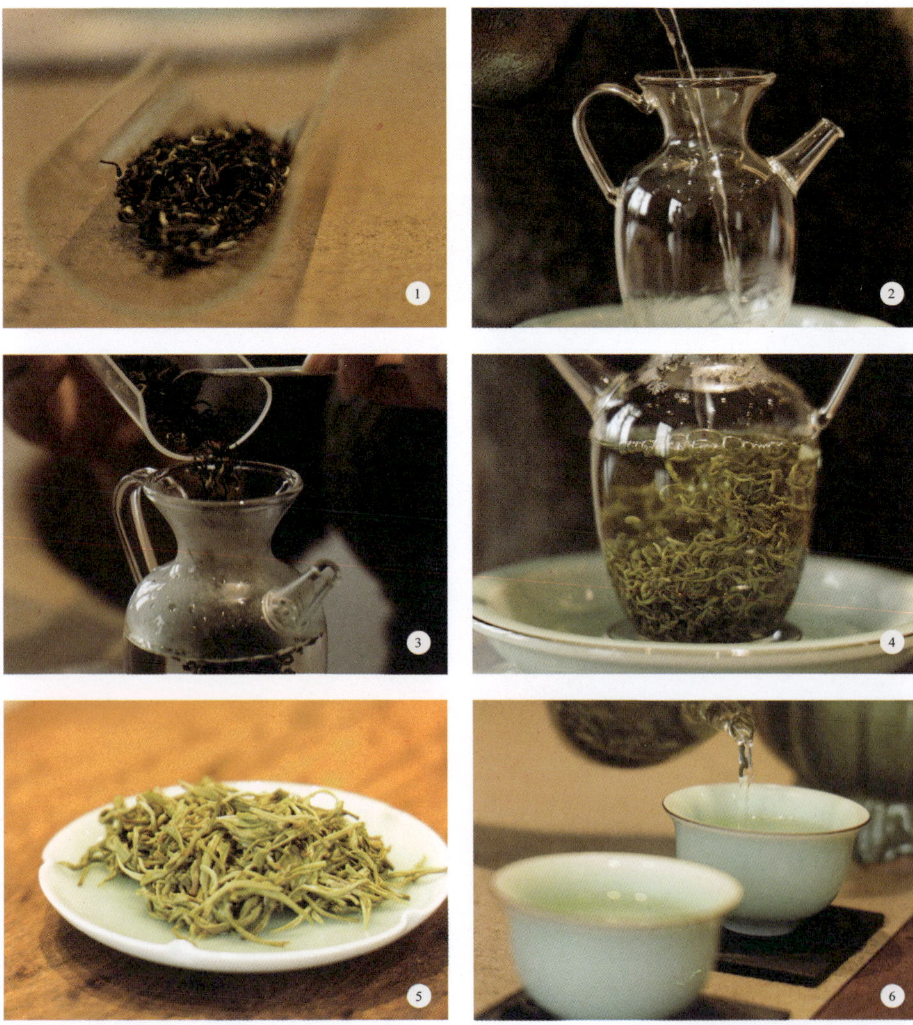

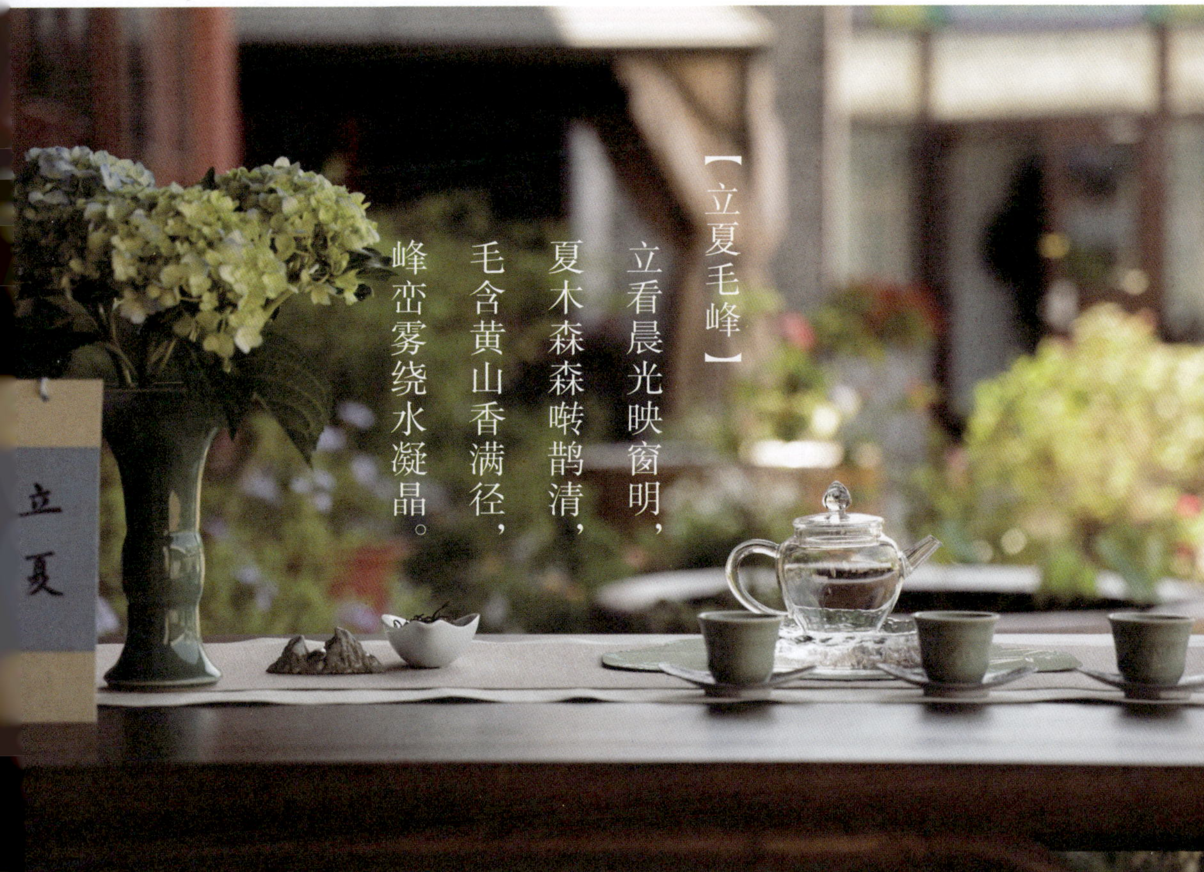
【立夏毛峰】
立看晨光映窗明，
夏木森森啭鹊清，
毛含黄山香满径，
峰峦雾绕水凝晶。
立夏

立夏

易燥出汗：黄山毛峰降燥气和强心养神

立夏——万物并秀，送春迎夏

立夏是二十四节气中的第七个节气，也是夏季的第一个节气，所以被称为“春尽日”。《历书》详细解释了立夏之名的由来：“斗指东南，维为立夏，万物至此皆长大，故名立夏也。”在天文学上，立夏时节，北斗星的斗柄指向东南方，春天种下的五谷这个时候都已经长大，所以古人将之称为“立夏”。

立夏时节，随着太阳直射点继续向北移动，春天逝去，夏季来临，万物开始进入旺季。立夏后，我国从南到北日照时间延长，气温逐渐升高，雨水增多，五谷开始奋力生长。古人据此将立夏后的十五天分为三候：一候蝼蝈鸣，二候蚯蚓出，三候王瓜生。立夏最初的五天，蝼蛄开始唱起了歌儿，整晚整晚地鸣叫；中间的五天，沉睡在地下的蚯蚓爬出地面，贪恋地嗅着夏的气息；最后五天，王瓜迅速攀爬，尽情地释放自己的生机。

立夏，对古人而言，是一个非常重要的节气。到了立夏时节，五谷快速生长，南方的油菜接近成熟，水稻开始插秧，农民开始忙碌起来，而在我国北方地区，冬小麦开始灌浆，夏收作物已经呈现出一幅丰收的景象。因此，在以农业为国家命脉的古代，帝王会在这一天亲自率领公卿大臣到城郊举行盛大的祭祀仪式，迎接夏天，祈求风调雨顺、五谷丰登。

立夏时节，我国大部分地区天气快速升温，大自然中开始呈现出一派万物茂盛的景象，人的生理状态也随之发生了一些改变。中医五行理论认为，夏季五行属火，和人体五脏中的心对应，心为阳脏，主阳气，心脏的阳气能够推动血液循环。医典《医学源流论》认为：“心为一身之主，脏腑百骸皆听命于心，故为君主之官。心藏神，故为神明之用。”因此，立夏时节养生要顺应天时的变化，养好了心，身体和精神才会更加健康，否则，风寒湿邪便会在体内滋生，头痛、关节痛、烦躁不安、口舌生疮等病症便会找上门来。

而身为中国十大名茶之一的黄山毛峰，则最适合茶人在立夏时节养心。黄山毛峰产自安徽黄山一带，含有丰富的咖啡因和茶碱，因此具备明显的强心解痉功效，能够促进人体血液循环，解除支气管痉挛，是立夏时节最佳的养心茶品。黄山毛峰中还含有维生素 C、茶多酚和鞣酸，具备显著的止咳化痰和抗菌抑菌功效。

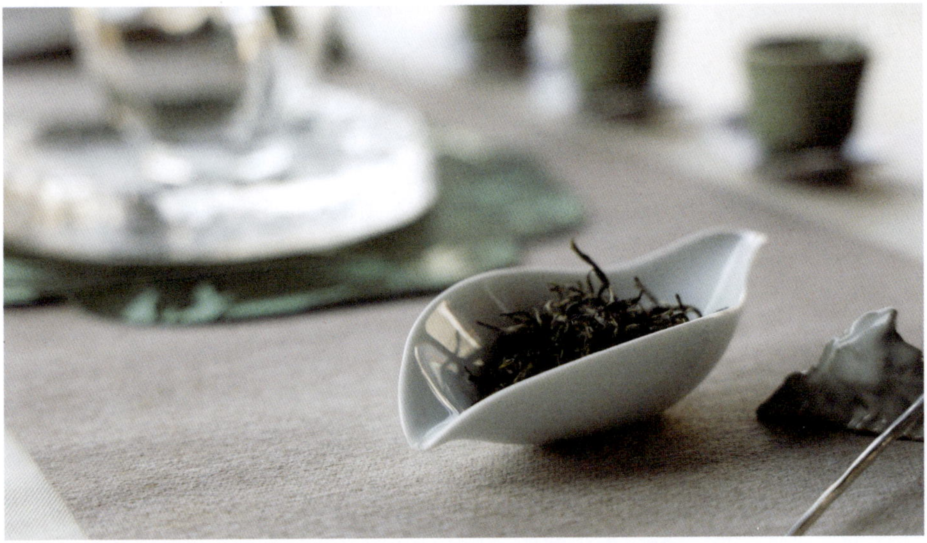

另外，黄山毛峰对女性而言还有一项很具诱惑力的功效——减肥抗衰老。因为黄山毛峰中含有泛酸、叶酸、肌醇、咖啡因、维生素等物质，所以能够有效地调节脂肪代谢，延缓皮肤衰老。适量饮用，配合锻炼和保养，能够帮助女性更好地控制体重，延缓衰老速度。

小贴士：立夏茶俗

立夏喝新茶。在我国南方地区有立夏喝新茶的风俗，一来因为茶能安心提神，人们相信立夏时节喝上一杯刚刚制成的新茶，能够精神一夏天；二来，亲朋邻里之间互送新茶，也能大大提升人际关系的和谐度。《西湖游览志余·熙朝乐事》中便有这样的记载："立夏有新茶、新笋、朱樱、青梅等物，杂以枝圆枣核诸果，镂刻花草人物，极其工巧，各家传送，谓之立夏茶。"

黄山毛峰历史——云雾缭绕冷香生，得遇贵人展生平

作为中国十大名茶之一的黄山毛峰，属于绿茶，主要产自安徽省黄山区以南、歙县以北的黄山。黄山毛峰新茶外形细扁如雀舌，满身披毫，冲泡后汤色杏黄清澈，闻起来芳香馥郁，品起来口感醇厚香甜。

黄山茶历史悠久，成书于明代的《黄山志》记载："就石缝养茶，多轻香，冷韵袭人，断腭不去，所谓黄山云雾茶是也。"意思是黄山之上山峰高耸，常年被云雾环绕，山上居住的僧人道士在岩石裂缝中种植茶树，所产之茶叶冷韵袭人，芳香浓郁。黄山茶自此有了一个充满灵气的名字，叫"黄山云雾"。

明朝隆庆年间，松萝茶（黄山茶代表）被茶商转运到广州，乘船出海，畅销欧美。1843 年，上海开埠，因其距离安徽更近，之后逐渐成为松萝茶的出口重地。但是好景不长，19 世纪 60 年代后期，随着印度红茶在欧洲市场的崛起，黄山茶的出口之路遇阻，产量下降。

清朝光绪年间，为了重振黄山茶，改变当时黄山茶品质参差不齐、没有品牌的状况，歙县茶商谢正安（字静和）创办了茶行，致力于黄山茶的采制研究。谢正安亲自率人到当时的徽州漕溪考察，选择肥嫩的茶叶，改进工艺，以期制作出满足市场需求的新茶。位于黄山群峰中的漕溪，日照时间较短，土壤肥沃，加之雨量充沛，所以林间散落着很多茶园。生长在此地的茶树，每天都能沐浴云雾之雅，浸染野花青木之气，感群山之正气，得以充分汲取大自然之精华。找到了新茶原料，谢正安又将重点锁定在工艺上——通过一次次实验，最终找到了杀青的最佳温度，成功让新茶的茶香变得更加饱满浓郁。

新茶制成后，因其外形"白毫披身，芽尖似峰"，谢正安为其取名为"毛峰"，之后又在前面加上了产地名，自此，黄山毛峰便正式诞生了。黄山毛峰被运到上海后，因为特有的浓香和醇正的口感一炮而红，被英国商行销往欧美。后又销往我国东北和华北地区，闻名全国。

黄山毛峰因其色润、汤清、香高、味纯的特点而跻身名茶行列，和无数名人结下了不解之缘。

- **胡适与黄山毛峰**

中国现代思想家、文学家、哲学家胡适先生，一生爱茶，尤爱黄山毛峰。胡适先生出身于徽州的茶叶世家，到胡适这一代，家族有着150年经营茶叶的历史。自小耳濡目染，胡适对家乡的黄山毛峰有着异乎寻常的喜爱。

早在1916年，胡适先生留学美国期间，便因为“想念”黄山毛峰而写信给母亲。他在信中如此写道：“前寄之毛峰茶，儿饮而最喜之，至今饮他种茶，终不如此种之善。即常来往儿处之中国朋友，亦最喜此种茶，儿意烦吾母今年再寄三四斤来。”

- **陶行知与黄山毛峰**

著名教育家陶行知先生，徽州歙县人，即现在的黄山市歙县人。陶行知先生对家乡的黄山毛峰也赞誉有加，为了推广黄山毛峰，让更多人知晓，他还特意写了一首《毛峰茶诗》：“茶吞黄山云雾质，水吐漕溪草木香。来客若是玉川子，多喝一碗又何妨。”

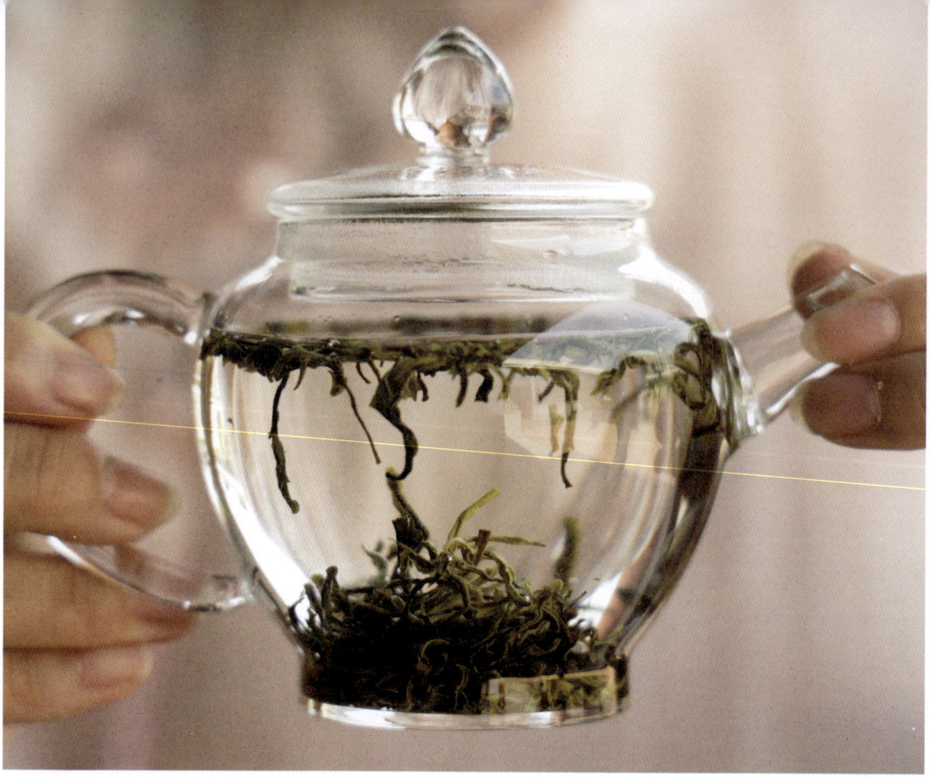

黄山毛峰工艺——杀青烘焙成佳酿，赢得一夜满堂香

自清代光绪年间谢裕大茶庄在传统云雾茶制作工艺的基础上创制出黄山毛峰制作工艺后，经过数代人持续不断地改进和完善，发展到现在，黄山毛峰的传统制作工艺已经变得更加科学、完美。

极品的黄山毛峰，通常以清明或谷雨前初萌的鲜嫩新芽作原料，制成后的茶叶便是我们常说的“明前茶”或“雨前茶”。这种采摘初萌茶芽制茶的方法，早在唐代便已出现。由于采摘下来的初萌嫩芽外形尖锐如枪，旁边还有如旗子般的小叶片衬托，所以人们给它起了一个形象十足的名字——“旗枪”，并一直沿用至今。

采摘下来的鲜叶想要变为色香味俱全的毛峰，首先要杀青。所谓“杀青”，就是通过蒸、炒等方式抑制酶活性并强化茶叶色、香、味的工艺，具体分为蒸青和炒青两种。传统制茶工艺通常会采用蒸青，即通过高温蒸汽的方式杀青，后经过人们的不断探索和改进，到了近代开始改为用铁锅炒茶杀青，即所谓的“炒青”。

炒青所用铁锅为直径50厘米左右的桶锅，锅温要先高后低，最初在

150℃，之后要逐渐降低，保持在130℃左右。每锅的投叶量根据茶叶的等级而定，特级黄山毛峰为200～250克，一级以下可以适当增加到500～700克。鲜茶下锅后，听到和炒芝麻类似的声响即为最佳温度，之后保持住这个温度即可。炒青时要单手翻炒，手法要轻柔，翻炒的频率要高，每分钟在50～60次；扬得要高，茶叶要离开灶台20厘米左右，落在锅里时要完全散开，再次捞起时要非常干净。等到茶叶表面失去光泽、芽叶上的青气消失、茶香满屋时，便可以出锅。

杀青会让鲜叶变得更干、更柔、更香，揉捻则可定型。通常而言，特级和一级黄山毛峰是不需要揉捻的，杀青结尾时在铁锅中适度抓揉几下即可。二级以下的黄山毛峰则需要进行揉捻，即用手指轻揉细捻，令杀青后变柔的毛茶卷紧成条状。揉捻可以让毛峰成品在冲泡时更易于浸出茶汤，另外，还能大大缩小茶叶的体积，便于之后的储藏和运输。

烘焙是黄山毛峰制作的最后一道工序，分为毛火和足火两个步骤。毛火用的是明炭火（不带火舌），火温先高后低，两锅杀青芽叶拼为一烘，茶叶要依次在烘顶温度为100℃、90℃、80℃、70℃的4个烘笼中烘10分钟、15分钟、20分钟、30分钟。其间，间隔两三分钟要翻动一次，下烘后要摊开摊晾15分钟，再进入下一个烘笼复烘。毛火之后，茶芽还要足火烘焙，即用碎炭暗火低温慢烘，每隔15分钟轻轻翻动一次，待茶叶颜色转为翠绿色、白毫显露且含水量降至6%左右时，离开烘笼摊晾即可。

从外形上看，成品黄山毛峰稍微有点卷曲，整体如雀舌，绿中泛黄，满身披毫，入杯冲泡后，汤清色润，香高味醇。

小贴士：黄山毛峰的鉴别方法

1. 外形。黄山毛峰的条索细扁，颜色翠绿中略带微黄。另外，黄山毛峰的尖芽紧紧地偎依在叶中，整体类似雀舌，很有辨识度。通常而言，黄山毛峰牙毫多者为上品，芽峰藏匿、芽毫较少的，则品质尚佳。

2. 香气。优质黄山毛峰干茶闻起来鲜爽清新，仔细辨别，气味类似兰花，又有板栗的清香。而质地较差的茶叶，气味的层次感上则差很多。

3. 汤色。高品质的黄山毛峰，冲泡3～5分钟后，倒出的茶汤清澈明亮，茶芽呈现浅绿或黄绿色，香气馥郁高长。质地较差的茶叶，茶汤则比较浑浊，香气也不浓郁。

4. 口感。高品质的黄山毛峰，茶汤鲜浓但并不苦涩，滋味甘爽，回味无穷。

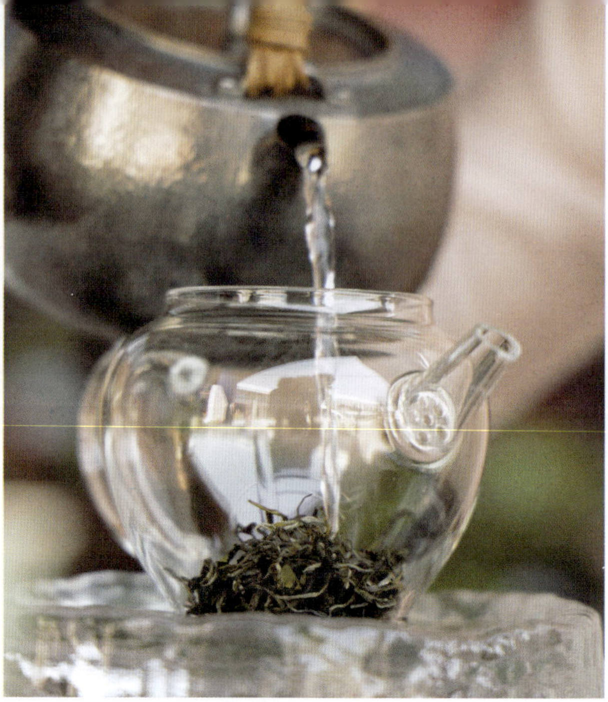

黄山毛峰最佳冲泡法

想要喝到一杯最醇正的黄山毛峰，正确的冲泡方法是必须掌握的，否则，乱冲乱泡，品质再好的毛峰，也泡不出色香味俱全的茶汤。

那么如何才能冲泡出一杯“汤色清澈茶烟袅，鲜醇甘美逸神情”的黄山毛峰呢?

控制茶和水的比例。茶的浓度刚刚好，冲泡出来的茶汤色香味才最佳。通常而言，黄山毛峰宜淡不宜浓，浓度淡一点，冲泡出来的茶汤在口感上依然鲜爽，但假如浓度过高，茶汤喝起来便会很厚重，甚至带有明显的苦味。因此，在冲泡黄山毛峰时，茶叶和水的比例以保持在 1 ∶ 80 为宜，换算成重量的话，也就是 1 克茶要放 80 克水，常用的青瓷杯（约 240 毫升）投入 3 克黄山毛峰即可，而经常使用的玻璃杯（约 160 毫升），投入 2 克为最佳。

选择最佳水温。不同的茶叶对水温的要求也不同，由于黄山毛峰比其他茶叶更鲜嫩，因此，为了使茶叶不被烫坏或出现闷泡导致茶汤变味，冲泡时水温要控制在 80 ～ 90℃。如此，冲泡出来的黄山毛峰茶汤才会更加明亮通透，香气才会更加纯正，喝起来才会更为甘醇。

掌握好闷泡时间。青瓷杯倒入热水后，闷泡 1 ～ 3 分钟即可倒出茶汤。假如闷泡时间太久，容易使茶叶中的咖啡因、茶多酚等物质大量浸出，不仅会

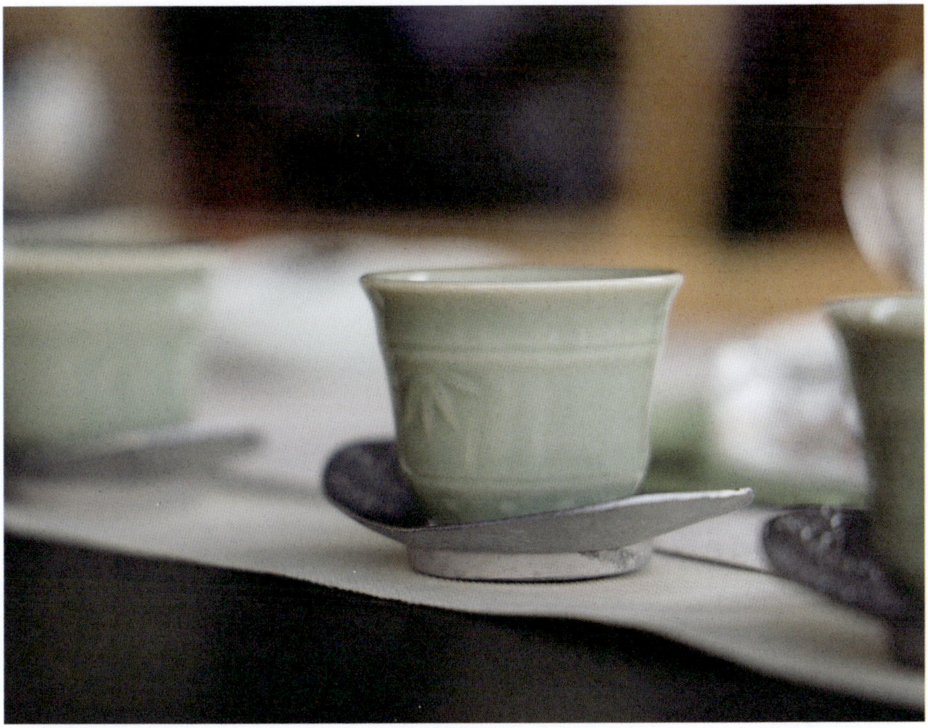

让茶汤口感下降，而且会对身体造成一定程度的伤害。

了解最佳冲泡次数。通常而言，黄山毛峰冲泡三四次后，茶汤滋味最佳。正所谓“头道水，二道茶，三道四道赶快爬”，说的便是头道冲泡出来的茶汤味道并不是最好的，第二道茶水滋味最为醇正，喝到三道四道就可以了。喝茶时，通常盖碗中的茶水剩余三成时再次冲入热水，如此方能维持茶水的最佳浓度和口感。

当然，选择的茶具不同，在冲泡黄山毛峰时，方式上也会有所差异。

透明的玻璃杯是较为适合冲泡黄山毛峰的器皿之一，除了能冲泡出口感醇正的茶汤外，还能让人观赏到茶叶在水中自由舒展、沉浮的姿态。

冲泡前，要先用沸水烫杯，然后将 2 ～ 5 克（根据玻璃杯大小灵活掌握）黄山毛峰投入杯中，倒入少许 85℃的热水，醒茶后倒出茶汤。之后再次注入少量 85℃的热水，直至淹没茶叶为止，浸泡 1 分钟后第三次注入热水至七八分满即可。

黄山毛峰的冲泡步骤

① 备茶；

② 干嗅茶香；

③ 投茶；

④ 泡茶；

⑤ 观赏叶底；

⑥ 分茶，品饮。

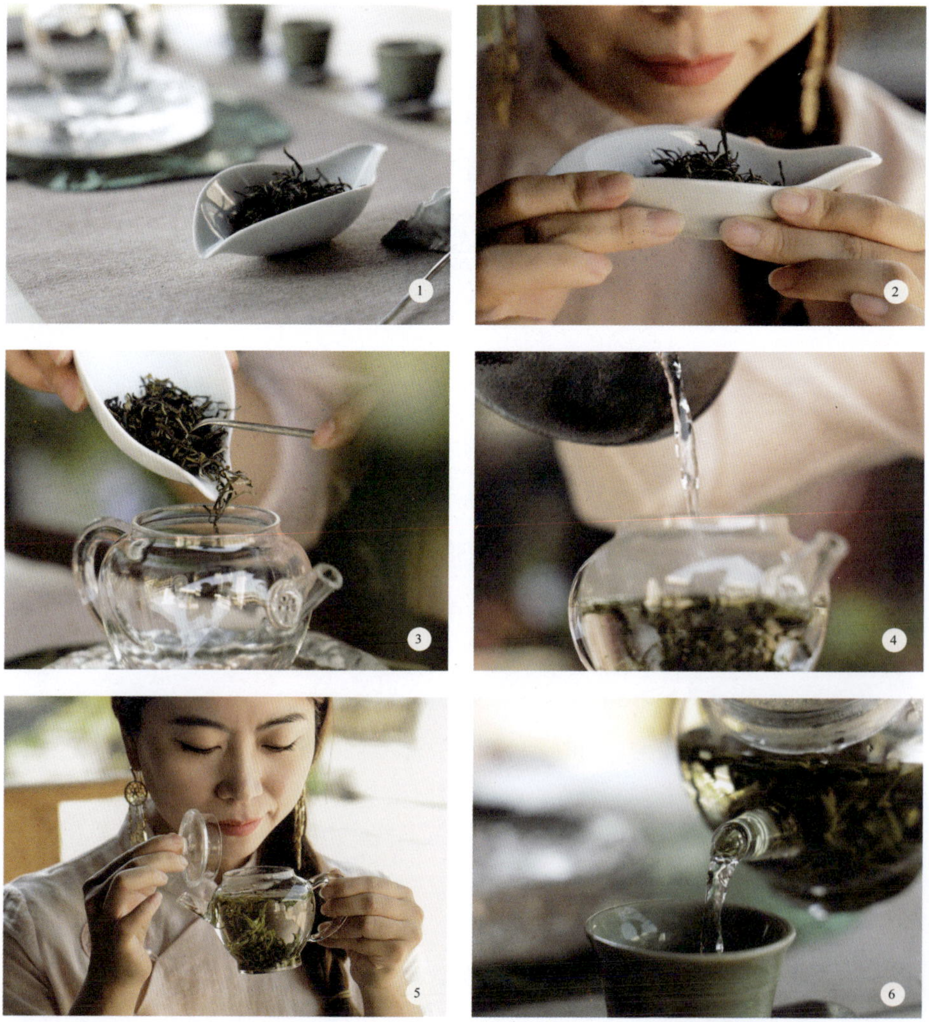

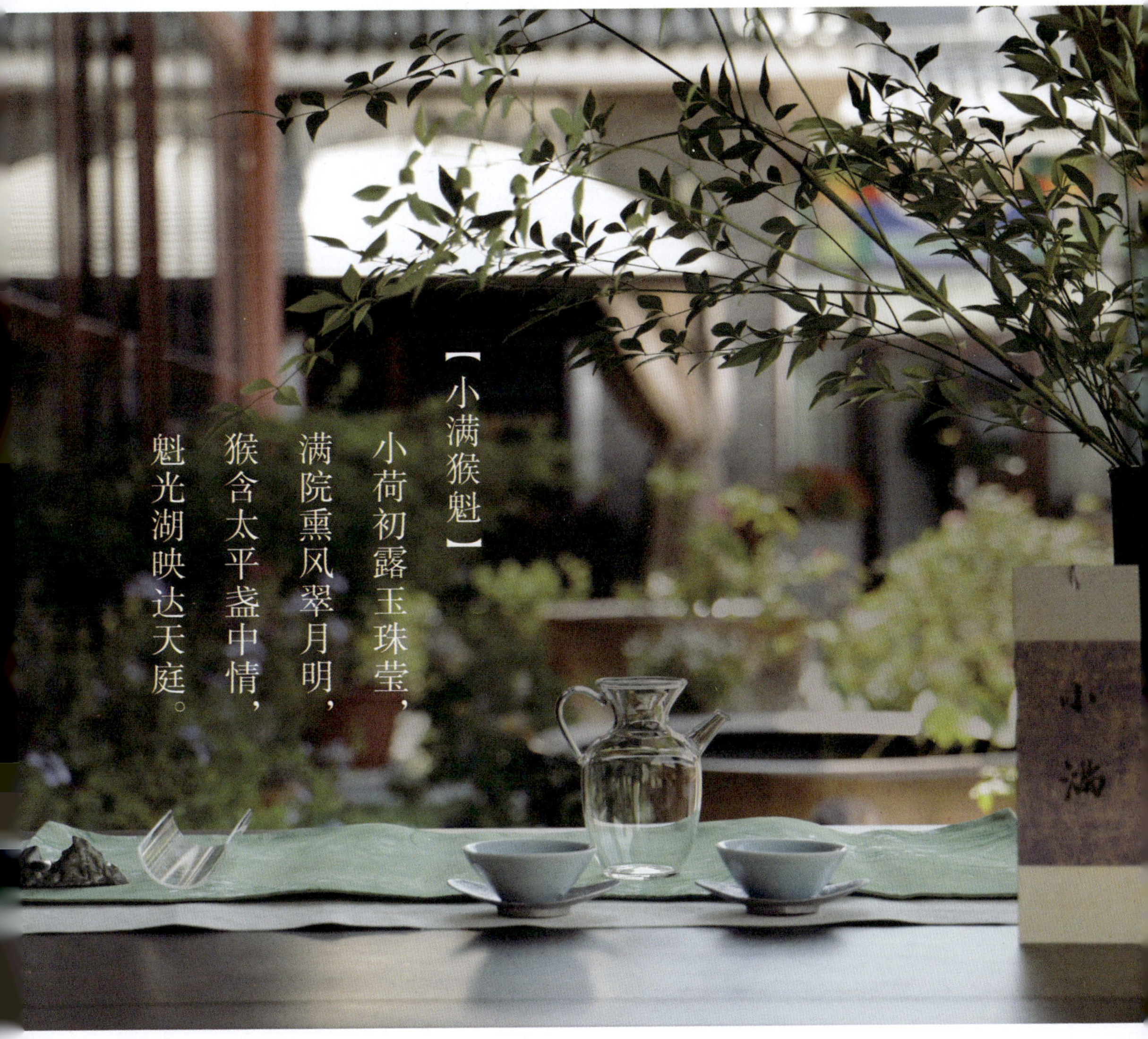
【小满猴魁】
小荷初露玉珠莹，
满院熏风翠月明，
猴含太平盏中情，
魁光湖映达天庭。
小满

小满

防寒忌生冷：太平猴魁调养心神

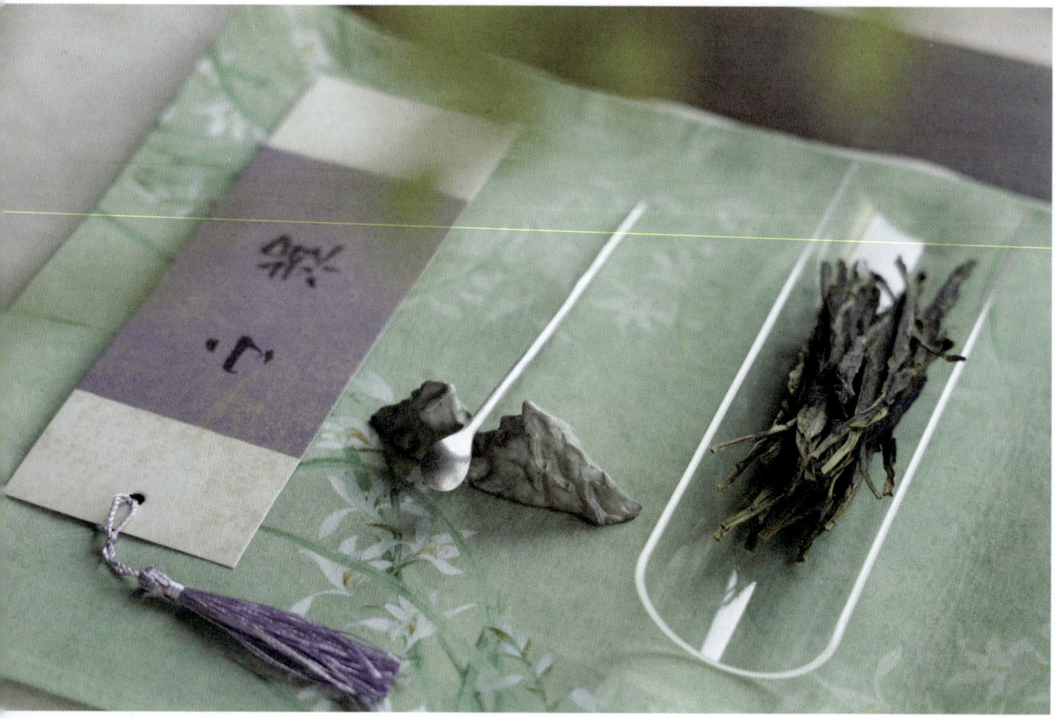

小满——
萍风起长林，一雨青绿深

小满是二十四节气中的第八个节气，也是夏天的第二个节气。在古代，“满”的意思是丰盛，因此“小满”便是“小得盈满”。成书于元代的古籍《月令七十二候集解》如此描述小满：“小满，四月中。小满者，物至于此小得盈满。”意思是到了四月中旬，我国北方的麦类作物的籽粒已经开始灌浆，逐渐饱满起来，一切都充满了希望。可见，古人对小满这一节气寄予了非常高的期望，给予了很积极的评价。

小满时节，我国北方和南方呈现出了迥异的风景。在北方地区，降雨相对较少，麦类作物已经开始灌浆，变得越来越饱满，但距完全成熟还有一段时间。而南方地区，来自海洋的暖湿气流则变得越来越活跃，在与北方南下的冷空气交汇后，形成了一个又一个降雨区，使得江河湖泊的水位逐渐上涨。但是，不管是农作物的饱满，还是江河湖泊的充盈，都和小满的“充盈”相对应，堪称实至名归。

古人将小满分为三候：一候苦菜秀；二候靡草死；三候麦秋至。随着小满时节的到来，田野中处处可见苦菜的身影，随着日照时间越来越长，一些喜阴的草类开始枯萎，但北方的麦穗却长势繁茂，让人们越来越期待丰收的景象。一切景象都预示着未来的美好，为了让这种美好继续发展下去，便有了祭祀蚕神、拜祭水车之神的习俗。

小满前后，随着气温的快速升高，人体内的阳气也会“水涨船高”，再加上生活节奏越来越快，日常饮食不规律，时间一久，外热和内热叠加，极易引发心火，导致一系列的热病。比如，有的人失眠，整夜睡不着；有的人精神紧张，口舌生疮等。另外，小满时节，随着我国南方地区降水增多，人体内的湿气也会随之增加，假如调理不当，便很容易滋生湿邪，诱发腹泻、小便不利等病症。

而茶中精品太平猴魁，则是小满时节茶人调养心神的最佳选择。太平猴魁中含有的茶多酚、维生素、咖啡因、茶碱等物质，可强健心脏，促进血液循环；可缓解支气管痉挛，缓解咳嗽；可活血化瘀，预防动脉粥样硬化。

更神奇的是，太平猴魁中含有的茶多酚能够有效灭杀细菌，因此平时多喝太平猴魁，可以辅助治疗肠炎、痢疾、伤寒等疾病。另外，太平猴魁还具有较强的解乏提神功效，所含的咖啡因能够刺激人体的中枢神经，继而快速消除气温上升所带来的烦闷和疲劳感，让人更清爽，更有精神。

小满时节，心烦气躁之时，不妨和太平猴魁来场浪漫的约会，看田野生机勃勃，听雨赏花纷飞。

小贴士：小满茶俗

小满时节，我国南方很多地区都有喝茶的习俗，人们认为在这一天喝茶，人生才可无病无灾，得大圆满。南方地区小满前后雨量充沛，人体容易为湿邪所侵，而茶不仅能提神醒脑，还能促进新陈代谢，有利尿的作用，帮助人体排出一部分湿气。

太平猴魁历史——风流独揽春秋意，馥郁长凝御苑庄

作为中国十大名茶之一的太平猴魁，主要产地为现在的安徽省黄山市黄山区（原名太平县），因为太平猴魁中有个“猴”字，所以在当地人口口相传的故事中，这种名茶便和猴子结下了奇缘。

相传古时候一位山民进山采茶，走进一条深谷时，忽然闻到一阵奇香。他连忙抬头四处张望，寻找这股奇香的来源，最终发现了生长在悬崖峭壁上的几棵老茶树。山民大喜，认定茶树必为极品，奈何悬崖陡峭，他试了多次，始终无法采摘。后来这位山民突发奇想，开始训练猴子，让它们攀爬悬崖峭壁采茶。于是，这种猴子采摘的茶中珍品，便得名“猴魁”。

其实，太平猴魁的得名并非因为猴子，而是和产地及创始人有着直接关系。太平猴魁产于安徽省黄山市黄山区（原太平县）新明乡的猴坑、凤凰尖一带的高山茶园。《太平县志》记载：“（凤凰尖一带）地逼仄或壁立，不能立足，上下如猿猱。”因此，人们便将散落于此的山间村落称为“猴坑”。

太平猴魁的采制历史悠久，茶圣陆羽在其所著的《茶经》中便记载道：“太平县生上睦、临睦，与黄州同。”意思是太平县上睦、临睦出产的茶叶和黄州的类似。清朝咸丰年间，郑守庆不断向有经验的茶农取经，细心管理，不断改进种植和生产工艺，最终制成了扁平挺直、鲜爽味醇的“太平尖茶”。

清朝光绪年间，太平人陆续在武汉、扬州、南京等城市开设茶馆、茶店，向当地人销售太平尖茶。一时间，这种喝起来鲜爽并伴有淡淡兰花味道的茶叶深受茶人喜爱，迅速成为沿江地区的抢手货，盛极一时。猴坑茶农王魁成受此启发，认为与其在成茶后挑选，不如在采摘鲜叶时就精挑细选，便在自家茶园试行分期采、分批制，专门采摘壮而嫩的一芽二叶，精制成“王老二魁尖”。王魁成制成的茶叶，形似兰花，色香味俱佳，品质冠于当时所有尖茶。由于这种茶叶产自太平县猴坑，创始人名字为“魁成”，因此得名“太平猴魁”。

1915 年，在太平商会的推荐下，方南山携带太平猴魁，不远万里奔赴美国，参加在旧金山举办的巴拿马太平洋万国博览会。太平猴魁不负众望，以其独特的香味和口感惊艳四方，获得了一等金质奖章。

新中国成立后，太平猴魁被评为全国十大名茶之一。

自诞生以来，太平猴魁便因独特的口感、香气和营养价值，成为众多名人的最爱。

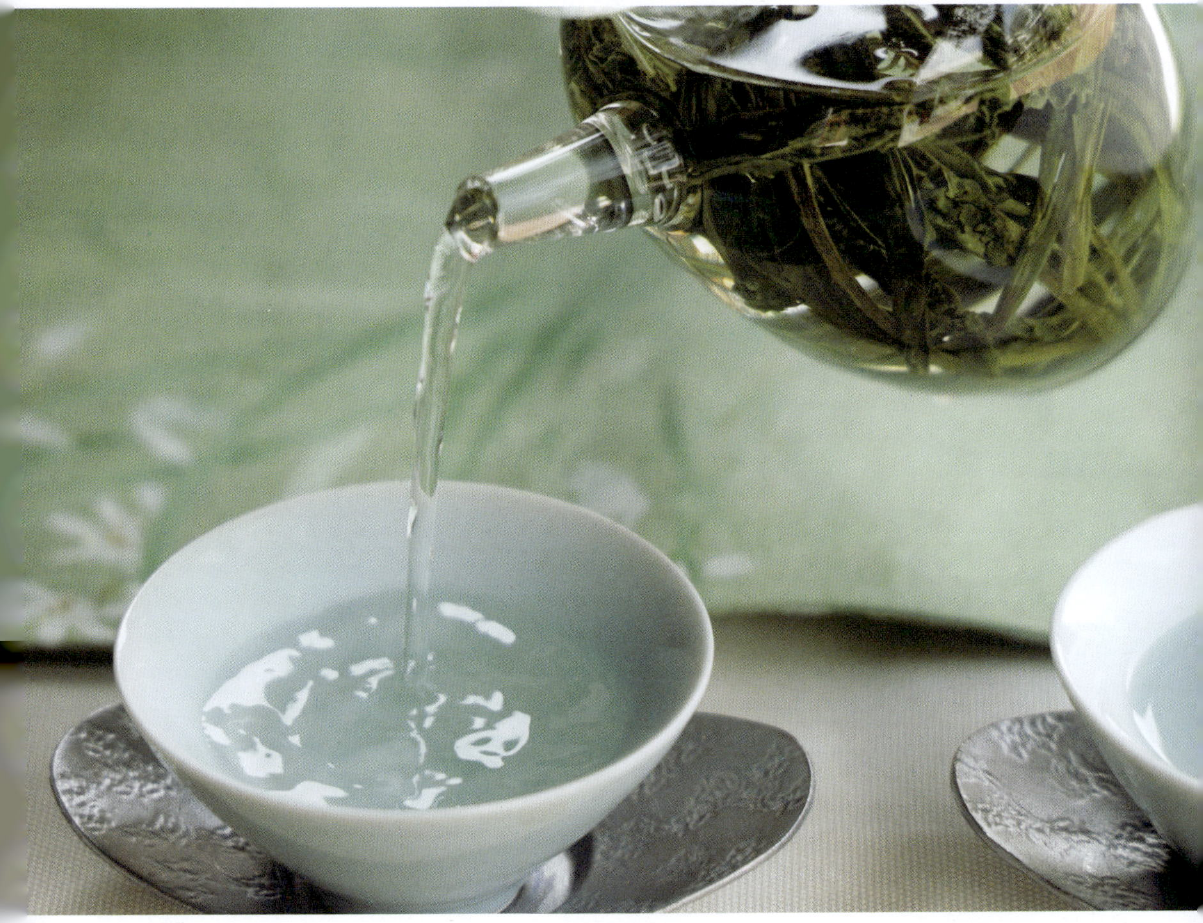

太平猴魁工艺——三烘炼出醉人香

太平猴魁的每一片茶叶都呈现出扁平挺直的姿态，不散、不翘、不曲，用“刀枪云集，龙飞凤舞”来形容再贴切不过。投入杯中冲泡，芽叶仿佛兰花，或悬于水中，或沉于杯底，姿态优美迷人。沸水冲泡，闻之如深谷之兰，品之幽而不洌，令人身心俱爽。

如此珍品，是如何制成的呢？太平猴魁从鲜叶到成茶，要经过杀青、毛烘、足烘和复焙四道工序。

杀青。杀青所用桶锅直径为 70 厘米，内壁需光滑、清洁。杀青前，要先点燃木材明火加热，待锅温达到 110℃左右时，将采摘下来的鲜叶投入，每锅的投叶量差不多在 75 ~ 100 克。为确保杀青品质，翻炒时有明确的动作标准，即带得轻、捞得净、抖得开。其间，要适度理条塑形，以确保所得杀青叶毫尖完整、自然挺直。

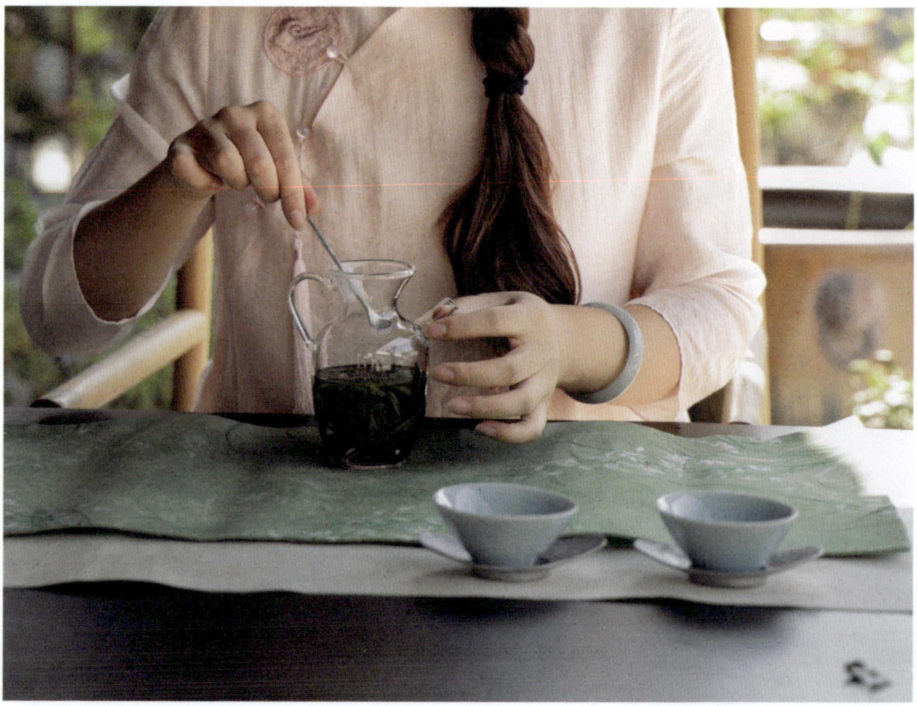

毛烘。杀青叶初步散热后，便可进行毛烘。毛烘时，一口杀青锅需要配备四只烘笼，火温随着烘笼的高度逐次降为 100℃、90℃、80℃、70℃。先将杀青叶摊放于烘顶，之后用双手轻轻拍打烘顶，以确保茶叶得以更加均匀地摊放。达到适当火候后，将茶芽翻到第二烘，摊放均匀后，用手轻轻地按压茶叶，令其平伏抱芽，外形变得更加挺直，持续两分钟左右即可。第三烘时温度会略有降低，但仍需在烘干时用手按压。第四烘时，茶叶已经变得干而脆，所以不需再用手按压，等到茶叶七成干时即可下烘进行摊晾。

足烘。毛烘后的茶叶再次放入烘笼，每次 250 克左右，火温控制在 70℃左右。为了更好地固定茶叶的形状，在烘干的同时需要用棉质的软垫轻轻按压。经过 5 ～ 6 次翻烘后，茶叶九成干后即可下烘。

复烘。复烘又称为“打老火”，投叶量为 1900 克（足烘后的茶叶），火温保持在 60℃左右，边烘边翻，切忌按压，否则很容易将茶压碎。其间，每隔 4 ～ 5 分钟翻烘一次，4 ～ 5 次后茶叶含水量降低到 5% 左右时即可下烘。

小贴士：太平猴魁装筒增香

复烘好的太平猴魁需要趁热装筒，为了提升其香气，筒内需垫上传统的箬叶，谚语“茶是草，箬是宝”便是此意。等到筒内茶叶完全冷却后，要立即为筒盖上盖子并密封。存储时，要置于阴凉、无异味的环境中，不要直接放于地上或墙角，最好放在储物架上。

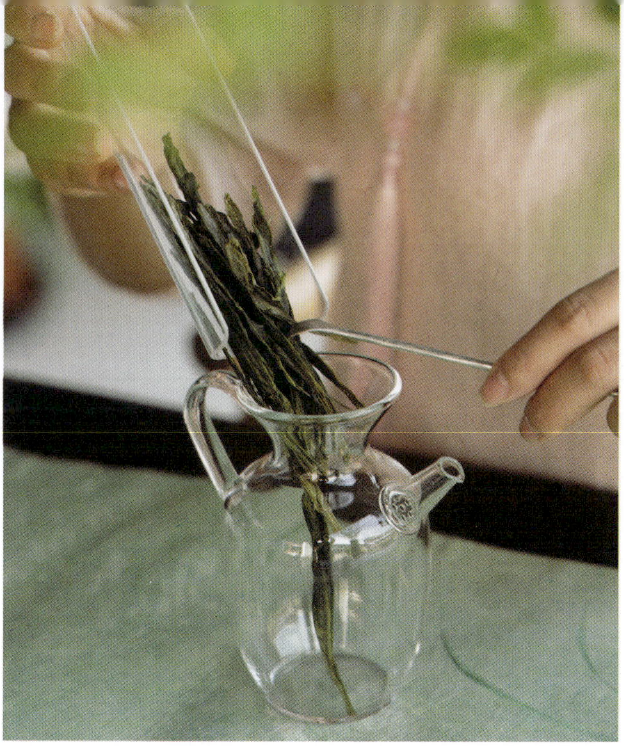

太平猴魁最佳冲泡法

和其他绿茶品类相比，太平猴魁冲泡后茶汤更为回甘爽口，即使放入的茶叶过量，也不会出现苦涩的口感。

想要喝到口感醇正的太平猴魁，几步便可搞定。

温杯。在冲泡之前，需要先用沸水烫洗一遍茶具，一方面可杀菌，确保茶具干净卫生；另一方面还能提升其温度，激发干茶香味。

投茶闻香。投入适量的太平猴魁（投入量根据个人口味而定，茶水比例以1 ∶ 50为宜）后，轻轻摇晃。此时，低头细闻，有淡淡茶香入肺，清爽提神。

注水。将90℃的热水倒入茶具中，至一半时停止，等到太平猴魁完全浸入水中并慢慢舒展开后，再次注入热水至七分满即可。

冲泡太平猴魁时，为了获得最佳口感，需要根据茶叶的品质选择相应的茶具。

质量上乘的太平猴魁，芽叶鲜嫩，最忌闷泡，否则冲泡出来的茶汤便会变浑变苦。玻璃壶一方面无盖，另一方面壶壁散热性非常好，所以最适合用来冲泡质量上乘的太平猴魁。另外，透明的玻璃壶还便于欣赏太平猴魁在水中翩翩起舞的姿态，可带来极致的视觉享受。

太平猴魁的冲泡步骤

① 备茶；
② 赏茶；
③ 投茶；
④ 泡茶；
⑤ 摇香；
⑥ 闻香；
⑦ 分茶，品饮。

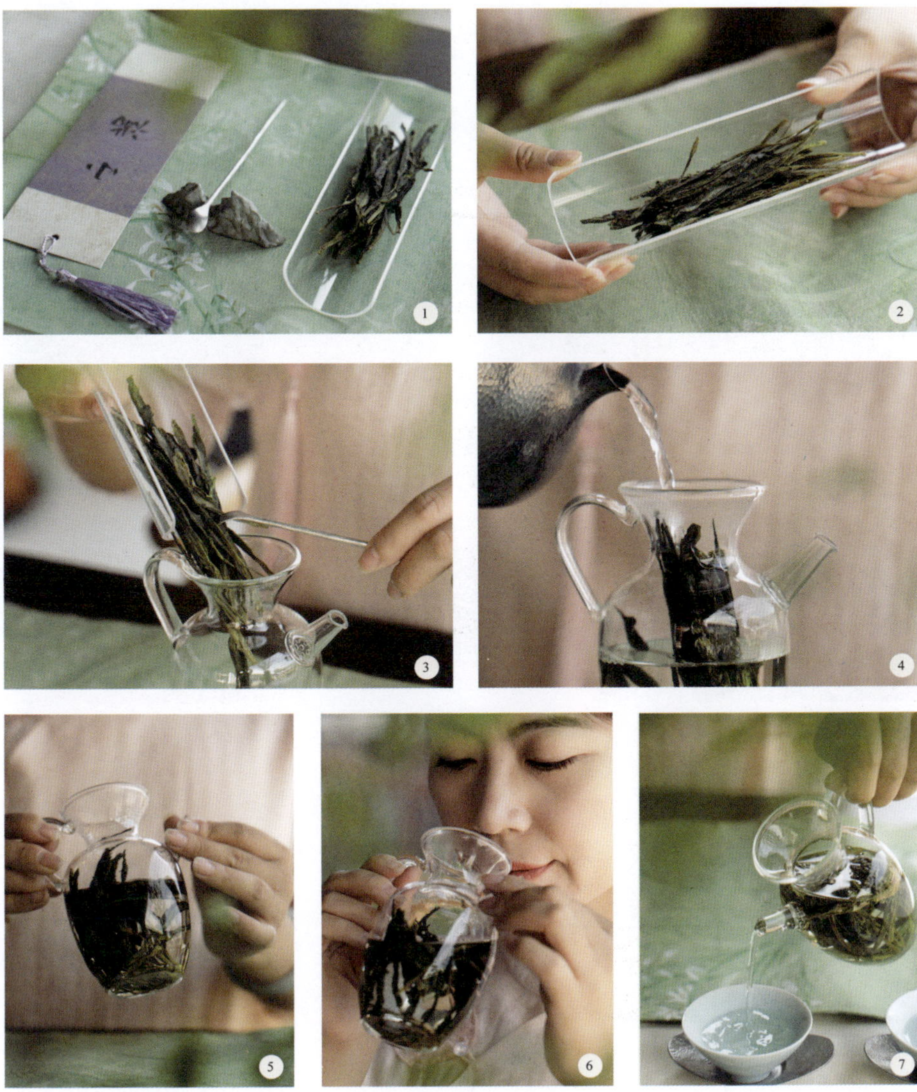

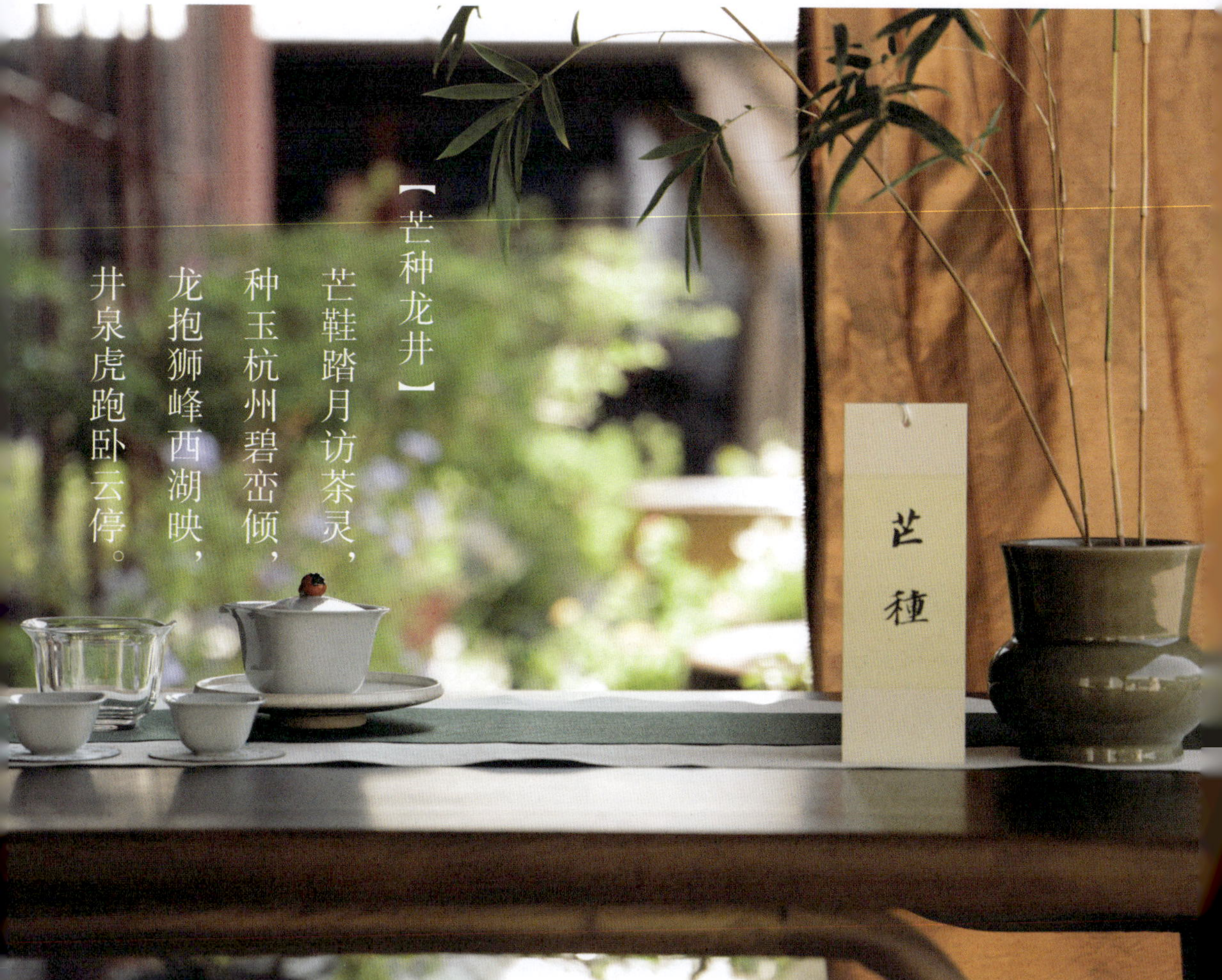
【芒种龙井】
芒鞋踏月访茶灵，
种玉杭州碧峦倾，
龙抱狮峰西湖映，
井泉虎跑卧云停。
芒
種

芒种

闷热易上火：西湖龙井茶退火气，调养脏腑

芒种——
香风十里嘘长夏，万簇红云酿火齐

芒种是二十四节气中的第九个节气，也是夏季的第三个节气。我国古代将芒种分为三候：一候螳螂生，二候䴗始鸣，三候反舌无声。

芒种中的“芒”，最初的意思是种子外壳上或者草木枝丫上的细刺。另外，“芒”本身还有“生命萌动、蓬勃生长”的意思。古籍《白虎通义》中记载道：“其神勾芒……物之始生，其精青龙，德之至也。芒之为言萌也。”根据古代五行理论，木神句芒（又作勾芒）对应东方、青色，于是“芒”便有了草木萌发之义。而“种”在古代有两种意思：一为“植物的种子”，二为“播种”。长出了果实，上面生出了细刺；另一种解释则是每年这一时节，人们开始种植谷物。

因此，“芒种”在古人眼中的含义是“有芒之谷类作物可种，过此即失效”，意思是芒种时节气温显著升高，雨量充沛，非常适合种植晚稻等谷类农作物，假如过了这个时间点再种植，那么成活率便会大大降低。

可见，芒种是我国古代农耕文化的结晶，是稻类农作物种植的节点。在以稻为主的南方地区，芒种意味着“插秧”；而在以小麦为主的北方地区，芒种的到来则意味着收获。田野中的小麦成熟了。不管是插秧还是收麦，都意味着田野中最忙碌的时节到来了。

芒种时节，随着气温越来越高，人体也开始“升温”，调理不当极容易出现“上火”的症状——烈日炎炎，滋生外火；人体阳盛而阴衰，滋生内火——各种热能相互影响，最终导致人体代谢失调，有毒物质不能排出。比如，有些人一到芒种，口舌便会生疮；有些人工作时会出现头晕头痛等症状，做什么都没精神；有些人则食欲缺乏，不管面对什么美食都吃不了几口；有些人则牙龈肿胀，喉咙肿痛……

因此，芒种养生也要注意外养和内养。因为这个时节昼长夜短，所以我们需要早睡以保证充足的睡眠。另外，芒种时节天气变化较大，要注意增减衣服，否则外部的湿邪之气很容易侵入体内。当然，强壮的身体是抵抗一切疾病的基础，芒种时节养生的重点是加强锻炼，增强体质，调养精神，让自己始终处于轻松愉悦的状态。

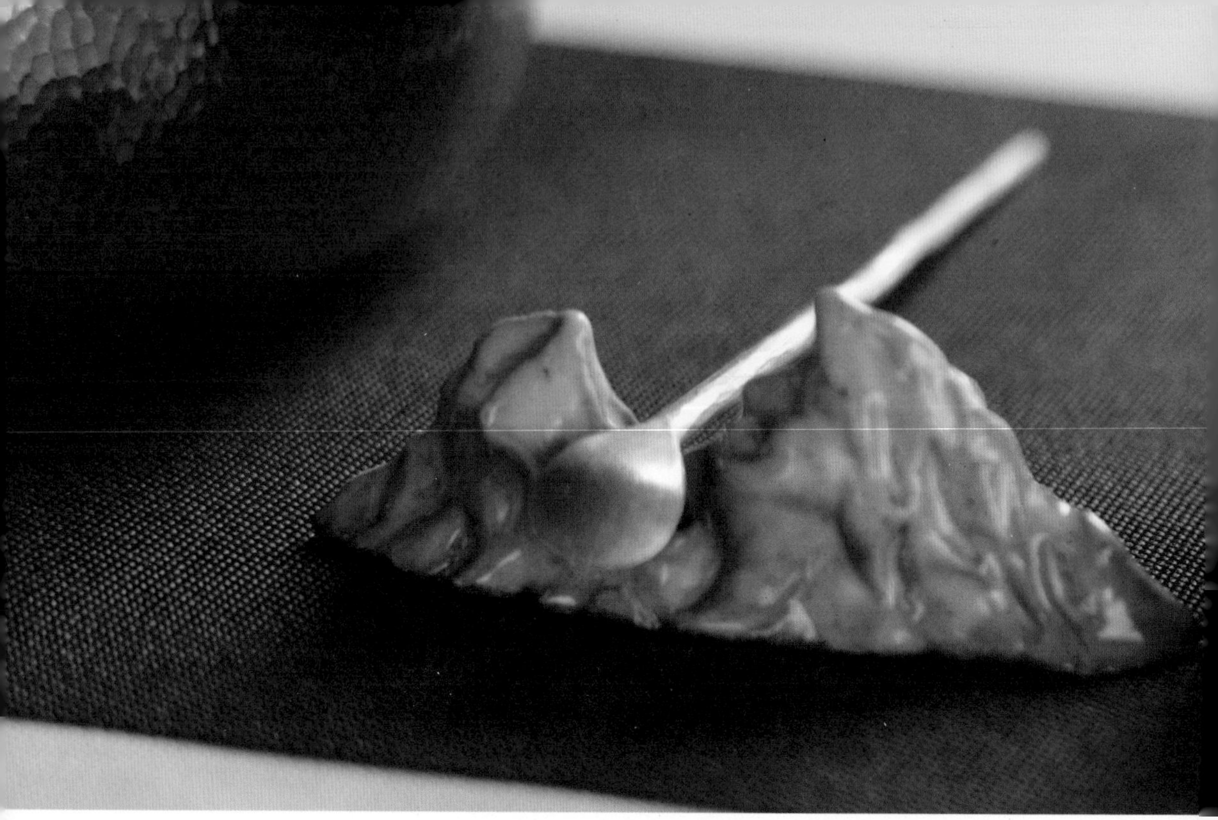

西湖龙井则是芒种内养之首选。素有“绿茶皇后”之称的西湖龙井，是未经发酵制成的寒性茶，具有非常显著的清热和利尿功效，正好浇灭体内因天气炎热而滋生的心火。除了可以清火和利尿之外，西湖龙井还因含有丰富的维生素、茶多酚、胡萝卜素等物质，可以有效延缓血管老化，预防高血压、高血脂等心脑血管疾病。西湖龙井所含的儿茶素能提高超氧化物歧化酶的活性，继而预防人体脂肪酸的过氧化，清除自由基，让人的皮肤变得更有光泽，延缓人体老化过程。

小贴士：芒种茶俗

1. 芒种喝茶纳福。在我国江西一带，有芒种喝茶纳福的习俗。人们认为芒种时节喝茶可以一整个夏天都不犯困，不管是生活还是工作，都会精神十足。

2. 以茶送花神。在我国很多地区都流传着芒种时节送花神的习俗，这个时候百花已经开始凋零，所以人们会在芒种日举行祭祀花神的仪式，送其归位。祭祀时，人们会设案供茶和其他物品，表达对花神的感激之情，期盼来年再次相会。

西湖龙井历史——
欲把西湖比西子，从来佳茗似佳人

西湖龙井是中国十大名茶之一，产自浙江省杭州市西湖龙井村周边的群山，自古便因为香气鲜嫩清高、滋味鲜爽甘醇而备受茶人喜爱。大文豪苏东坡的“欲把西湖比西子”和“从来佳茗似佳人”两句诗，更是令西湖龙井名传天下。

西湖龙井茶的历史可以用“久远”二字概括——茶圣陆羽在《茶经》一书中就记述了杭州灵隐、天竺两座寺庙产有茗茶。著名大诗人白居易在任杭州刺史时曾渡湖上山，和高僧品茗论道，为西湖留下了一段佳话。

到了宋代，杭州天竺僧人所制的“香林茶”和“白云茶”因品质优异已经成为朝廷贡茶，吸引众多文人墨客前往品鉴。大文豪苏东坡在品尝了白云茶之后，留下了“白云峰下两枪新，腻绿长鲜谷雨春”的千古名句。

元代茶人虞集（字伯生）第一次将“龙井”和当地所产之茶联系在了一起，在其所著的《次韵邓善之游山中》一诗中如此写道：“徘徊龙井上，云气起晴昼。……澄公爱客至，取水挹幽窦。坐我檐卜中，余香不闻嗅。但见瓢中清，翠影落群岫。烹煎黄金芽，不取谷雨后。同来二三子，三咽不忍嗽。”自此以后，开始有了“龙井茶”这一称呼。

明代，随着西湖龙井茶产量的提升，逐渐从寺院走入富贵之家，成为上层社会品茗之首选。成书于乾隆年间的《龙井见闻录》一书记载道：“杭郡诸茶，总不及龙井之产，而雨前细芽，取其一旗一枪，尤为珍品，第所产不多，宜其矜贵也。”这一时期，西湖龙井茶之名已经家喻户晓，成为众多文人墨客品茗论道时茶碗中的“常客”。

到了清代，西湖龙井茶的发展进入全盛时期。据说乾隆六次下江南，有四次都兴致勃勃地来到西湖龙井茶区观看茶叶的采制过程，甚至亲自采摘茶芽。有一次，乾隆正在采摘茶叶，突然收到太后生病的消息，着急赶回京城探病的乾隆便将采摘下来的茶芽随手装进了衣袖中。回京后，乾隆才知道太后是因为山珍海味吃得太多而上火，导致胃部不适、双眼红肿。探访太后之后，乾隆忽然闻到一股异香，才想起袖中的西湖龙井，拿出来时已经成为干茶。于是乾隆便命人将泡好的茶送给太后“解腻”，太后喝了后病症减轻，身体慢慢恢复了

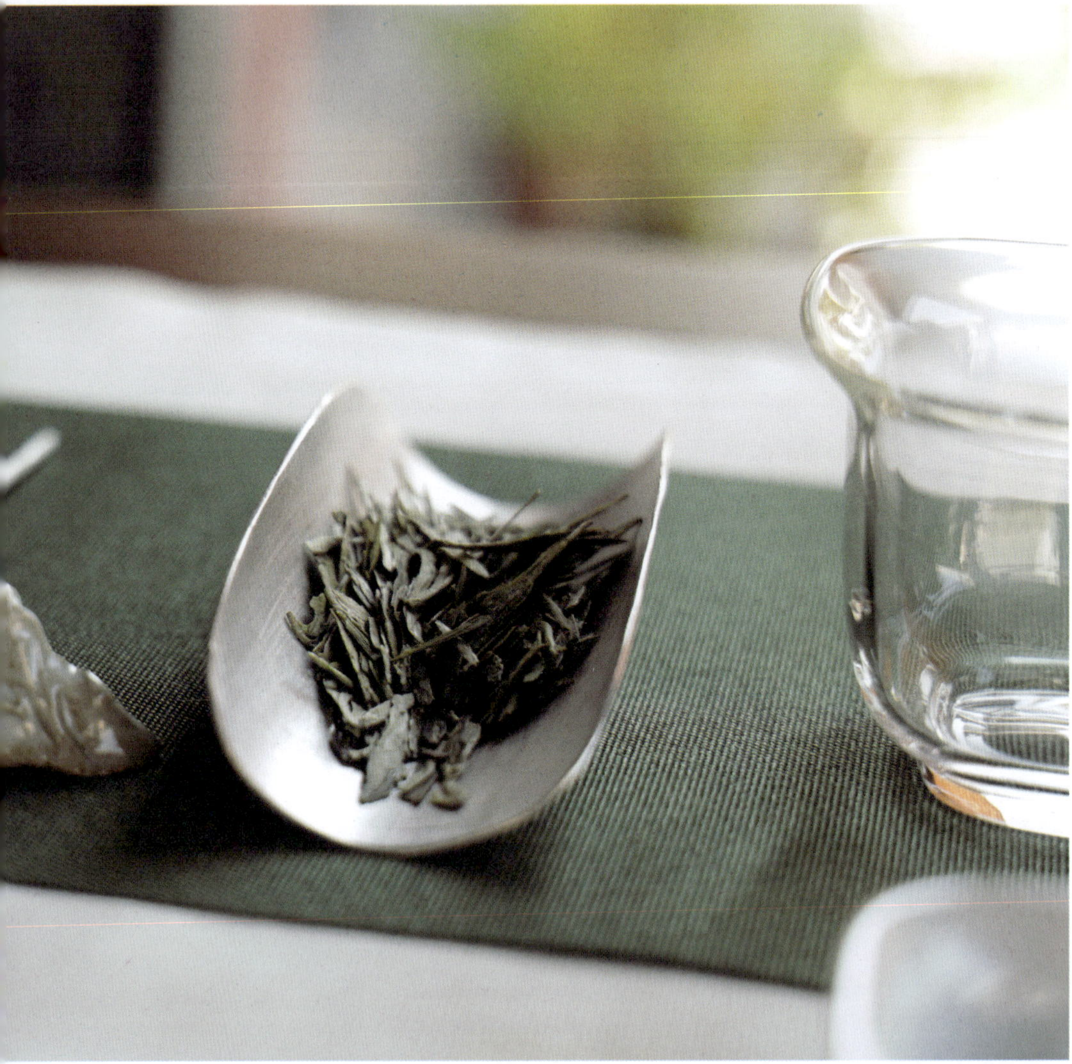

健康。乾隆龙颜大悦，便下诏封杭州狮峰山上的十八棵茶树所产的茶为“御茶”，专门进贡给太后。从此，西湖龙井名传天下，前往寻茶之人络绎不绝。

新中国成立之后，在国家的积极扶持下，西湖龙井在种植技术和工艺上都有了巨大的进步，被列为国家外交礼品茶，成为国家对外交往中的一张靓丽的名片。

西湖龙井工艺——青锅塑青骨，辉锅赋绝香

西湖龙井工艺的创制和清朝雍正年间的李卫有着密切关系，其从云南布政使升迁为浙江巡抚后，为了报答雍正皇帝的知遇之恩，便让当时小有名气的翁隆盛茶号创制一款新茶献给雍正皇帝。经过不断试制，翁隆盛茶号借鉴大方茶工艺，最终创制出了“色翠、香郁、味甘、形美”的西湖龙井。

为了确保西湖龙井茶的品质，从采摘开始就有非常严格的要求，即“一早二嫩三勤”。所谓“早”是指采摘时间要早，正所谓“茶叶是个时辰草，早采三天是个宝，迟采三天变成草”。“嫩”则要求茶芽要鲜嫩，只采一个嫩芽的称为莲心，采一芽一叶的称为旗枪，采一芽二叶初展的称为雀舌。“勤”则是指西湖龙井茶的采摘次数多，为了确保茶芽是在最鲜嫩时被采摘下来，春茶前期会天天采摘或者隔天采摘一次，中后期则会几天采摘一次。

为了减少青茶中的青草味道，减涩增香，确保其在之后的炒制过程中不出现结团的情况，采摘下来的鲜叶需要进行摊晾，摊放于竹筛上，避免阳光直射，8～9 小时即可。

摊晾后的鲜叶会进行炒制，通过青锅、回潮、辉锅三个阶段，在降低茶叶含水量的同时，对其进行定型增香。

青锅是将摊晾后的鲜叶放入桶锅中初步炒干和定型的过程，目的在于通过高温“杀死”鲜叶中的活性酶，切断氧化过程，保住其所含有的春天极致的鲜味。开始时，首先要将桶锅加热到 100～120℃，然后在锅内涂抹适量的炒茶专用油，投入鲜叶后以专业的手法不断翻动蒸发水分，使茶叶初步定型。青锅的难点在于平衡——过了，茶叶就保不住鲜绿色；不及，茶叶则会青气太重，成茶冲泡出来的茶汤口感就会差很多。

回潮是将青锅后的茶叶平摊于竹筛上晾凉的过程，时间大约要 1 小时。等到茶叶温度降至常温后，将其倒入筛子中，筛去碎片、碎末。

回潮之后则是辉锅，将回潮后的茶叶放入锅中进一步炒干，使其所含水分低于 5%，并通过不同的专业炒茶手法进一步定型，最终赋予西湖龙井茶一种扁平光滑的形态美。

为了赋予西湖龙井更浓郁的香味和独特的形态美，传统的炒制过程中会用

到抛、抖、搭、甩、抓、推、扣、压和磨等专业手法。“抛”是将茶叶抛起的手法，目的是让茶中的水分更快地蒸发掉，使茶叶变得更加蓬松；“抖”是为了塑形，让茶叶的叶和芽包在一起，在锁住茶叶香味的同时，使得冲泡时一芽一叶的形状更完整、更立体；“压”则是用手掌挤压茶叶的动作，目的是让其变得扁平，表面更为光滑……

可见，从嫩芽鲜叶到我们杯中鲜爽醉人的茶汤，这个过程浓缩了茶人无数次的探索，蕴含了中国传统茶文化的厚重和鲜活。

小贴士：西湖龙井的鉴别方法

1. 看形辨色。质量上乘的西湖龙井茶外形扁平光滑，色泽翠绿鲜活；相反，外形看起来比较粗糙松散、筋脉俱显、色泽枯黄的，质量相对较低。

2. 闻气味。优质的西湖龙井茶香味比较浓郁，有一种特有的“豆花香”。而假西湖龙井的香味则比较清淡，且并非“豆花香”。

3. 品味。真西湖龙井冲泡出来的茶汤醇厚香甜，有一种非常奇特的“滑溜溜”的质感。咽下后，喉咙会留有清雅的甜味。而假西湖龙井冲泡后不仅香味比较淡，而且喝起来香甜感也不足。

4. 看叶底。叶底是冲泡后的茶渣，质量上乘的西湖龙井芽叶成朵，个头大小均匀整齐，颜色嫩绿明亮，而质量较差的叶底看起来则比较暗淡、粗老。

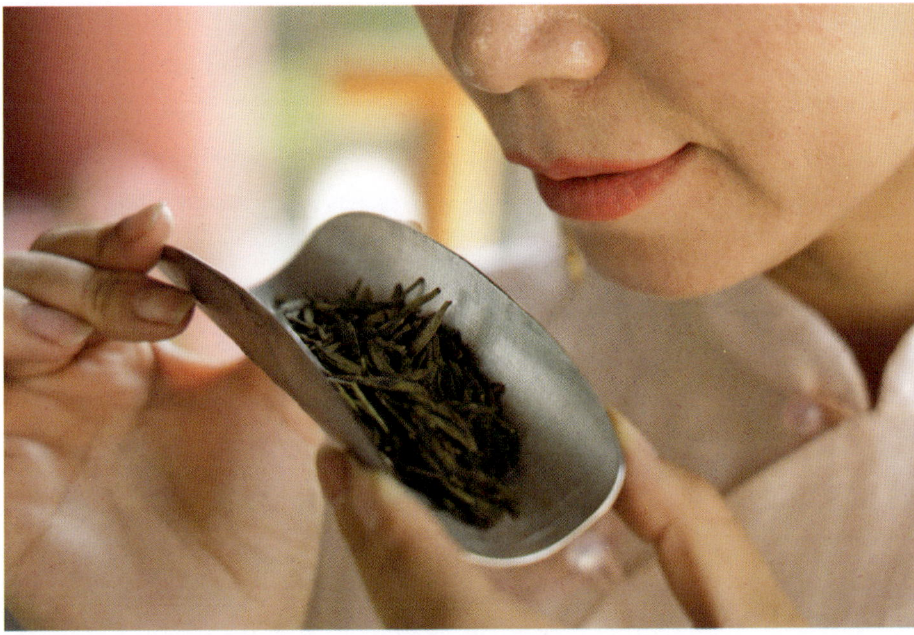

三个“讲究”喝到最佳西湖龙井

正所谓“院外风荷西子笑，明前龙井女儿红”，芒种时节，呼朋唤友来相聚，举杯共品西湖龙井茶，实在是人生中最惬意的事情。但是，想要喝到“色翠、形美、香郁、味醇”的西湖龙井，并非随便找个杯子抓点茶叶便可以实现的。

好事多磨，饮茶亦是如此，想要冲泡出口感醇正的西湖龙井，要做好三个讲究才可。

器皿要讲究。作为“绿茶皇后”的西湖龙井，芽叶非常细嫩，透明、传热快、不透气的玻璃杯是最佳的冲泡茶具。一方面，使用玻璃杯冲泡西湖龙井茶时，能够欣赏到杯中轻雾缥缈、茶叶在水中上下浮动、逐渐伸展的情景，堪称视觉上的极致享受；另一方面，玻璃杯具有非常好的散热性，因此在冲泡时不容易闷黄细嫩的龙井茶，能确保茶叶始终色翠，茶汤香气醇正，口感鲜爽宜人。

需要注意的是，冲泡西湖龙井时，除了玻璃杯外，还可以使用白瓷盖碗，但尽量不要选择塑料杯。一方面，塑料杯和西湖龙井在气质上并不搭配，待客时显得不够尊重；另一方面，塑料杯在高温环境中会散发一定的异味，严重影响西湖龙井的口感。

水质和水温要讲究。正所谓“好茶配好水”，想要喝到甘醇鲜爽的西湖龙井，除了茶要好之外，水也要选对。冲泡西湖龙井首选山泉水，冲泡出来的茶汤能散发出沁人心脾的幽香，喝起来口感最为醇正。但是对于生活在都市中的茶人而言，山泉水虽好，但却非常稀有，这种情况下，我们可以用纯净水代替山泉水，冲泡出来的茶汤也能确保原汁原味。

水温方面，由于西湖龙井茶非常细嫩，因此使用 100℃的沸水冲泡的话，极易将其“闷熟”，继而导致茶汤变苦，影响口感。因此，冲泡西湖龙井的水烧开后要放凉一下，待水温下降到 90 ～ 95℃时再倒入玻璃杯中，因为这个温度的水既可以充分释放茶叶所含的香气和有益物质，又不至于闷坏茶叶。

泡法要讲究。要想泡出一杯好的西湖龙井，正确的冲泡方法也是非常重要的。通常而言，我们茶人会根据茶叶嫩度的不同，选择相应的冲泡方法。

嫩度较高的西湖龙井适合上投法。先在玻璃杯中注入七分满的热水，然后投入 3 克西湖龙井茶叶。茶叶吸水后会一片接着一片下沉，在这个过程中，茶汤的颜色也会逐渐变化，等到其变成明绿色后便可享受那份独有的鲜爽了。

大多数西湖龙井都适合用中投法冲泡。以玻璃杯七分满为标准，先在杯子中倒入三分之一的热水，然后投入 3 克西湖龙井茶叶，等到茶叶吸收水分舒展开后，再注入热水至七分满即可。

嫩度不高的西湖龙井茶则可以使用下投法冲泡。先用开水将玻璃杯烫一遍，然后投入 3 克西湖龙井茶，注入少量热水后摇动杯子，使得茶叶吸收水分后得以稍微舒展，然后继续注入热水至九分满，等到茶汤变成明绿色后即可饮用。

小贴士：西湖龙井的冲泡注意事项

西湖龙井是非常“讨厌”闷泡的，因此，假如使用盖碗冲泡的话，注水后不要盖盖子，否则冲泡出来的茶汤会带有苦涩的味道。另外，品茶时，杯中的水剩余三分之一时就要注入热水，再少便会影响后续茶汤的口感。

西湖龙井的冲泡步骤

① 备茶；
② 投茶；
③ 泡茶；
④ 出汤；
⑤ 分茶，品饮。

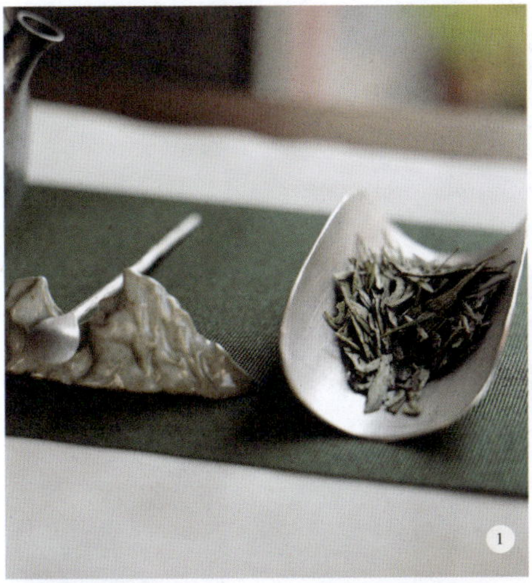

1

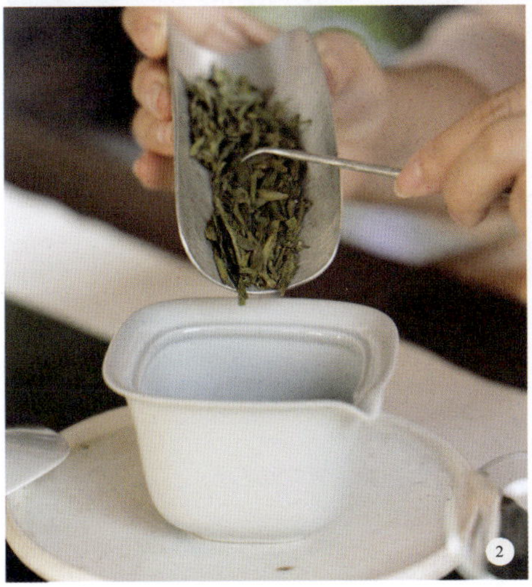

2

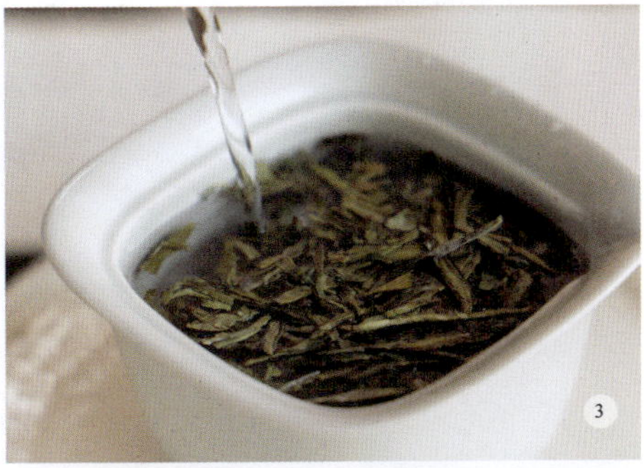

3

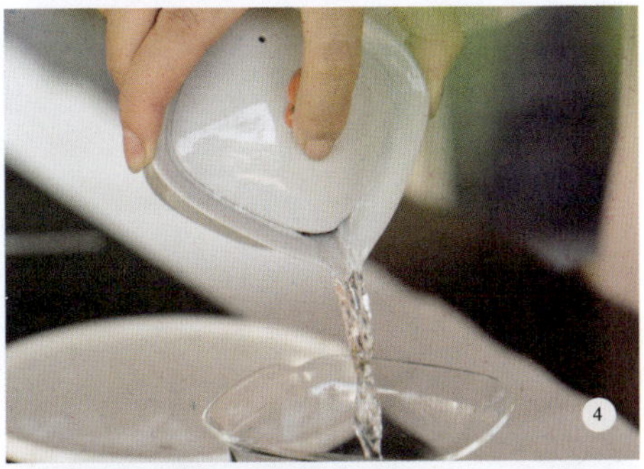

4

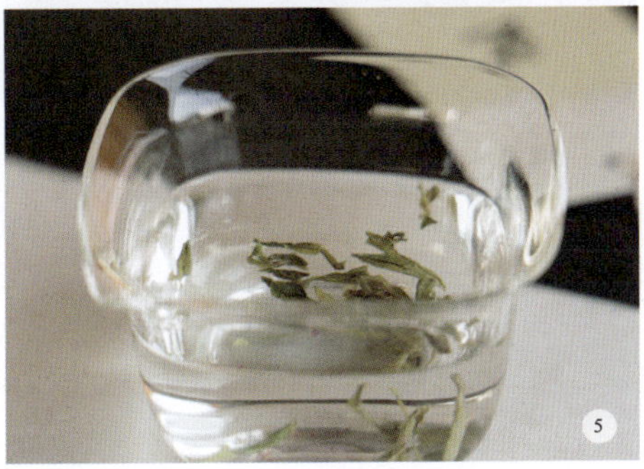

5

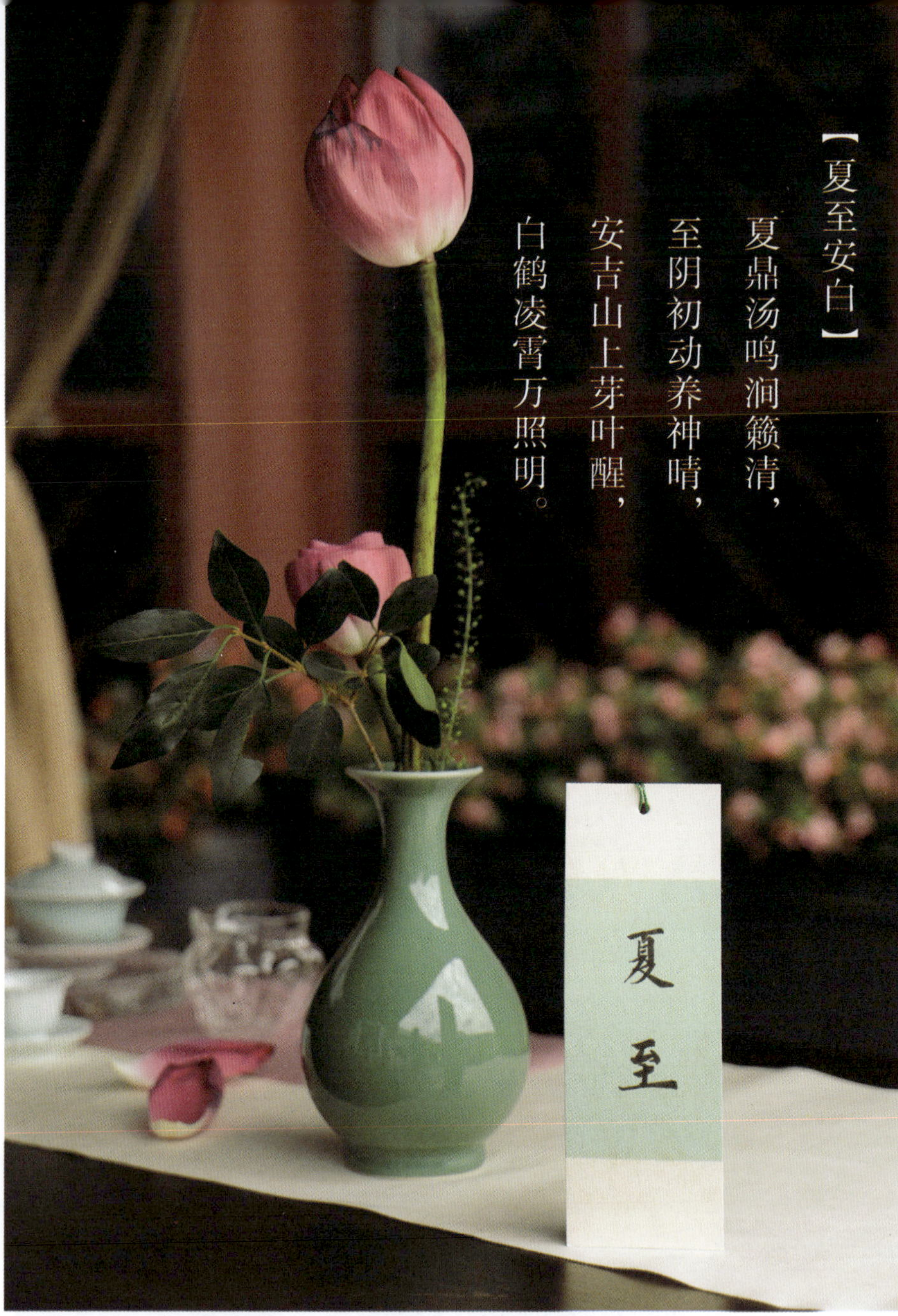
【夏至安白】
夏鼎汤鸣涧籁清，
至阴初动养神晴，
安吉山上芽叶醒，
白鹤凌霄万照明。
夏
至

夏至

烦闷气躁：
安吉白茶安神养心

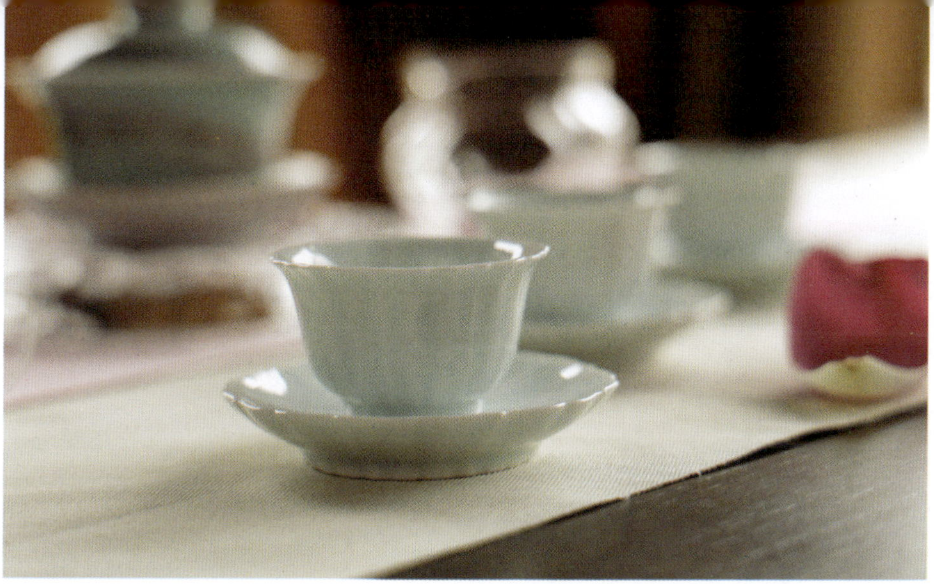

夏至——心有清宁静，但惜夏日长

夏至是二十四节气中的第十个节气，也是夏季的第四个节气。“至”在古代有“极”的意思，古籍《梦林玄解》中记载：“夏至者，阳极之至，阴气始至，日北至，日长之至，日影短至也。”意思是，这一天太阳直射地面的位置到达了所能达到的最北端，北半球的白昼时间达到了最长，物体的影子也变得最短，因此这一天被称为夏至。我国古代将夏至分为三候：一候鹿角解；二候蜩始鸣；三候半夏生。

夏至是二十四节气中较早被确立的节气之一。相传，早在周朝时，周文王之子周公旦奉命建造东都成周（也称洛邑，今河南洛阳）。在建造成周城时，为了准确地把握时令节气的变化，周公旦建立了一套通过土圭和木表来测量日影的系统，以日影的变化来确定节气。他将一年中木表影子最短的那一天定名为“夏至”，木表影子最长的那一天定名为“冬至”。在此基础上，后人对节气进行了细分，将昼夜平分的两个日子命名为春分和秋分，然后又陆续确定了立春、立夏、立秋和立冬。到了先秦时期，二十四节气已经有了“四时八节”的主干。

夏至，田地中的农作物正处于一年中生长最迅猛的时节，也最易遭受水旱灾害、虫害等，影响一年的收成。古人为了避免农作物在夏至时节受损，最大限度地避开灾害，顺利收获田地中的粮食，便在夏至这天祭祀祖先、水神、土地神等。后来，在祭祀的基础上，夏至逐渐从一个单纯的节气发展为节日，在民间形成了很多有趣的习俗，比如夏至必须品尝用新粮制作的食品，吃凉面、馄饨、红枣煮鸡蛋、豌豆糕，互赠彩扇和香囊，等等。

中医五行理论认为，夏季对应五行之火，对应五脏之心。因此，夏至时节养生的重点在于养心。夏至气温闷热的气候极易令人心烦意乱，而烦躁则会进一步激发“心火”，令人感觉更热，从而导致许多情绪方面的问题，诸如乱发火、坐立不安等。

另外，夏至闷热潮湿的天气还容易耗气伤津，导致人体酸软无力、饮食不佳。中医理论认为，脾胃是后天之本、气血生化之源。而夏至天气又闷又热，湿热之气侵入体内，极易损伤脾胃之气。而脾主“运化”，胃主“受纳”，脾胃之气受损，人自然便会觉得浑身绵软无力，吃不下饭。

外形细秀如兰花的安吉白茶，不仅口感醉人，还具备良好的安神养心的功效，堪称夏至时节的最佳饮品。安吉白茶所含的氨基酸比其他茶叶高，能够更好地养护心脏。另外，安吉白茶所含的咖啡因则可令神经更加兴奋，促进人体血液循环，预防心脑血管疾病。

安吉白茶还具有明目之功效，其含有丰富的维生素 A 原，被人体吸收后转化为维生素 A 来支持视紫红质的合成，可提升视网膜功能，预防视力下降，也能在很大程度上减少夜盲症的发生。

闷热的夏至，不妨手捧一杯安吉白茶，用清香冷却我们滚烫的灵魂，以鲜爽的茶汤安抚我们躁动的情绪，坐于幽静之地，得大自在。

小贴士：夏至茶俗

1. 以茶祭祀。夏至时节，我国南方一些地区还保留着以茶祭祀祖先的习俗，以此寄托对先人的怀念和尊敬之情。祭祀时，供桌上除了有丰盛的菜品外，茶也是必不可少的，有的供奉茶水，有的供奉干茶，有的则只摆放茶具。

2. 吃面饮茶。在我国北方地区流行着一句俗语：“冬至饺子夏至面”，意思是冬至要吃饺子，夏至则要吃面。夏至在吃面的同时，人们还会品茶，茶香混合着面香，双香齐至，福上加福。

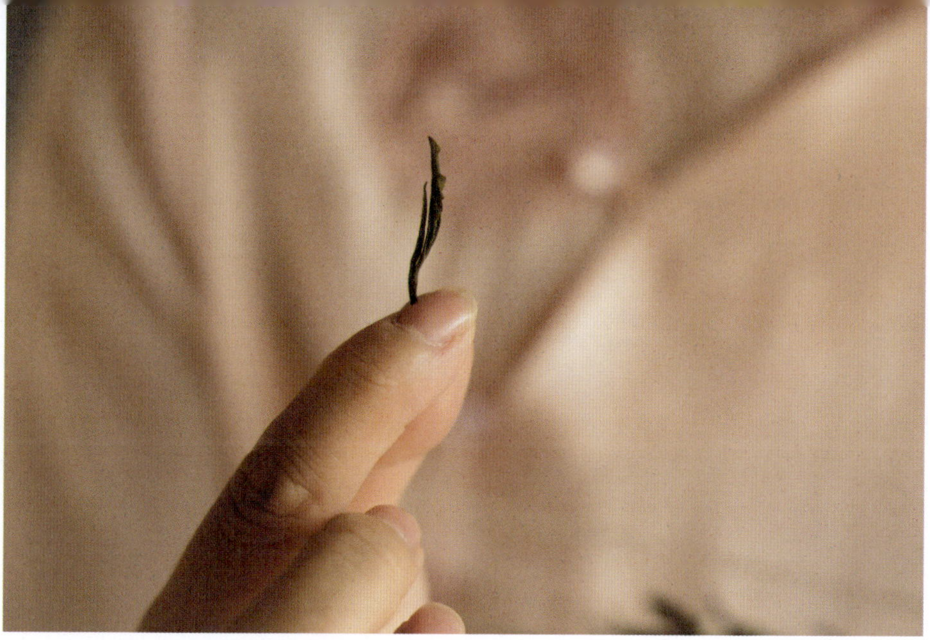

安吉白茶历史悠久——清香优雅受帝宠，百年之后获新生

安吉白茶虽然名字中带有“白茶”二字，但其却属于绿茶：一来从制作方法上看，安吉白茶是按照绿茶的工艺制成的，是不发酵茶；二来安吉白茶的原料采自“白叶一号”——一种具有阶段性白化现象的茶树品种，这种茶树每年开春时节的1个月中，每当气温低于23℃时，其所长出的嫩芽便会因为缺失叶绿素而变为莹白色，因此得名“白茶”。

安吉白茶最早的文字记载可以追溯到宋徽宗赵佶所著的《大观茶论》，此书有序言、地产、天时、采择、蒸压、制造、鉴辨、白茶等20节。将白茶单独列为一节，和当时宋徽宗对其的喜爱有直接关系——宋代时人们崇尚点茶后茶汤泡沫颜色要白，因此在制造茶叶时会进行压榨，制出来的茶才不至于苦涩。而相对于其他茶叶，白茶本身并不苦涩，而且点茶后的泡沫非常白，因此独得宋徽宗的喜爱。

安吉县政府多次组织全国各地的茶叶专家进行论证，经过实地考察，最终确定安吉茶树不管是形态还是叶片展现出来的特征，都和宋徽宗在《大观茶论》中所描述的“白茶”相吻合。茶叶界专家程启坤先生便在《〈大观茶论〉与安吉白茶》一文中写道：“经实地考察和史料研究证明，安吉白茶就是宋徽宗《大观茶论》中所指的‘白茶’。”

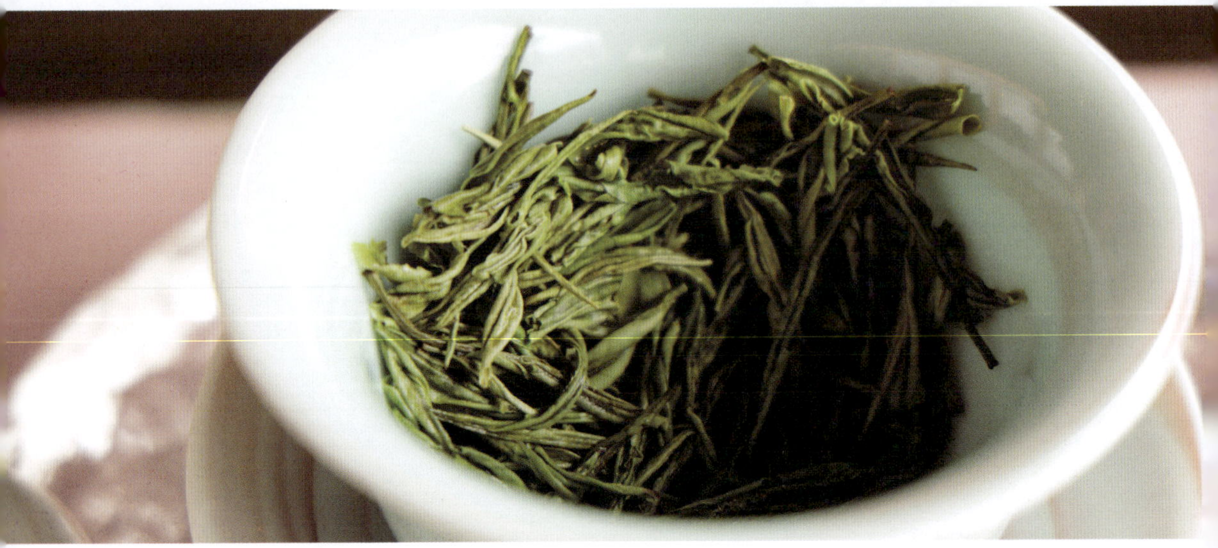

1982 年，安吉县林科所的工作人员下乡调查茶树资源时，偶然从当地一位百岁老人口中得知村中一座小山上长有一棵百岁野茶树。这棵野茶树不仅树龄高，而且芽叶有别于其他常见的茶树，呈现为玉白色。之后，工作人员在老人的指引下找到了这棵百年茶树，采摘了几片叶子带回所里化验。最终所得结果令工作人员兴奋不已，茶叶中的氨基酸含量高达 6.25% ～ 10.6%，是其他茶叶的 3 ～ 5 倍！更令人惊奇的是，氨基酸中的茶氨酸所占比例在 50% 以上，具有巨大的经济价值：不仅冲泡出来的茶汤极其鲜爽，还能养心护肝、降血压等。

此后，安吉县林科所的技术人员便尝试对这种“宝茶”进行无性繁殖，将其产业化。经过多年探索攻关，最终，一批茶树幼苗扦插成活。加之安吉县山区极端低温通常都在 0℃以上，多云雾，空气也相对湿润，非常适合茶树生长。最终，经过当地镇政府的不断推广，安吉白茶的种植面积越来越大。

- **宋徽宗与安吉白茶**

宋徽宗赵佶非常爱茶，尤对白茶情有独钟，其在《大观茶论》一书中对白茶作了很深入的研究，认为“白茶，自为一种，与常茶不一样”，认为“白茶第一”，足见其对白茶的喜爱之情。

安吉白茶工艺——
火中锻香骨，极品天下馨

安吉白茶对原料茶的采摘要求非常严格，采摘时遵循“四采”原则，即早采、嫩采、勤采和净采。采摘时，芽叶要成朵，大小必须均匀，全程都用竹筐盛装，最大限度地保留其自然的味道。

采摘下来的安吉白茶鲜叶会进行摊放。摊放时，要避免阳光直射，厚度必须均匀，且全程不翻动，待用手抓起来柔软为止。摊放一方面会蒸发鲜叶所含的水分，提升其品质；另一方面也便于接下来的炒制。

摊晾后的茶叶要杀青。由于手工炒制的出茶量较少，且手法技艺相对复杂，难以百分之百确保出茶的品质，所以现在被机器炒制所替代。杀青温度遵循“先高后低”的原则，将摊放后的茶叶放入自动炒茶机中，通过250～300℃的高温破坏茶叶中氧化酶的活性，抑制茶多酚等物质的酶促氧化，防止茶叶红梗。另外，通过杀青还可以蒸发茶叶中多余的水分，使其变得更加柔软，便于揉捻塑形。更重要的是，高温能够去除茶叶中所含的不良气味，使茶叶的香味变得更加纯粹浓郁，进一步提升品质。

杀青之后便是理条，即通过逐渐提高转速，同时降低锅内温度，使得茶叶在离心力的作用下进一步失水，达到塑形、显毫、提香的目的。理条后的茶叶还需要进行烘干。将茶叶放入烘干机，温度保持在100℃左右，持续10分钟即可。烘干后的茶叶置于竹筛上摊晾15分钟后再次放入烘干机，温度保持在80～90℃，直至茶叶的含水量低于6%即可。

小贴士：安吉白茶的保存要点

1. 茶叶罐。茶叶罐是最常见的保存安吉白茶的容器茶罐，保存时，先将白茶放入茶叶罐，然后密封茶叶罐，放在干燥且阴凉的地方即可。

2. 纸箱。先将安吉白茶放在塑料袋中，密封后放入纸箱中。需要注意的是，存放茶叶的纸箱不能和其他有刺激性气味的物体放在一起，且要远离墙角和地面，最好放置在储物架上。

3. 冰箱。先用真空袋或者食品袋将安吉白茶装好，密封后放入冰箱即可。

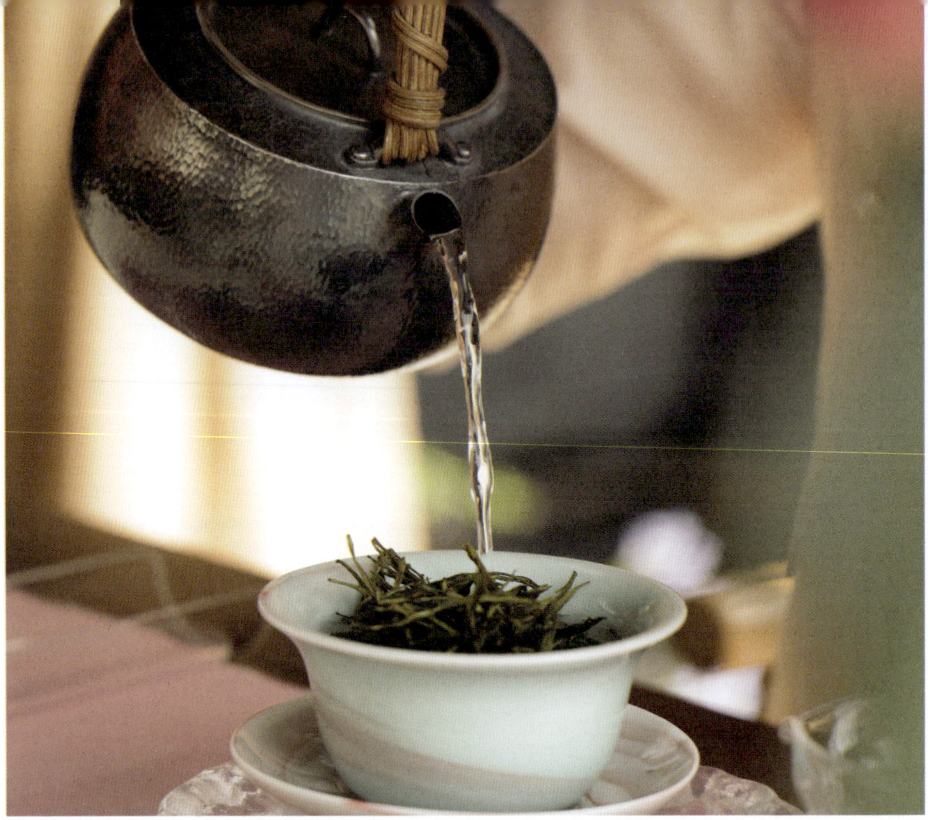

安吉白茶最佳冲泡法

安吉白茶外形挺直略扁，冲泡后清香高扬，滋味鲜爽，实乃夏至时节的最佳饮品。但是假如冲泡方法不当，冲泡出来的茶汤便会索然无味，没有了原来的神韵。因此，想要喝到最醇正的安吉白茶，享受其“淡竹积雪”之香，我们必须掌握其冲泡技巧。

冲泡安吉白茶的水以山泉水为最佳，其次为纯净水。天然的山泉水能激发安吉白茶独有的香味，令冲泡出来的茶汤口感更醇正，能最大限度地还原安吉白茶的气味，让我们喝到高品质的茶汤。假如条件所限必须使用自来水的话，可先将自来水静置 24 小时，使其所含的氯气得以挥发，如此，冲泡出来的茶汤才不会存在异味。由于安吉白茶原料比较细嫩，叶片较薄，因此冲泡时水的温度不应太高，以 80 ～ 85℃为宜。

通常而言，一杯色香味俱全的安吉白茶，其诞生需要以下四个步骤。

第一步：温杯凉水。

用沸水反复烫洗茶具，一方面可以杀菌，确保茶具干净卫生；另一方面则可温杯，投入干茶后能够快速激发茶香。温杯的同时，还需将烧开的沸水静置一下，使其温度降低到 80 ～ 85℃。

第二步：投茶摇香。

根据茶具的容量投入适量的安吉白茶，茶和水的大致比例为 1 ∶ 50，经常使用的玻璃杯、盖碗等，投茶 3 克即可，可根据个人浓淡喜好适量增减。投入干茶后，可以轻轻摇晃杯身，凑近后可以闻到清新的茶香。

第三步：注水。

注水时，可使用“凤凰三点头”的手法，即利用手腕的力量将水壶由上至下反复提起降下三次。这种注水方法一来可以使茶叶充分和热水接触，使其在上下翻滚激荡的过程中尽情释放茶香；二来也有向宾客表示敬意的意思。注水量以七分满为宜，代表“七分茶，三分情”。

第四步：品茶。

品茶时，要先闻安吉白茶特有的“淡竹积雪”之香，再欣赏其在杯中上下沉浮的美妙身姿。然后小啜一口，享受舌尖上的那一抹醉人的鲜爽甜美。等到茶汤剩下差不多三分之一时，要再次注入热水，冲泡次数可以根据个人口味决定。

另外，品茗的场合和对象不同，选择的茶具也会有所不同，在冲泡方式上也会存在一定的差别。

- **杯泡法**

独自饮茶时，玻璃杯是冲泡安吉白茶的最佳选择。在 150 毫升的玻璃杯中投入 3 克安吉白茶，然后注入 85℃的热水洗茶后立即倒出，之后再次注入热水，闷泡 30 秒后便可饮用。

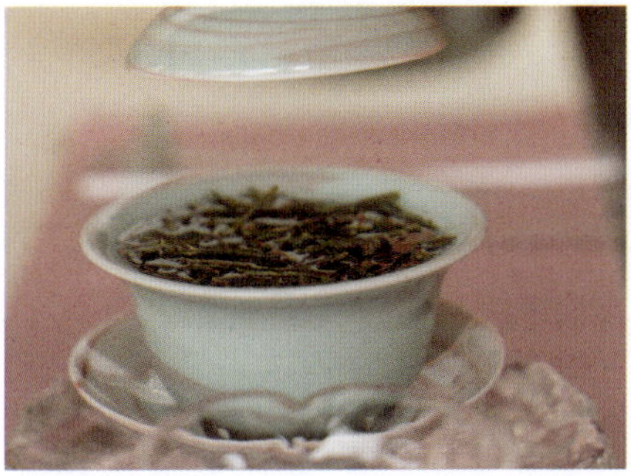

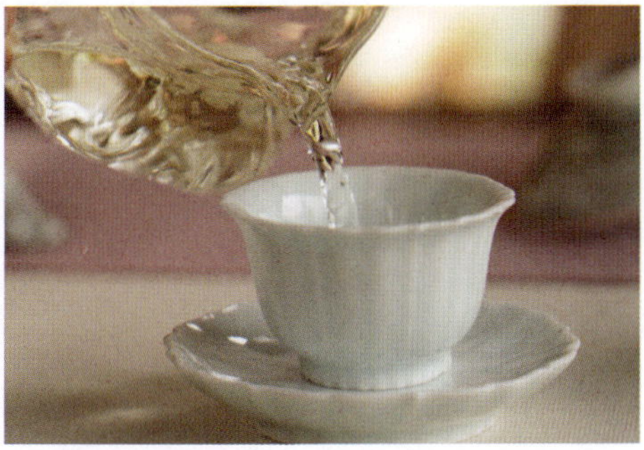

- **盖碗法**

盖碗法适合两人对饮，每个盖碗中投入 3 克安吉白茶，注入 85℃的热水洗茶后立即倒出，然后再次注入热水，40 秒后掀开盖子，先闻香，再小啜一口，便可享受到安吉白茶独有的鲜美醇爽的口感。

- **壶泡法**

人数较多时，诸如工作之余与三五好友小聚，谈天说地，则可选用紫砂壶或容量相对较大的飘逸杯冲泡安吉白茶。紫砂壶容量要在 250 毫升以上，口盖要大，壶身要宽而矮，壶壁要薄一些。壶口大、壶身宽、壶壁薄，有利于散热、释香，防止安吉白茶被闷坏。冲泡时，先用沸水冲烫紫砂壶，然后投入 5 克安吉白茶，先注入少量 85℃的热水，闻茶香后再继续注入热水，45 秒后即可分杯品尝。

- **大壶法**

假如相聚的人比较多，则可选择大瓷壶作为冲泡安吉白茶的器皿。根据瓷壶的容量投入适量安吉白茶后，直接注入 90℃的热水，45 秒后即可分杯饮用。因为安吉白茶耐泡性比较好，长时间浸泡后所得的茶汤依然清香怡人，可以反复续水。

冷萃安吉白茶提神解暑

夏至时节，有没有方法让我们既能品味到安吉白茶的清爽醇正，又能享受到醒脑静心的清凉呢？答案很简单，来一杯冷萃安吉白茶即可，不仅口感超棒，还有提神解暑的功效。

小贴士：安吉白茶的多种饮法

假如感觉常温茶汤不解暑的话，还可将调配好的茶汤密封后放入冰箱“冰镇”，制成冷饮。另外，还可以根据个人口味和喜好，在茶汤中添加果汁等，使其色泽更诱人，滋味更多元。

安吉白茶的冲泡步骤

① 备茶；
② 投茶；
③ 泡茶；
④ 出汤；
⑤ 观赏叶底；
⑥ 分茶，品饮。

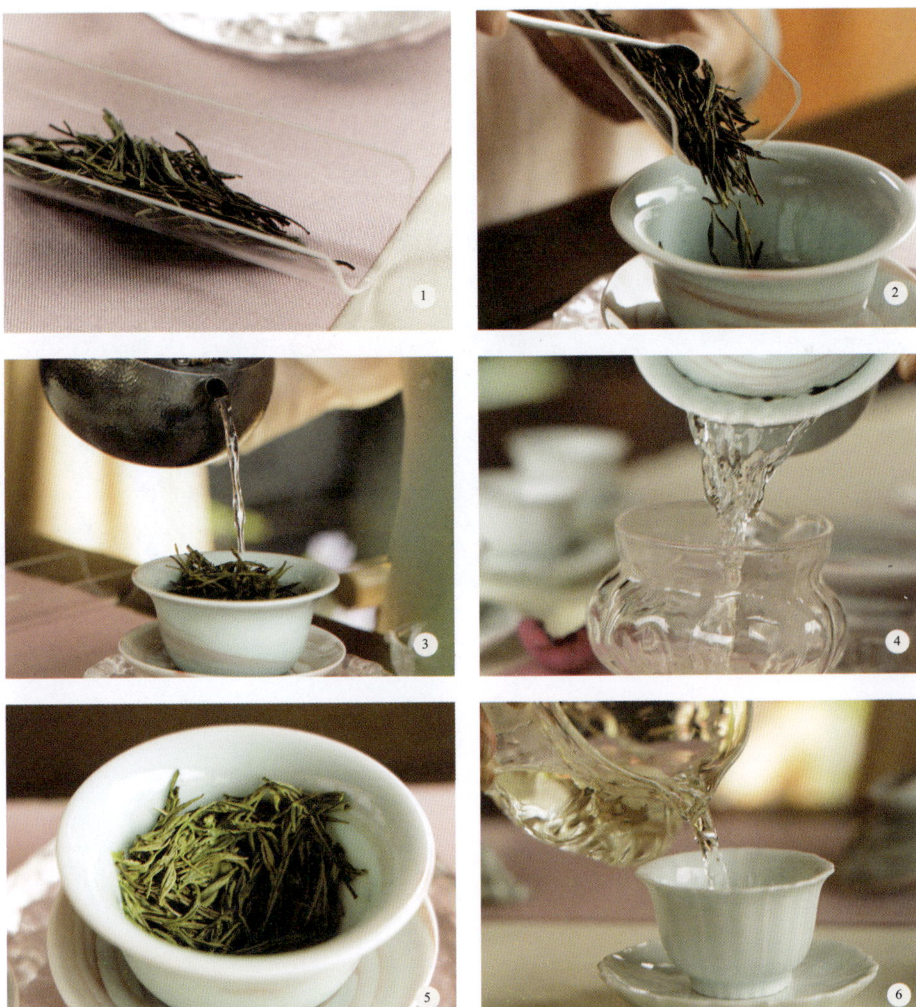

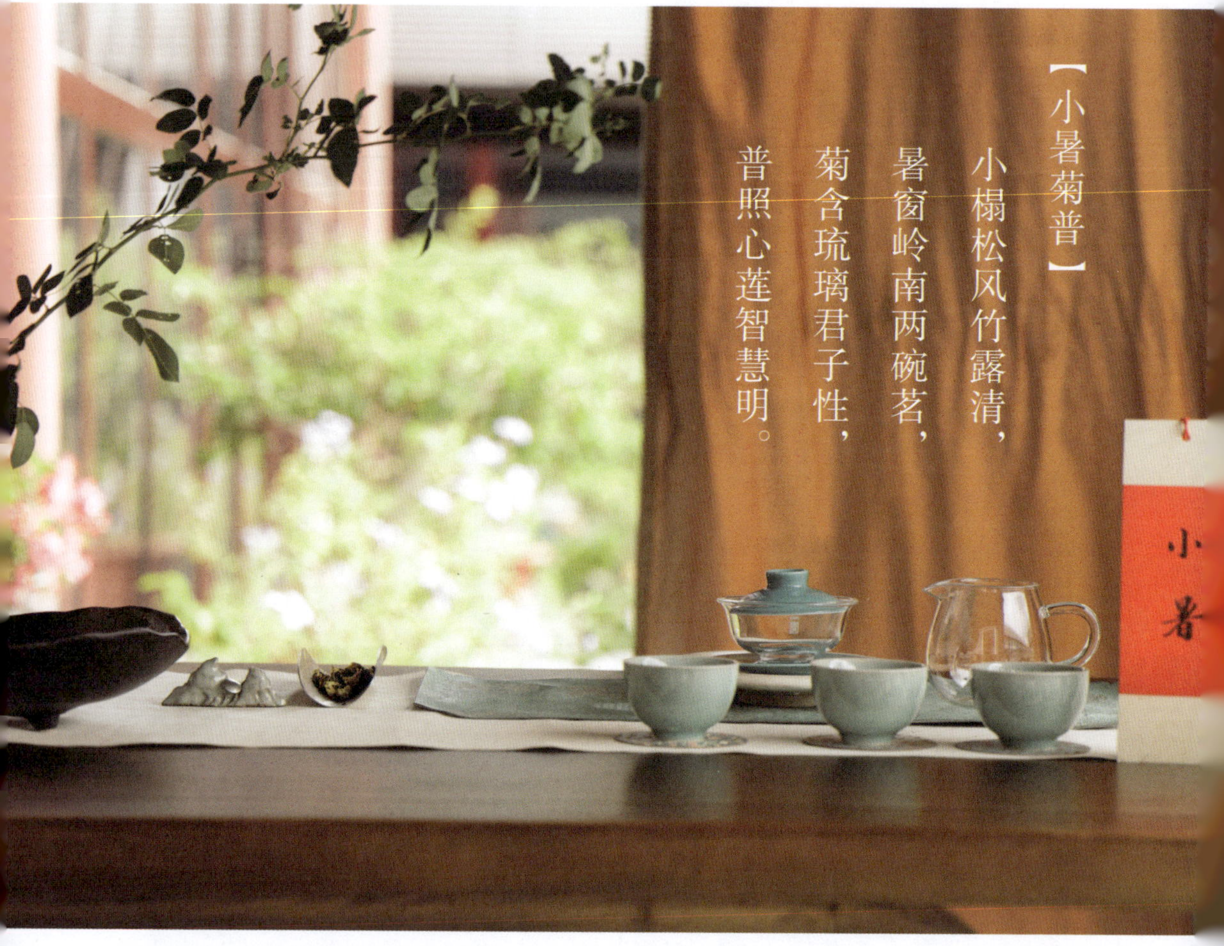

【小暑菊普】

小榻松风竹露清，
暑窗岭南两碗茗，
菊含琉璃君子性，
普照心莲智慧明。

小暑

炎热：菊花普洱茶清热解暑

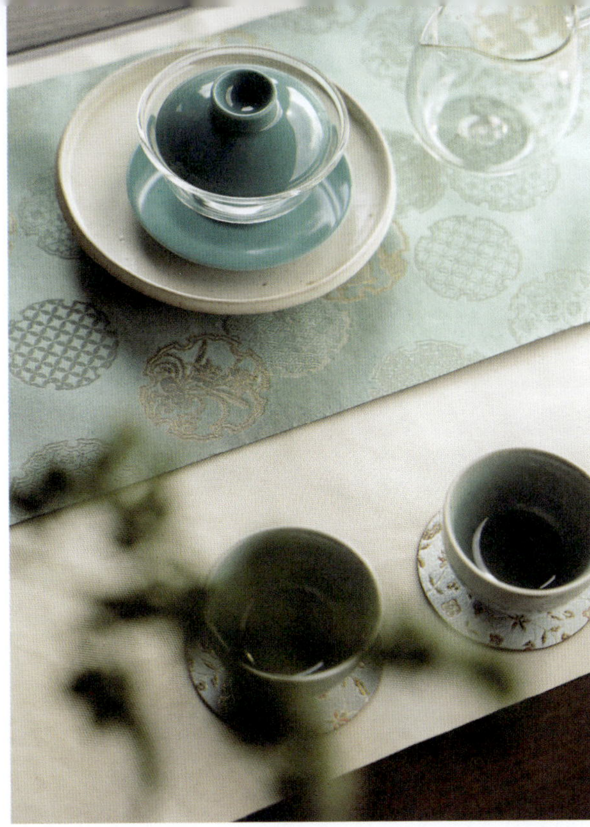

小暑——
倏忽温风至，因循小暑来

小暑是二十四节气中的第十一个节气，也是夏季的第五个节气。古籍《说文》对“暑”的解释为：“暑，热也。就热之中，分为大小，月初为小，月中为大，今则热气犹小也。”后人更是将这种热理解为“如煮物”，所以小暑的意思便是“虽然还未到一年中最热的时节，但酷热天气已很常见”。

古人将小暑分为三候：一候温风至；二候蟋蟀居壁；三候鹰始击。意思是说，小暑开始的前五天，大地上最后一丝凉爽气息也消失得无影无踪了，从早到晚，吹来的风都是温热的。因为天气变得越来越炎热，之前藏身在地下洞穴中的蟋蟀离开了田野，来到人们的庭院中避暑；老鹰也因为天气炎热而变得更加凶猛、高飞，伺机捕食。可见，小暑时节的到来，正式拉开了盛夏的帷幕，极端炎热的天气到来了。

小暑时节，最显著的气候特征便是炎热。在还未发明各种消暑神器的古代，人们对这种热的记忆更是刻骨铭心。唐代大诗人王维在《苦热》一诗中写道："赤日满天地，火云成山岳。草木尽焦卷，川泽皆竭涸。"为了缓解小暑之热，古人绞尽脑汁，发明了扇子、冷饮、瓷枕、凉席等，为生活增添了别样的清爽和情调。

此时，不管是我国的北方还是南方，气候都变得炎热起来。中医理论认为，暑热邪盛，大热耗气，因此，小暑时节的高温天气极易损伤人体的阳气。另外，天气炎热，人们热衷于纳凉，喜欢躲在阴凉之处，时间久了，极易为寒湿所侵，导致体内阳气受损。

小暑阳气受损，人体最容易出现三种症状，即热、渴和汗。暑热之邪侵入人体，我们会觉得浑身燥热，心火难耐；而邪气盛、心火旺，则会使体内的津液外泄，便会出现大汗淋漓的情况，而长时间出汗，则会导致身体阳气进一步外泄，出现口渴、乏力、心情烦闷等症状。

喝一杯菊花普洱茶——菊花味辛、甘、苦，性微寒，具有疏风清热、清肝明目、清热解毒之功效；普洱茶则有生津止渴、利尿散寒、舒张血管、减慢心率等功效。

炎炎小暑，手捧一杯菊花普洱茶，心中自有清凉生。

小贴士：小暑茶俗

小暑时节，我国很多地区有分碗饮茶的习俗。北宋著名文学家晁补之便有诗云"一碗分来百越春，玉溪小暑却宜人"，说的便是小暑时节和友人对坐品茗，即使是在炎热的夏天，也感到怡然自得。可见，小暑分碗饮茶，一方面可以联络感情，另一方面也是对夏天的一种"尊重"。

菊花普洱茶历史——你为国色我天香，结缘成就好滋味

当菊花和普洱按照一定比例搭配在一起时，便有了茶汤红浓、香气怡人、滋味醇厚的菊花普洱茶。

其实，早在春秋战国时期，人们便开始食用菊花。屈原所著的《离骚》中便有这样的记载："朝饮木兰之坠露兮，夕餐秋菊之落英。"到了汉朝，人们已经开始意识到菊花具有很大的药用价值，成书于汉朝的中医四大经典著作之一《神农本草经》中，便认为"菊花久服能轻身延年"。南朝梁简帝所著的《采菊篇》记载道："相唤提筐采菊珠，朝起露湿沾罗襦。"意思是成群结队的女子提着筐采菊花，早晨的露水将她们的罗裙都打湿了。

到了唐代，饮茶之风日渐盛行，人们开始将菊花和各种茶叶搭配，冲泡后饮用。到了北宋年间，通过不断地探索和努力，专门为皇家服务的工匠们最终培育出了"皇菊"，用这种菊花泡出来的茶，既能美容养颜，又能明目护心。于是，皇菊之名迅速从皇家传入民间，成为家喻户晓的"仙人之食"。明代和清代时，菊花茶已经深深地融入了人们的日常生活之中，每到盛夏，人们便会制作冰镇菊花茶，并在其中加入蜂蜜或者冰糖，作为润喉、降火的"圣水"。

到了近代，我国南方的广东、香港、澳门等地开始出现将菊花和普洱茶放在一起喝的习俗，尤其以广东的茶楼为甚。广东人非常喜欢喝早茶、下午茶和晚茶，三五亲朋好友相聚于茶楼，要上一壶普洱茶和几块糕点，天南海北，一坐就是一天。但普洱茶泡久了口感难免苦涩，所以人们便会将其和菊花一起冲泡，一来清热降火，二来可掩盖苦涩味道。于是，菊花普洱茶真正走入了寻常百姓家，成为人们生活中不可或缺的一部分。

在菊花普洱茶的发展历史中，有不少名人和其结下了不解之缘。

- **林清玄和菊花普洱茶**

当代作家林清玄特别喜欢喝菊花普洱茶，认为将菊花与普洱搭配的人深谙生活艺术，因为菊花和普洱是"最佳搭档"——普洱浓沉而内敛，菊花淡雅而清扬，像极了人生的沉浮。

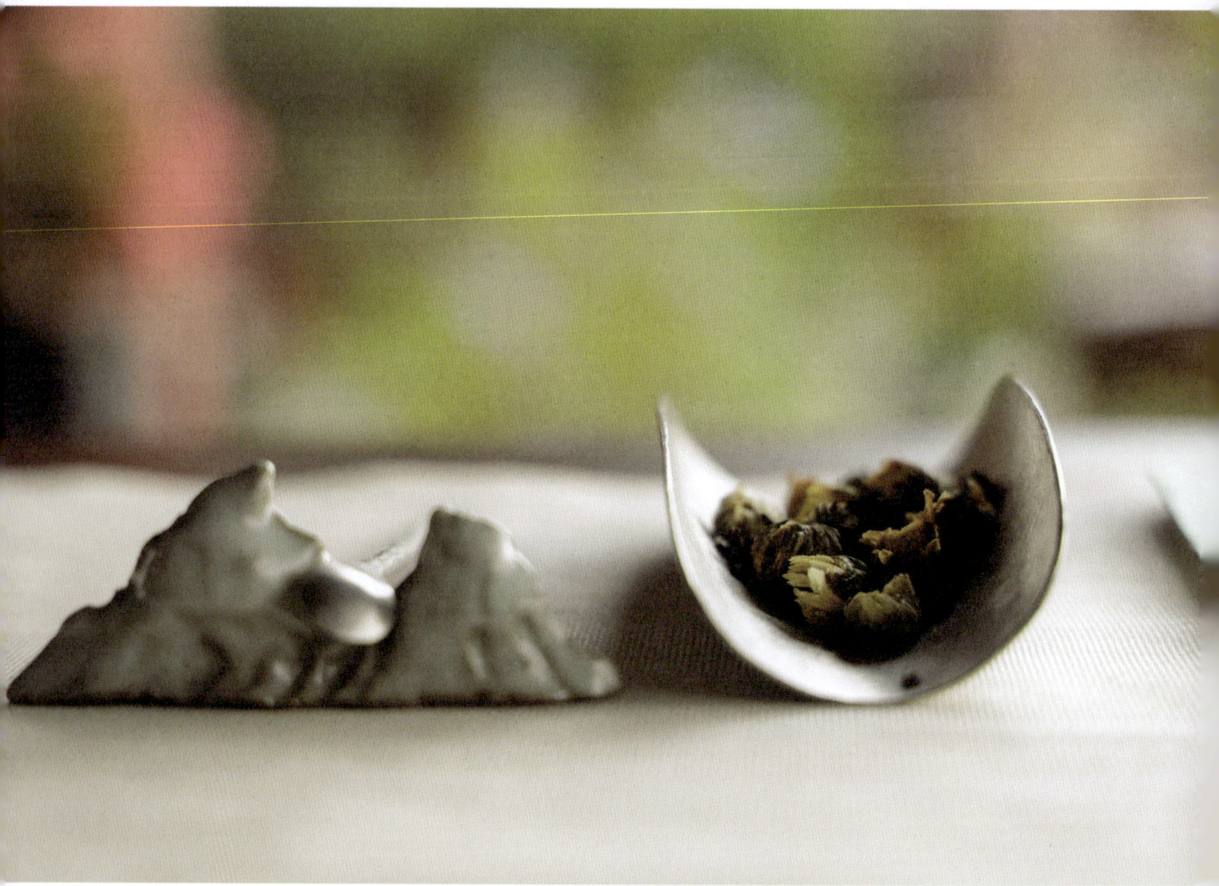

菊花普洱茶工艺——得来全不费工夫，巧妙搭配出极品

菊花清淡香甜，清热解暑，熟普洱口感醇厚，茶性温和，两者搭配饮用，不仅口感层次丰富，养生功效也相辅相成，因而深受茶人喜爱。那么，如此茶中精品，是如何制成的呢？

在菊花普洱茶的制作工艺中，窨制是最重要也是最关键的一环。在此过程中，普洱茶茶坯充分吸收菊花的花香，才能成为最正宗的菊花普洱茶。

- **茶坯处理**

在窨制前，要先对普洱茶茶坯进行复火干燥，将其含水量降到 4% 左右，因为这个含水量标准的普洱茶吸附香气的能力才是最强的。

- **拌和窨制**

按照 100 ∶ 35 的比例，将普洱茶茶坯和鲜菊花拌均匀，拌和时动作要轻而快，确保普洱茶茶坯和鲜菊花之间能够最大限度地接触，令普洱茶茶坯快速吸收菊花的花香。拌和后的茶坯要成堆压紧，便于茶堆内部升温发酵。

- **通花散热**

普洱茶茶坯和鲜菊花拌和堆放后，由于鲜菊花的呼吸作用，茶堆温度会逐渐上升，假如不能及时散热的话，鲜菊花便会被闷熟，普洱茶的色、香、味也会受损。因此，在窨制过程中，制茶师傅会根据鲜花萎蔫的状态以及堆窨温度及时散堆薄摊降温。

- **收堆续窨**

散热后，茶坯温度会持续下降，待其降到略高于室内温度时，需要快速收堆继续窨制。需要注意的是，在继续窨制时，也需要精准地控制堆温，温度太高的话会导致普洱茶出现劣变，产生异味，令茶香变得不纯正；温度太低的话，普洱茶茶坯吸收菊花花香的速度就会变得非常缓慢。因此，收堆续窨后的堆温需要略低于通花散热前的温度。

- **起花**

续窨后，随着堆温的上升，鲜菊花逐渐萎蔫枯黄，慢慢地就闻不到原本的花香了。此时，需要起花，即用抖筛机将普洱茶茶坯和菊花花渣分开。

- **复火**

起花后的普洱茶茶坯含水量通常较高，需要采用薄摊快速复火的方法进行干燥。因为复火温度越高，茶叶花香散失的速度越快，所以复火时锅温要控制在 100 ～ 110℃，投入茶叶后快速翻动，快速出锅。

小贴士：菊花普洱茶的储存要点

1. 避光。储存菊花普洱茶时，要避免阳光直射，因为普洱茶中含有较多氨基酸、叶绿素等物质，遇光照射后会被破坏，从而影响菊花普洱茶的品质。

2. 防止沾染异味。菊花普洱茶非常容易吸附异味，因此在存放时要特别注意防止沾染异味，有条件的要进行密封包装，条件不足时，可以放置在一个清洁干爽且通风的环境中。

饮菊文化

很早以前，人们便发现了菊花的饮用和保健价值，将其制成各种各样的菊花茶，以祛除体内的污秽之气，滋肺润胃，清热解暑。因此，在不断的传承中，慢慢形成了一种饮菊文化——万物皆可配菊。那么，除了菊花普洱茶，还有哪些经常看到的菊花饮品呢？

- **菊花山楂茶**

山楂酸甜适口，而菊花则拥有脱俗的清新淡雅之气，两者相遇之后便会碰撞出更为优雅的口感。再加上山楂和菊花本身富含的营养物质，会令我们在享受美味的同时，身体也能获益良多。

冲泡时，先将山楂干用温水冲洗一遍，洗去其在晾晒风干过程中吸附的灰尘，然后放入锅中，加入清水熬煮 20 分钟，然后投入适量的菊花，继续熬煮 10 分钟即可倒出饮用。菊花山楂茶入口酸酸甜甜，回甘良久，具有明显的清幽之意，非常适合小暑时节饮用。

- **菊花陈皮茶**

陈皮年份越久，香气越浓，更重要的是，其还具备较强的理气化痰之功效。陈皮和菊花搭配，茶香极为馥郁，是老少咸宜的清凉解暑饮品。

煮茶前，先将陈皮用温水仔细清洗，去除灰尘，然后和菊花一起投入锅中，加入适量清水熬煮 10 分钟左右即可饮用。菊花陈皮茶虽然做法简单，滋味却异常香甜，且回甘持久，堪称小暑时节居家或出行的必备饮品。

- **菊花桑叶茶**

自古以来，人们对桑叶便推崇有加，所谓“人参热补，桑叶清补”便是对其营养价值的形象概括。桑叶和菊花搭配，可谓强强联手，不仅香气清新独特，茶汤更是能够为人体补充所需的营养物质。

将桑叶和菊花直接用开水冲泡，静置 5 分钟即可饮用。其间，我们可以观赏叶片在水中慢慢舒展的姿态，小啜一口，甘甜清爽，令人精神大振。特别是在炎热的天气里，喝上一杯菊花桑叶茶，整个人都会觉得精神十足。

菊花普洱茶的冲泡步骤

① 备茶；

② 投茶；

③ 泡茶；

④ 出汤；

⑤ 分茶，品饮。

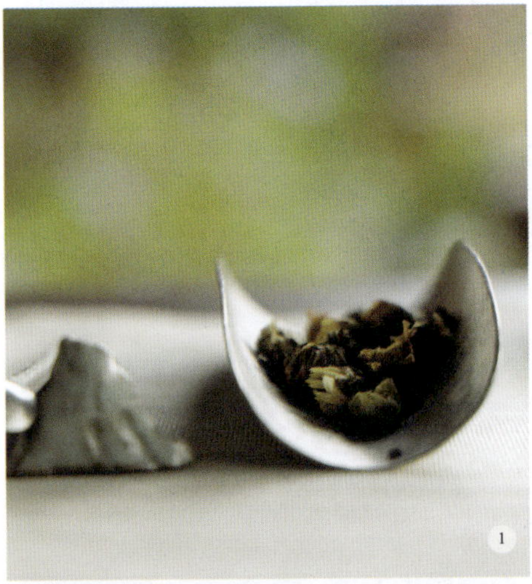

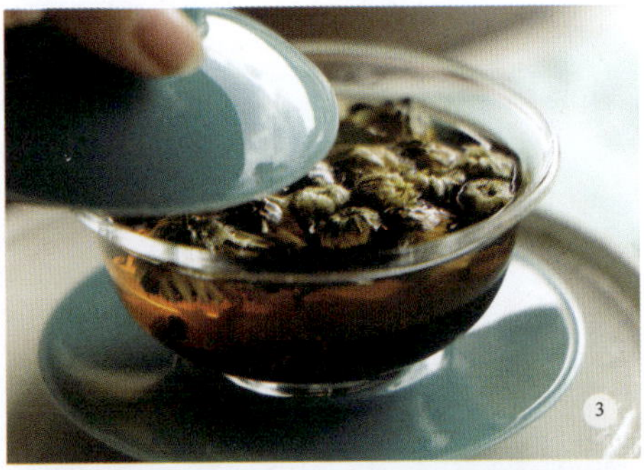

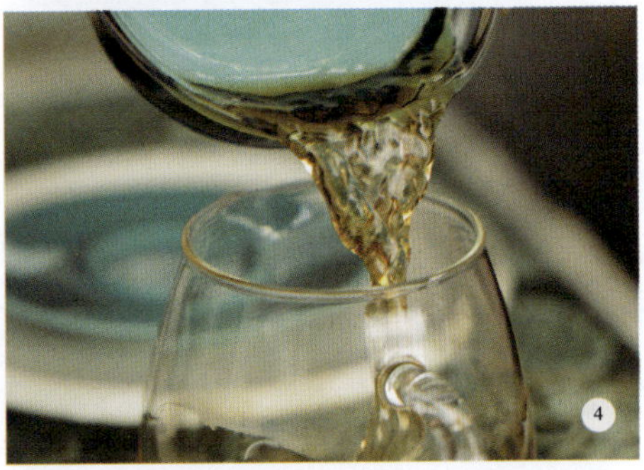

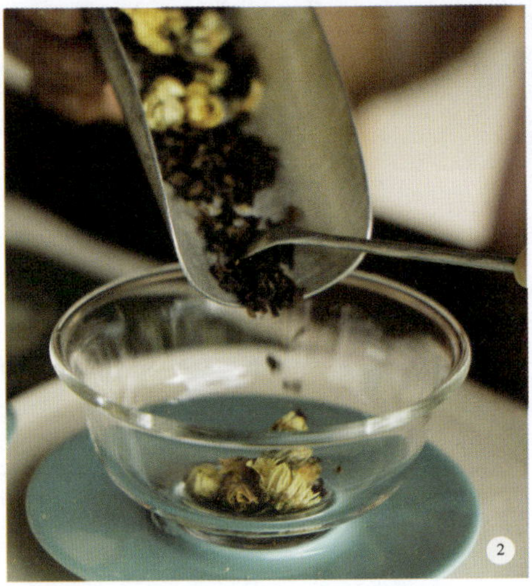

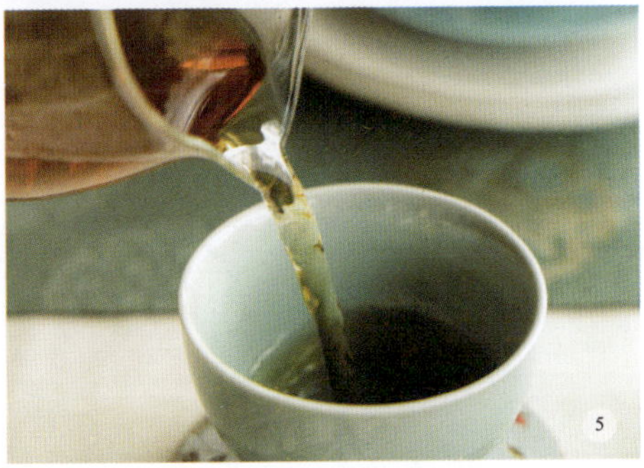

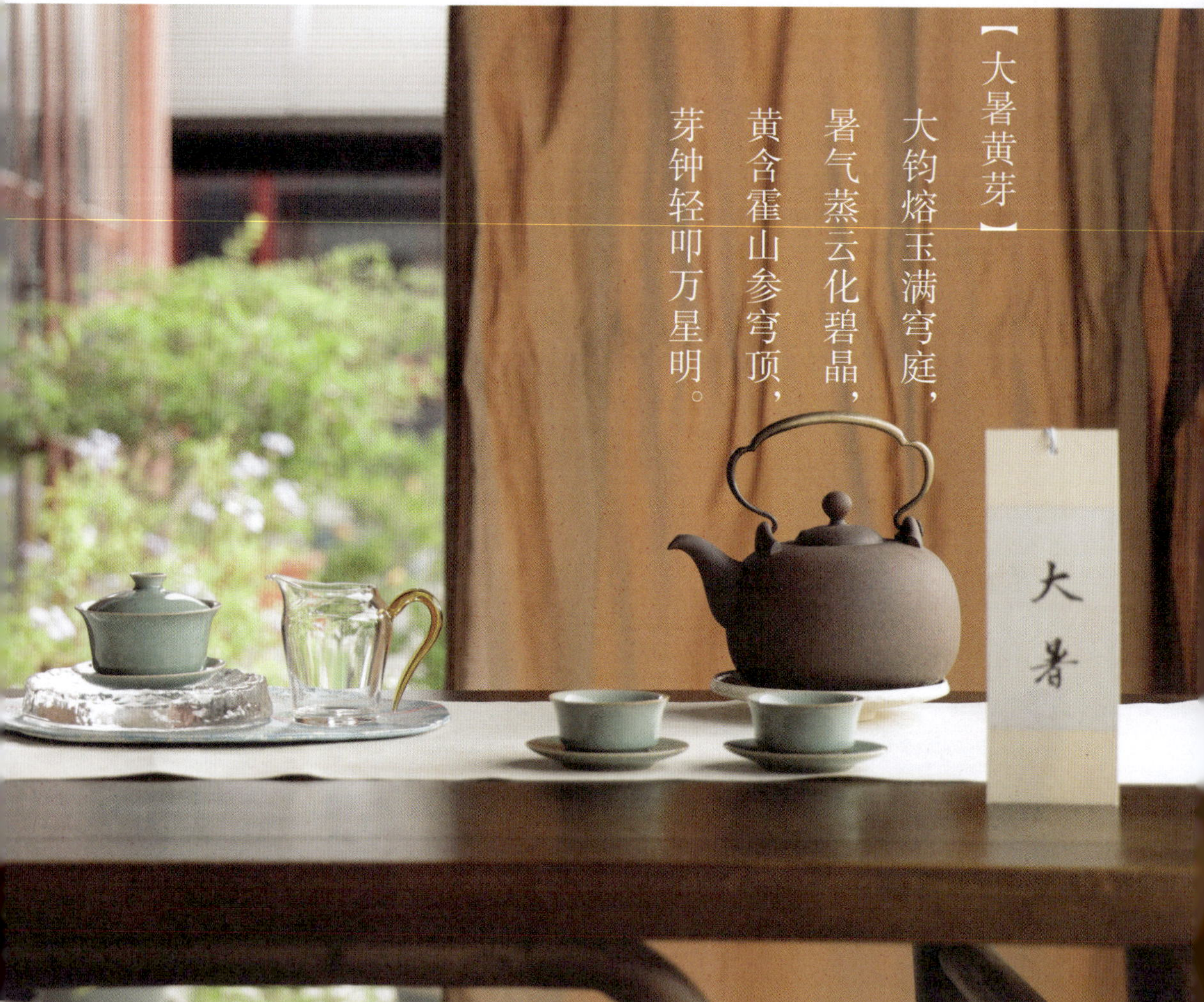

【大暑黄芽】

大钧熔玉满穹庭，
暑气蒸云化碧晶，
黄含霍山参穹顶，
芽钟轻叩万星明。

大暑

高温：蒙顶黄芽健脾祛湿

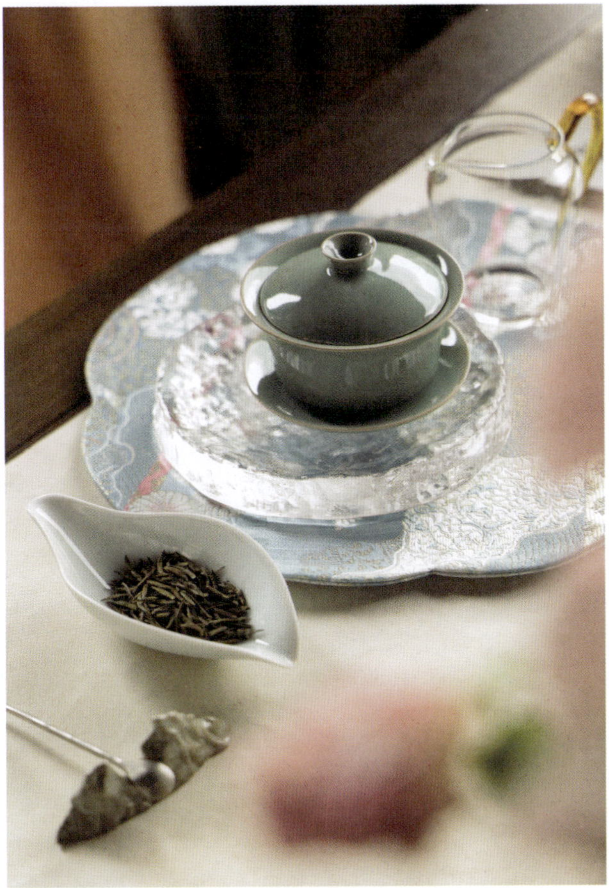

大暑——
暑意至盛，最是葱茏

大暑是二十四节气中的第十二个节气，也是夏季的最后一个节气。古籍《月令七十二候集解》中是这样介绍大暑的：“大暑，六月中。解见小暑。”每年六月中旬是大暑时节，暑热可以划分为“大热”和“小热”，六月初的热还未达到极点，而大暑时节的炎热则远胜于六月初的小暑，因此称为大暑。

大暑时节正值一年中最热的时候，属于三伏天中的“中伏”，但是在以农耕为主的古代社会，之所以设立二十四节气，除了判定冷热外，最主要的目的还是服务农耕，顺应农时，为农业生产活动提供尽可能准确的指导。因此，古人又将大暑分为三候，对其间的气候变化做了进一步的细分。

大暑三候分别为：一候腐草为萤；二候土润溽暑；三候大雨时行。意思是大暑最初五天，由于天气炎热，雨水又多，所以许多枯萎的植物开始腐烂，夜晚降临时，便会有很多萤火虫在枯草间飞来飞去，寻找食物。再之后，随着气温的快速上升，大地变得越来越潮湿，稻谷等喜水作物因此快速生长。大暑时节气温高，云来云去，天空中随时都可能有雨滴飘落下来。此三候中，后两候精确地反映出了大暑时节特有的熏蒸之热和雷雨频发的气候特点。

由于气候炎热，大暑时节，古人无事时便很少出门活动，以居家静养为主。为了消磨时间，消除暑热带来的烦闷，便衍生出了种种民俗。比如，古时候人们会将之前藏在地窖中的寒冰搬出来，为炎炎夏日带来久违的清爽，街头也经常见到敲击冰盏叫卖自制凉冰的小贩。除了用冰块降温外，古人在大暑时节还喜欢斗蛐蛐，以此作为茶余饭后的消遣。

大暑时节，炎热无处不在，又时有雷雨，暑热下迫，地湿上蒸，便非常容易导致人体为湿热所侵。体内湿热之气过重，脾胃便会受损。另外，闷热的天气会令人大量排汗，而汗液的流失则会带走大量的水分和盐分，使得人体阴阳失衡，阴不敛阳便会导致食欲缺乏、睡眠不安、心神不宁、性急心烦等。

蒙顶黄芽则是大暑时节最好的伴侣。蒙顶黄芽在闷黄的过程中会产生大量的消化酶，因此冲泡后的茶汤不仅甜香浓郁，还能大大减轻脾胃的负担，起到健脾和胃的作用。更加神奇的是，蒙顶黄芽还富含茶多酚、氨基酸、维生素等营养物质，对身体有益。

大暑炎炎，于静室或树荫下细品一杯蒙顶黄芽，于鲜醇回甘之中找回内心的宁静，虽身处城市，心却飞向了田野。

小贴士：大暑茶俗

大暑时节，古人会在村口的凉亭中放些茯茶，免费给路人饮用，至今全国各地都保留着这种喝茯茶的习俗。所谓茯茶，并非单一的茶类，而是由甘草、夏枯草、金银花等十多种中草药煮成的茶水，有显著的清凉祛暑功效。大暑喝茯茶，可以强脾健胃，有效防止中暑。

蒙顶黄芽历史——黄茶极品出圣山，一入皇室千百年

蒙顶黄芽产自四川省雅安市境内的历史文化名山蒙顶山，到了西汉年间，蒙顶山上迎来了一位奇人——“植茶始祖”吴理真。在发现野生茶具有不俗的药用功能后，便在蒙顶山上开辟了一块土地，将四处搜集而得的七棵野茶树种植于此，开启了人工种茶之先河，蒙顶山也因此成为世界上最古老的茶区之一。清代古籍《名山县志》如此描述吴理真所种植的这七棵茶树：“二千年不枯不长。其茶叶细而长，味甘而清，色黄而碧，酌杯中，香云蒙覆其上，凝结不散。”

唐玄宗天宝元年（公元742年）开始，“蒙顶石花”岁岁入宫，成为皇室专享的贡品。唐代主要有两种贡茶形式，一种是朝廷直接在环境优越、交通便利的茶叶产区设置贡茶院，由专人制作贡茶，然后输送到京城，供应给皇室；另一种则是选择出产茶叶且品质优异的地方定点纳贡。蒙顶贡茶便属于定点贡茶，由山上僧人栽种、采摘、烘焙、包装之后，送入皇宫。

蒙顶贡茶分为“正贡”与“陪贡”。每年当春茶芽出之时，县官即卜择吉日，穿上朝服，率领僚属并名山72寺院僧众上山焚香祭拜。烧香礼拜之后开始采摘，规定只采360叶，后送交专门的制茶僧负责炒制。炒茶时，寺僧还要盘腿诵经。在新锅中翻炒揉捻后，再用炭火焙干。最后将制成品贮入两银瓶中，贡入帝京，以备“天子郊庙之用”，此茶叶叫作“正贡”。正贡之外，每岁还要采菱角峰下凡种，揉制成团曰“颗子蒙”，另贮18只锡瓶中作为陪贡入京，供一般皇室成员享用。

黄芽之名最早出现于唐代毛文锡所著的《茶谱》中：“又有片甲者，即是早春黄芽，其叶相抱如片甲也。”“按茶经，邛、临数邑茶，有火前、火后、嫩绿、黄芽号”。而蒙顶黄芽之名则形成于明代，古籍《农政全书》中记载：“蜀之雅州蒙山顶，有露芽、谷芽。皆云火者，言采造于禁火之前也。”所谓的“露芽”和“谷芽”，便是后来的蒙顶黄芽。

蒙顶黄芽味清甜香，滋味醇和，回味甘甜，自古以来便是茶中极品。如此好茶，在其发展的过程中，自然和历代名人有了数不清的交集。

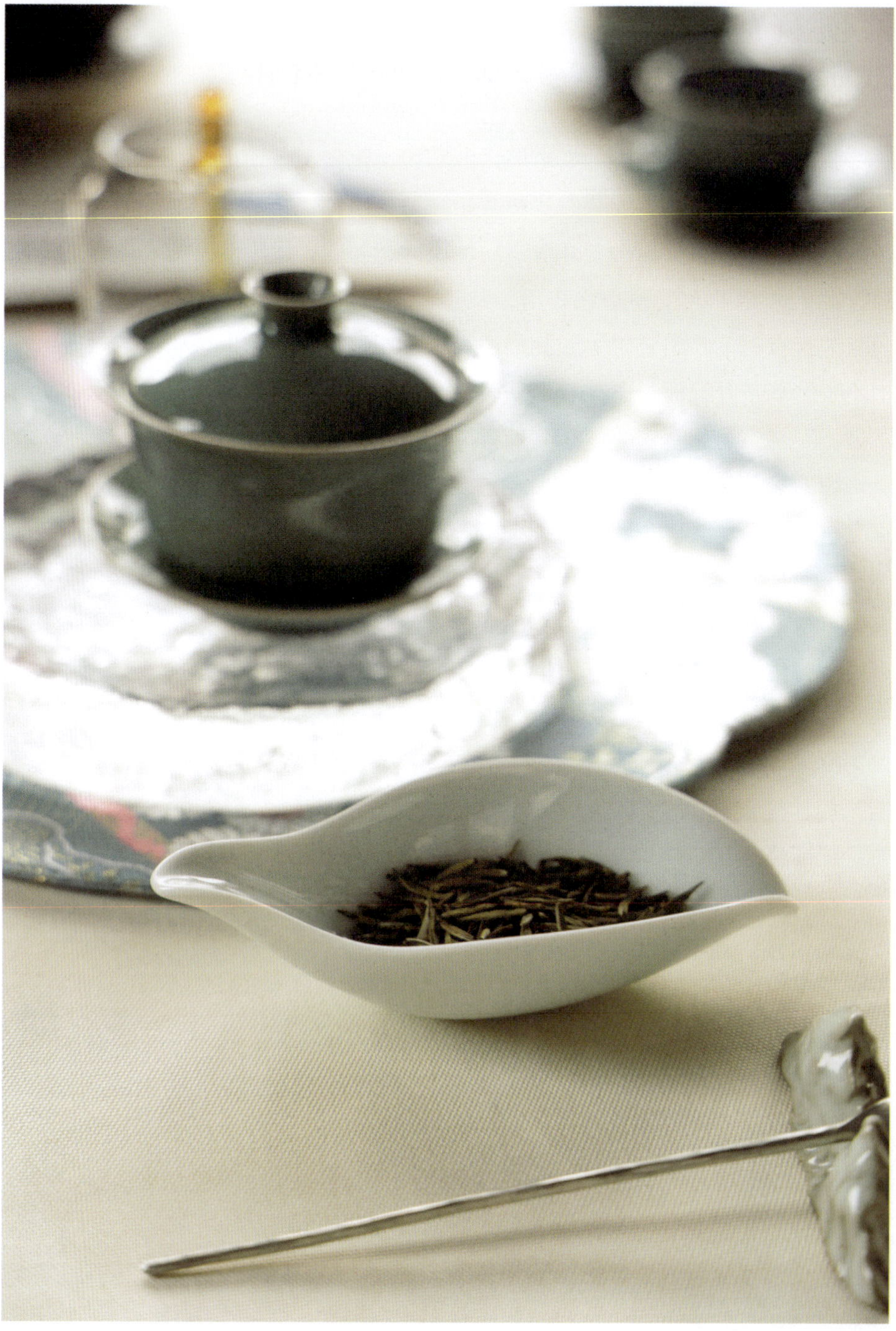

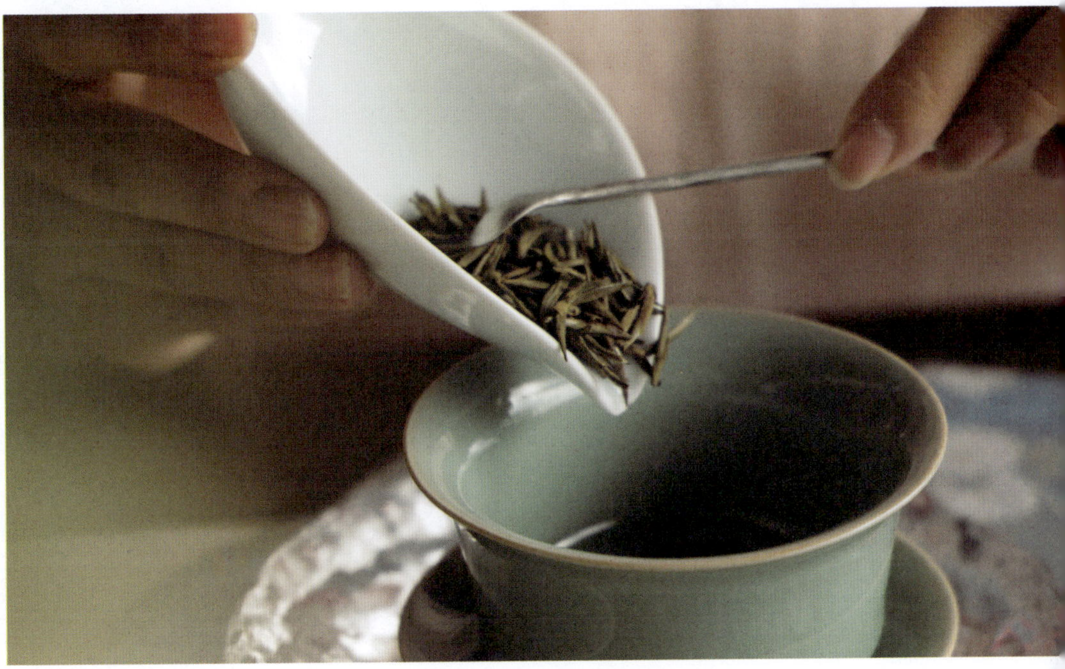

- **唐玄宗与蒙顶黄芽**

唐玄宗李隆基非常喜欢喝蒙顶山茶，为此更是将蒙顶山产的茶钦定为“贡茶”，一来用于祭祀天地和祖先，二来专供自己和皇室其他成员享用。

- **白居易与蒙顶黄芽**

大诗人白居易是蒙顶山茶的狂热“粉丝”，其在《琴茶》一诗中写道：“琴里知闻唯渌水，茶中故旧是蒙山。”意思是说自己最喜欢的曲子是《渌水》，而最喜欢喝的茶则是蒙顶山茶。

- **陆游与蒙顶黄芽**

南宋杰出的文学家、爱国诗人陆游一生嗜茶，所写的茶诗有300多首，是我国文学史上咏茶最多的诗人。在众多茶叶品类中，陆游对蒙顶黄芽情有独钟。“朱栏碧甃玉色井，自候银瓶试蒙顶”，便表现出陆游对蒙顶黄芽的喜爱之情。

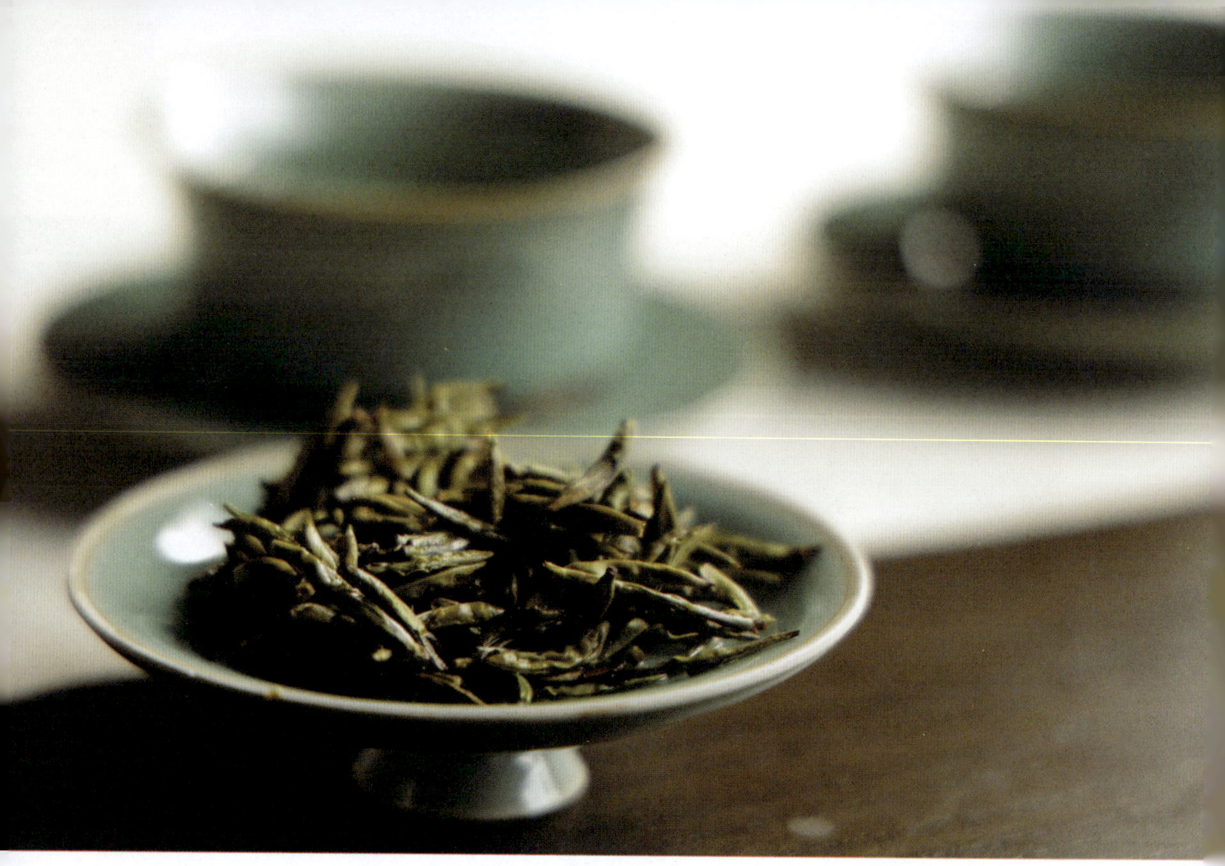

蒙顶黄芽工艺——闷黄闷出来的极品黄茶

作为黄茶中的极品，蒙顶黄芽不仅外形美观，扁平挺直，色泽微黄，芽毫显露，而且冲泡出来的茶汤嫩黄透明，口感甜香爽滑，满满的鲜味醉人。如此珍品是如何制作出来的呢？蒙顶黄芽从鲜叶到干茶，需要经过杀青、初包、复炒、复包、三炒、堆积摊放、四炒、烘焙八道工序。

杀青。蒙顶黄芽杀青时采用表面光滑洁净的平底锅，口径在 50 厘米左右，用干柴明火加热或者电加热都可以。当平底锅温度达到 100℃左右时，在锅内均匀地涂抹少许白蜡，锅温达到 130℃，蜡烟散掉后立即投放采摘下来的鲜茶。通常而言，每锅的投茶量在 120 ～ 150 克，4 分钟左右，锅内茶叶含水量便会降至 55% ～ 60%，叶片颜色转暗，茶香渐生。

初包。所谓“初包”，是形成蒙顶黄芽“茶褐黄、汤亮黄、底嫩黄”三黄特色的关键工艺，是指将杀青出锅的毛茶用草纸迅速包裹好，使毛茶温度始终保持在 55℃左右，如此放置 60 ～ 80 分钟。为了避免茶叶被闷坏，中间需要开包翻拌一次。初包的目的是促进毛茶均匀黄变，进一步降低其含水量。

复炒。初包后的茶叶再次投入温度为 70 ～ 80℃的平底锅中，翻炒时要理条和压扁芽叶，进一步塑形和蒸发其所含有的水分。待茶叶含水量下降到 45% 左右，茶叶温度在 50 ～ 55℃时，便可出锅。

复包。为了让茶叶颜色进一步黄化，冲泡后茶汤嫩黄透明，复炒出锅的茶叶还需要用草纸再包裹一次，方法同初包。50 ～ 60 分钟后开包，此时茶叶的颜色会呈现为黄绿色。

三炒。三炒的操作方法和复炒的方法基本相同，将平底锅的温度保持在 75℃左右，待茶叶条索基本成形，含水量降到 30% 左右时即可出锅。

堆积摊放。为了确保茶叶水分分布得更为均匀，加速多酚类化合物的氧化过程，令茶叶进一步黄化，三炒出锅后的茶叶要趁热堆放在竹篾上，摊放的厚度以 5 厘米左右为宜。堆放 24 ～ 36 小时后，便可进行四炒。

四炒。四炒的目的是进一步塑形和激发茶叶的香味，锅温需要保持在 60 ～ 70℃之间。出锅后，如果茶叶的颜色还是不够黄，可再次堆积，直到其颜色完全符合要求为止。

烘焙。烘焙的目的是进一步增香，将茶叶所含水分降低到适合保存的水平。烘顶的温度要保持在 40 ～ 50℃，当茶叶含水量降为 5% 左右后，便可下烘摊放。

小贴士：蒙顶黄芽品质分辨四法

1. 看。通常而言，芽头较多、叶质较嫩、条索光润且无叶柄和茶梗的蒙顶黄芽品质较好。相反，芽头较少、叶质较老的品质较差。

2. 闻。将蒙顶黄芽放于手掌上，用嘴哈一口热气，茶芽有淡淡的香味，品质较好。相反，无香味或者散发其他异味的茶芽，品质则相对较差。

3. 尝。将蒙顶黄芽放入口中嚼一下，有甘甜味的，品质较好。假如茶叶咀嚼起来有苦涩的味道或其他异味，则意味着品质较差。

4. 泡。用沸水冲泡后，品质较好的蒙顶黄芽黄叶黄汤，小啜一口，香甜而鲜嫩，爽口而回甘。而品质较差的蒙顶黄芽，茶汤则比较浑浊，香味较淡，喝起来鲜爽不足。

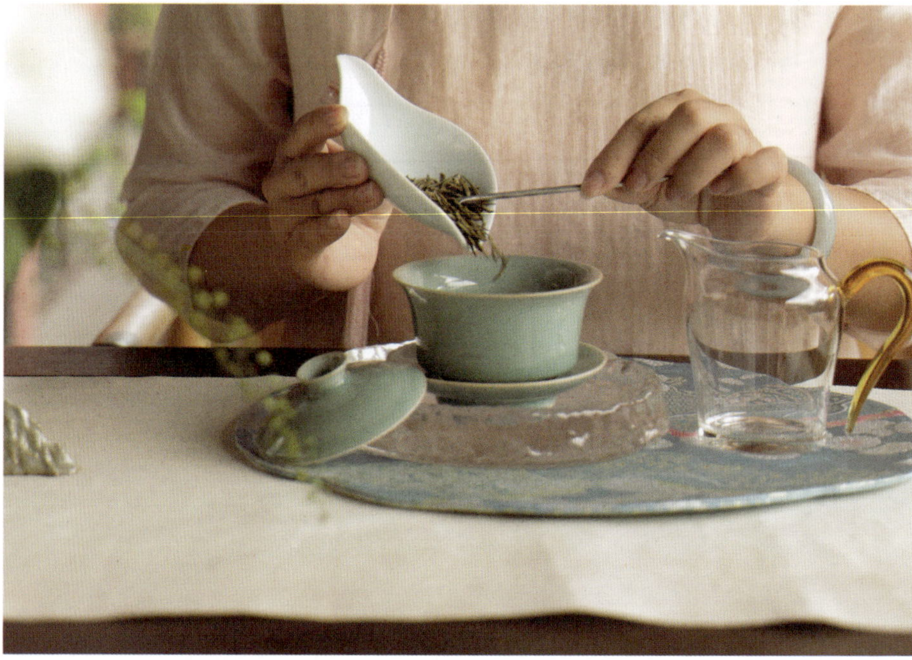

蒙顶黄芽最佳冲泡法

作为黄茶珍品的蒙顶黄芽，如何冲泡才能喝到最醇和鲜爽且回甘的茶汤呢？答案很明确，除了茶好水好（山泉水或者纯净水）之外，我们还需要掌握正确的冲泡方法。

温杯。用 90℃的水将茶具先烫一遍，使其均匀受热。温杯，一方面可以消灭细菌，确保茶具清洁；另一方面也可以在投入蒙顶黄芽后对其进行加热，初步激活其所含香气。

投茶。蒙顶黄芽冲泡时可以选择下投法或者中投法。使用下投法时，将 3 克蒙顶黄芽投入，轻轻摇晃后闻香。使用中投法时，先在杯中注入三分之一的开水（80 ～ 90℃），再将 3 克蒙顶黄芽投入杯中。

润茶。采用下投法时，直接注入 80 ～ 90℃的开水至三分之一处，使蒙顶黄芽浸润。使用中投法时，则不必继续注入热水，只需要轻轻摇动杯子令茶叶慢慢浸入水中即可。

冲水。提起水壶，利用手腕的力量从高处向低处冲水，反复三次，注入七分满即可。这种注水方法可以使茶叶在开水中上下翻滚，充分释放所含香气和营养物质。

品饮观赏。观赏茶叶在水中的姿态也是品茗之趣，看其上下沉浮，如品人生，如忆往事，可得奇妙的心灵慰藉。之后小啜一口茶汤，享受鲜醇回甘之滋味，堪称人生最惬意之事。

在四川的茶馆里，长嘴铜壶是蒙顶黄芽的最佳搭档，再配合炫目的“龙行十八式”，喝茶，除了喝滋味，还喝出了文化。当然，对我们茶人而言，最熟悉的喝茶场合还是家，一人独饮或几人对饮。此时，我们可以选择玻璃杯或青瓷盖碗作为茶具。

- **玻璃杯**

玻璃杯是最适合冲泡蒙顶黄芽的茶具。一方面作为黄茶中的极品，蒙顶黄芽非常细嫩，容易被闷坏，而玻璃杯散热性非常好，可以给予蒙顶黄芽一个最“舒适”的冲泡环境；另一方面，蒙顶黄芽在水中的姿态也是极美的，宛如翩翩起舞的少女，而透明的玻璃杯正是它们的舞台。

- **青瓷盖碗**

除了玻璃杯外，青瓷盖碗也可以用来冲泡蒙顶黄芽。一方面，盖碗碗口宽大，散热性较好，可以避免闷坏娇贵的茶叶；另一方面，青釉和蒙顶黄芽干茶的黄色以及冲泡出来的茶汤的金黄色相得益彰，能够营造出一种满眼金黄的尊贵感，为品茶带来高贵的气息。

蒙顶黄芽的冲泡步骤

① 备茶；

② 投茶；

③ 泡茶；

④ 出汤；

⑤ 分茶，品饮。

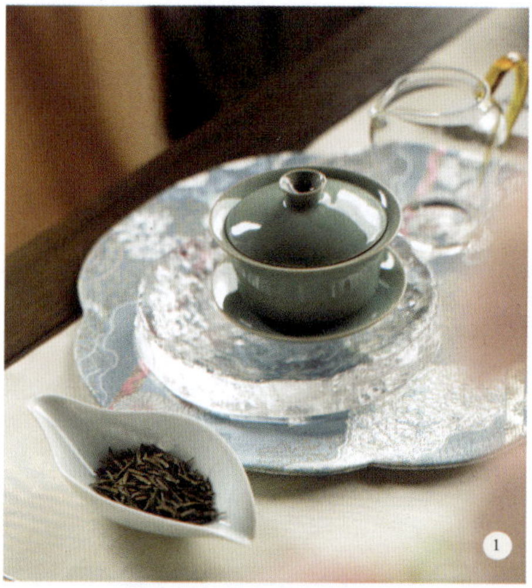

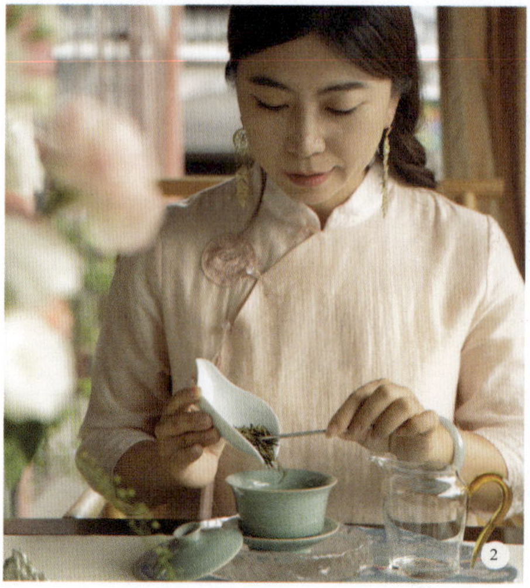

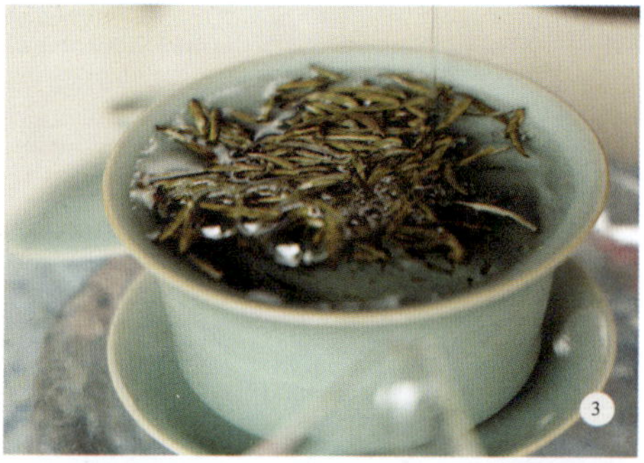

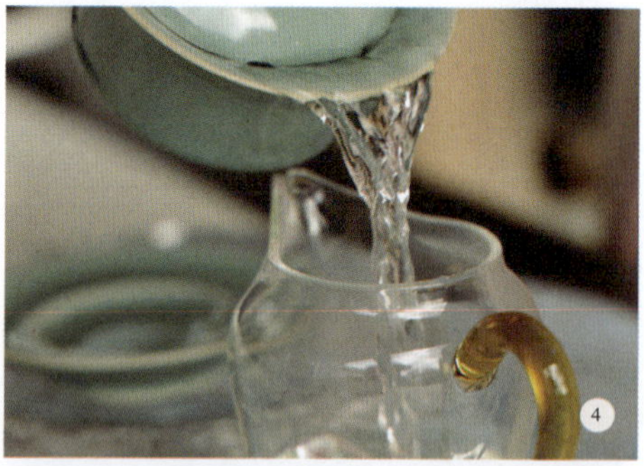

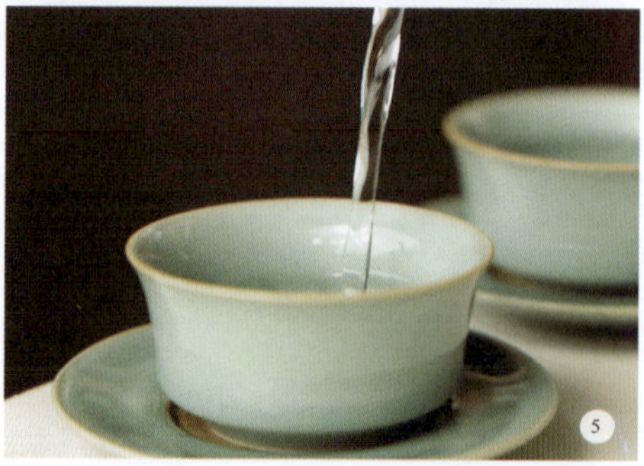

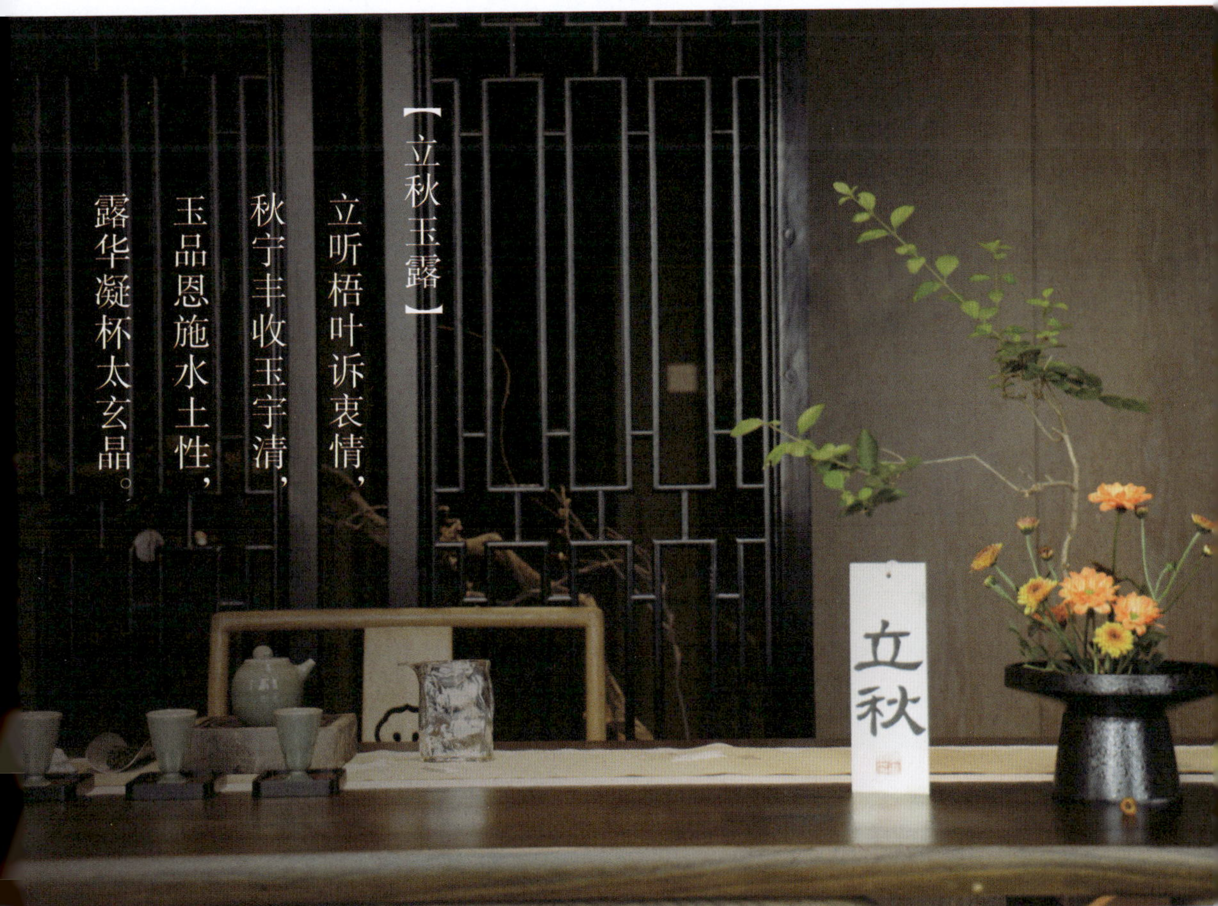
【立秋玉露】
立听梧叶诉衷情，
秋宁丰收玉宇清，
玉品恩施水土性，
露华凝杯太玄晶。
立秋

立秋

干燥防“秋老虎”：恩施玉露生津润燥

立秋——
云天收夏色，木叶动秋声

立秋，是二十四节气中的第十三个节气，也是秋季的第一个节气。“立”是开始的意思。“秋”由禾字和火字组成，意思是在这个时节，田野中的禾谷已经成熟了。一到立秋，大自然中旺盛的阳气开始衰弱，阴气逐渐滋生，植物也随之成熟和衰败，果子挂满枝头，谷穗沉甸饱满，田野中呈现出一片丰收的景象。

古人将立秋之后的十五天分为三候：一候凉风至；二候白露降；三候寒蝉鸣。意思是说，立秋最初五天所刮的风已经有了丝丝的凉意，不再是暑天的那种令人窒息的闷热，所谓“立了秋把扇儿丢”便是这个意思。立秋五天过后，有些地方早晨大地上开始有了雾气，草尖上已经挂上了露珠。最后五天，虽然天气还是非常热，但树上的寒蝉开始鸣叫了，预示着凉爽的脚步越来越近了。

作为夏秋之交的重要节气，立秋自古便被人们所重视。早在周代，立秋这天，天子都会亲自率领三公六卿和诸侯大夫到西郊迎秋。到了宋代，立秋这天，皇帝会命人将栽种在盆内的梧桐搬进议事的大殿内，等到立秋时辰一到，太史官便会高声启奏：“秋来了。”然后，大殿内的梧桐便会非常应景地掉下一两片叶子，证明秋天来了，丰收的时节到了。

立秋不仅为朝廷所重视，在民间亦被视为重要的节气。因此，立秋到来时，不管是北方还是南方，人们都会举行各种各样的庆祝活动迎秋。夏天天气闷热，人们普遍食欲不佳，身体便会出现亏空，所以立秋时节我国北方地区便有了“贴秋膘”的习俗，即在立秋这一天吃炖肉、烤肉、涮肉等美食，以弥补在夏天失去的脂肪。除了“贴秋膘”之外，人们还会在立秋时节“咬秋”，即通过吃甜瓜、西瓜等，将暑气驱散出去，把凉爽的秋天紧紧咬住。

立秋时节，虽然天气总体趋势是变凉的，但还处于三伏天中，“秋老虎”威风不减。俗话说“立秋反比大暑热，中午前后似烤火”，立秋之后的中午，天气依然闷热难耐，但相对于大暑，降雨却少了很多，这便导致立秋后天气变得既干且燥。

根据中医六淫学说，自然界中的风、寒、暑、湿、燥和火剧烈变化时会导致疾病的发生，而立秋对应“燥邪”，最易伤肺。因为肺在五脏中最为娇贵，喜欢湿润，讨厌干燥，因此立秋干燥的天气最易导致燥邪入侵，伤害肺脏，导致口干鼻燥、咽喉肿痛、干咳等。

而恩施玉露则具有非常好的祛燥润肺和延缓衰老的效果。干燥的天气里，冲泡一杯恩施玉露，小啜一口，淡淡的茶香可以为我们带来久违的温润，呼吸进来的空气都变得舒适起来。而被誉为“世界硒都”的恩施，土壤中富含被营养学界称为“生命火种”的硒元素。恩施玉露堪称天赐富硒茶，经常饮用，能够大大延缓人体衰老，堪称“不老神茶”。

立秋时节，手捧一杯恩施玉露，静坐窗前，看风过树梢，品百味人生，多好！

小贴士：立秋茶俗

喝立秋茶。所谓立秋茶，是指立秋之后、处暑之前采摘下来的茶叶。立秋之后，昼夜温差逐渐增大，白日阳光充足，夜晚比较凉爽，茶树生长变得缓慢，茶叶变得更厚，密度也越来越大，茶香随之增加不少。人们认为，立秋茶汲取了万物趋于成熟的大自然的能量，喝下之后，身体会变得更加健康。

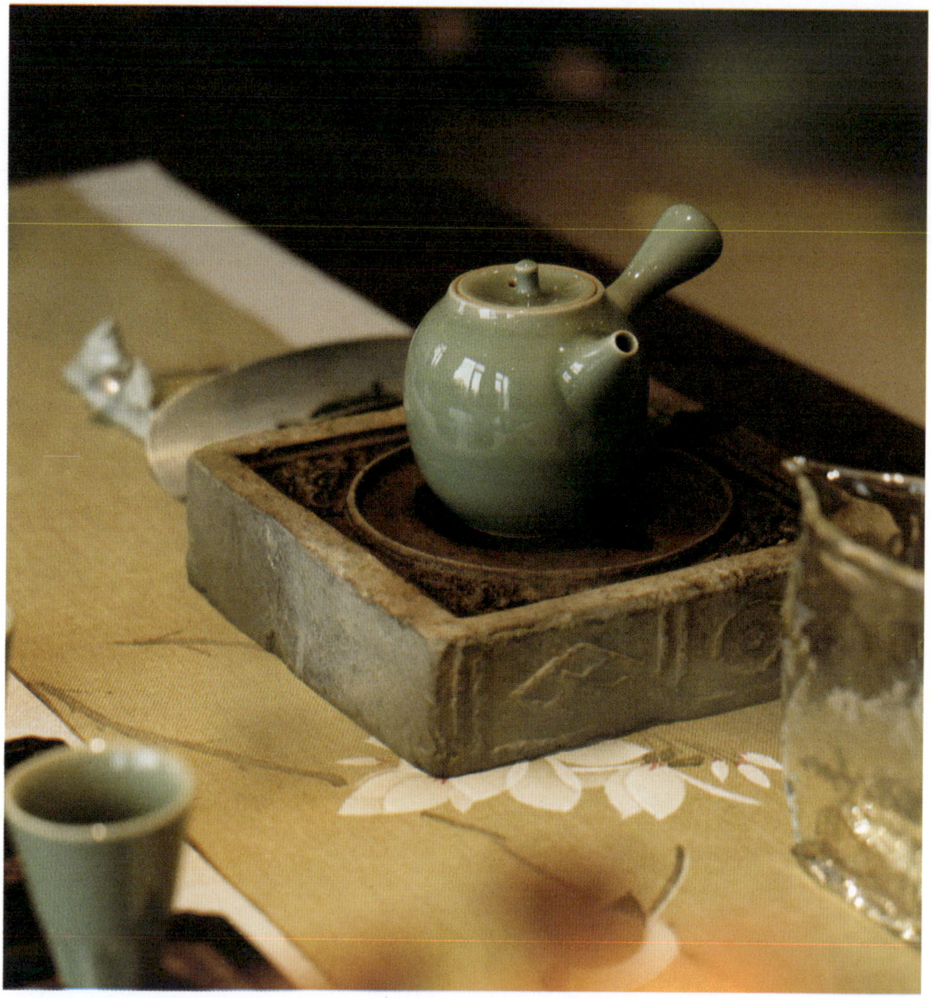

恩施玉露历史——
恩施玉露一相逢，便胜却人间无数

恩施玉露的历史非常悠久，有古籍记载，三国时期古人“采叶做饼”，即将茶树上的鲜叶采摘下来后做成茶饼。当时古人饮茶要“煮”，先将茶饼炙烤成赤色，然后捣碎放入茶具中，用沸水冲泡。有时候，为了醒酒，还会在茶中加入橘子、生姜、大葱等，人喝了之后便会精神抖擞，不再昏睡。

到了唐代，“施州（现恩施）方茶”之名已经传遍襄阳、江陵一带，成为当地富贵人家茶桌上的常客。晚唐诗人郑谷曾经写过一首《峡中尝茶》，便记载了他在施州时品尝“方茶”的见闻：“蔟蔟新英摘露光，小江园里火煎尝。……合座半瓯轻泛绿，开缄数片浅含黄。”

到了清代，恩施玉露正式创制成功。有一年，恩施的春天来得非常早，导致采摘下来的鲜叶大量积压，一时半会儿加工不出干茶。假如想不出办法，必然会造成大量浪费。正在大家一筹莫展之时，一位蓝姓茶商想到了老祖宗流传下来的蒸青工艺，可快速烘干茶叶的同时保留其原本的香味和口感。大家如获至宝，纷纷采用蒸青工艺制茶，避免了损失。

但是，采用这种方法烘干的茶叶，外形看起来比较杂乱粗糙，影响销售。蓝姓茶商之后又在古代工艺的基础上反复试验，制定出了一套完整的炒烘流程，制成后的干茶紧细圆直、色绿如玉，故命名为“玉绿”。

恩施“玉绿”制成后，因为最大限度地保留了鲜叶的口感和独特的营养价值，从而成为贡茶。《清一统志》中便有恩施“玉绿”被进贡到皇宫，被皇帝赞为“胜似玉露琼浆”的记载。

1939 年，中国茶叶公司恩施实验茶厂庆阳坝工厂厂长杨润之经过不断实验，对恩施“玉绿”茶的工艺进行了大改。改进工艺后所制之茶外形色泽碧绿油润，毫白如玉，冲泡后的茶汤犹如辰时甘露，鲜香味爽，所以改名为“玉露”。

1945 年，恩施玉露开始出口，自此名扬海外。

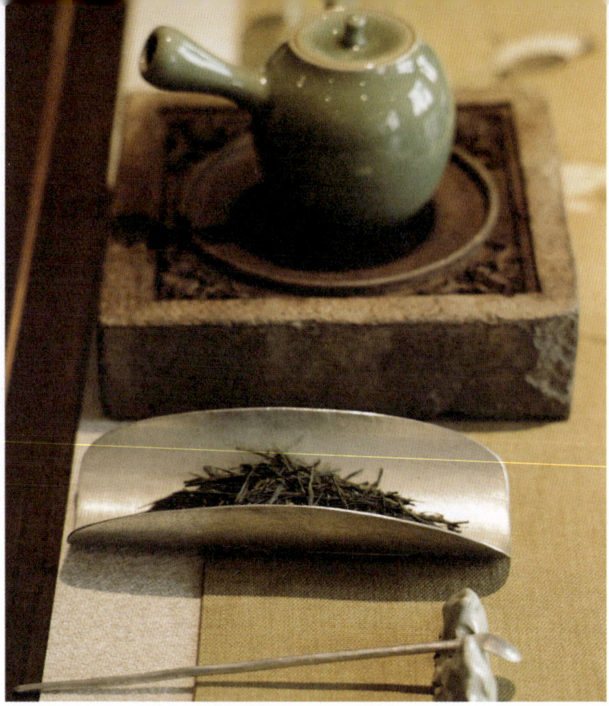

恩施玉露工艺——蒸出“三绿”香人魂

相对于毛尖、碧螺春、龙井等著名绿茶以“炒”杀青的制作工艺，恩施玉露则独树一帜，以“蒸”杀青，继而造就了独特的形态和口感。

恩施玉露从鲜叶到干茶，需要经过九道工序。

鲜叶保管。为了最大限度地保鲜保存，采摘下来的茶叶储藏时采用通风槽透气板式设备，每隔一段时间鼓风通气或者翻动鲜叶，从而降低叶堆内的温度，防止茶叶闷黄。通常而言，鲜叶保存的温度以30℃以下为宜。

蒸青。蒸青是恩施玉露特有的工艺，是确保其茶绿、汤绿、叶底绿最重要的一环。蒸青时，将普通铁锅架设在特制的蒸青灶上，锅中加水后放上木质的装有蒸青抽屉的蒸青箱。点火加热，待锅内的水充分沸腾后，抽开蒸青抽屉，将鲜叶均匀且不重叠地铺在上面。40～50秒后，茶叶会呈现出灰绿色，用手轻捏，表面光滑，且质感柔软，凑近后会闻到一股淡淡的清香。

扇凉。蒸青后的茶叶要第一时间取出，均匀地摊放在竹席上。之后，利用电风扇或者自然风为茶叶降温，使其快速去除水分，否则余热和水汽积聚会导致叶片变黄。大约10分钟，蒸青后的茶叶温度便会降至常温，便可进行下一道工序。

初焙。初焙又叫“炒头毛火”，先将烘焙盘加热到 140℃左右，然后投放 2 ～ 3 克散凉后的茶叶。期间，为了确保茶叶水分充分蒸发，双手要快速捧起茶叶高抛抖散，一遍遍地重复这一动作。大约 12 ～ 15 分钟后，茶叶的颜色会变为暗绿色，捏起来既不粘手又不成团，初焙便大功告成。

揉捻。炒头毛火后，为了更好地塑形，还需对茶坯进行揉捻。揉捻分为左右揉和对揉两种，左右揉时，双手握住茶叶从左向右或者从右向左如滚雪球一样朝着一个方向滚揉；而对揉则是几个人面对面地站在烘盘两边，一方将茶滚揉到另一方的位置后，另一方再将茶滚揉过去。如此这般配合，最终将茶团滚揉成圆柱状。持续 30 ～ 35 分钟后，大多数茶叶变为条形，表面还能够见到少许茶汁。

再焙。又称“铲二毛火”，其目的在于让茶坯的条索卷得更紧，进一步蒸发其水分。烘焙时，烘焙盘的温度要保持在 100 ～ 110℃，然后将揉捻过的茶叶投入，两人面对面地站在烘焙盘两边，双手掌心相对，呈捧球状，沿烘焙盘往复推揉，使茶叶逐渐成团，同时确保受热均匀。

整形上光。整形上光的目的是令茶坯形状如针，挺直光滑，颜色翠绿。整个过程分为两个阶段：一为搓条，在温度为 60 ～ 80℃的烘焙盘上，将茶捧起后朝着一个方向轻轻搓动，直到茶条变得紧细圆直为止；二为紧条上光，即采用搂、搓、端、扎的手法上光，令茶条变得更有光泽。在整个过程中讲究“两不离”，即茶不离焙、手不离茶，直到茶叶含水量降低到 7% 以下、用手一捻便碎时为止。

提香。整形上光后的茶叶放在烘笼上进行低温长烘，待到茶叶含水量降到 5% 左右时，即可摊晾。

挑选。采用人工挑选或过筛的方式，将夹杂在茶叶中的粗条、碎片、黄片、老梗及其他杂质拣出，然后包装储存。

小贴士：不同等级恩施玉露的采摘标准

特级：以单芽为标准采摘，茶芽必须肥壮饱满。

一级：九成为一芽一叶，且芽叶必须新鲜肥壮，不得含有鳞片、鱼叶、夹叶等。

二级：一芽一叶为主，一芽二叶最多不得超过四成，且必须确保芽叶完整、新鲜，可稍微有一些鱼叶和单片。

恩施玉露最佳冲泡法

恩施玉露是我国现存唯一的蒸青针形绿茶。恩施玉露外形白毫显露，色泽苍翠润绿，条索紧圆光滑，看起来如同松针。恩施玉露冲泡后，茶汤闻起来非常清爽，小啜一口，甘醇爽口，唇齿间都是秋天的味道。

玻璃杯是冲泡恩施玉露的最佳搭档。一来，恩施玉露对水温的要求非常苛刻，热水冲泡时，为了避免闷熟，导致茶汤变苦，水温要控制在80℃左右。而玻璃杯的散热性非常好，通过热传递能够快速降低水温，确保茶汤滋味醇正。二来，玻璃杯透明，茶人可直观地欣赏恩施玉露冲泡时叶片复展的美丽身姿，叶片最初看起来如同亭亭玉立的少女，之后缓缓沉落于杯底，稳如老僧。

选用玻璃杯时，杯身不宜太长太高，太长太高的话，注水后水温下降速度会变慢，很容易烫坏茶叶，导致茶汤出现异味。另外，玻璃杯内、外壁最好光滑无花纹，如此不仅散热快，还方便更清晰地赏茶。

恩施玉露的冲泡方法很独特，茶人可以根据自身的口感喜好选择不同的冲泡方法。

- **开水冲泡法**

开水冲泡是茶人最常用的一种品鉴恩施玉露茶独特口感的方法。冲泡时，先将开水注入玻璃杯中，七分满即可。待水温降低到70～80℃时投入3克左右的恩施玉露，静置1～2分钟便可饮用。

需要注意的是，恩施玉露茶嫩度不同，对水温的要求会有所差异。通常而言，明前恩施玉露最嫩，如果用沸水冲泡的话，很容易破坏其所含有的维生素等营养物质，因此冲泡时水温需控制在70～75℃。相对于明前恩施玉露，明后恩施玉露耐泡性则较强，冲泡时水温可稍微提高，以80～85℃为宜。而谷雨恩施玉露由于叶片较大，最为耐泡，用85～90℃的热水冲泡则香气更为浓郁。

- **冷水冲泡法**

冷泡茶是指以纯净水、凉白开、冰块等浸泡萃取出的茶汤。经由独特蒸青工艺制成的恩施玉露相对于其他绿茶，部分物质的活性更强，更加鲜爽。使用

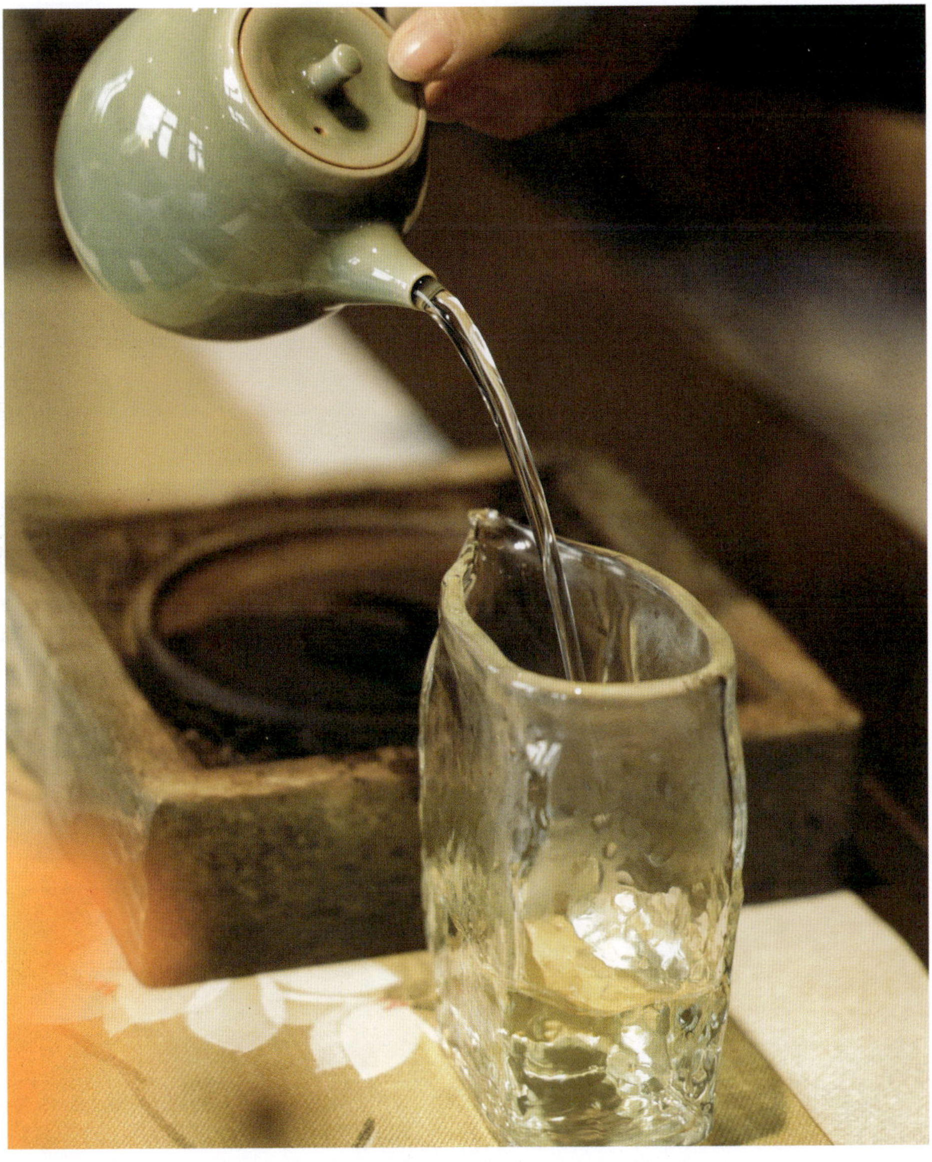

冷水冲泡，恩施玉露中提供甜味、鲜味的氨基酸能够更好地溶出，所含有的蛋白质也能更加完整地被保存下来。

冷水冲泡恩施玉露时，先取 500 毫升的冷水或者冰水倒入器皿中，然后再加入 4 克恩施玉露，放入冰箱中冷藏半小时后即可饮用。

恩施玉露的冲泡步骤

① 备茶；
② 闻香；
③ 投茶；
④ 泡茶；
⑤ 出汤；
⑥ 分茶；
⑦ 品饮。

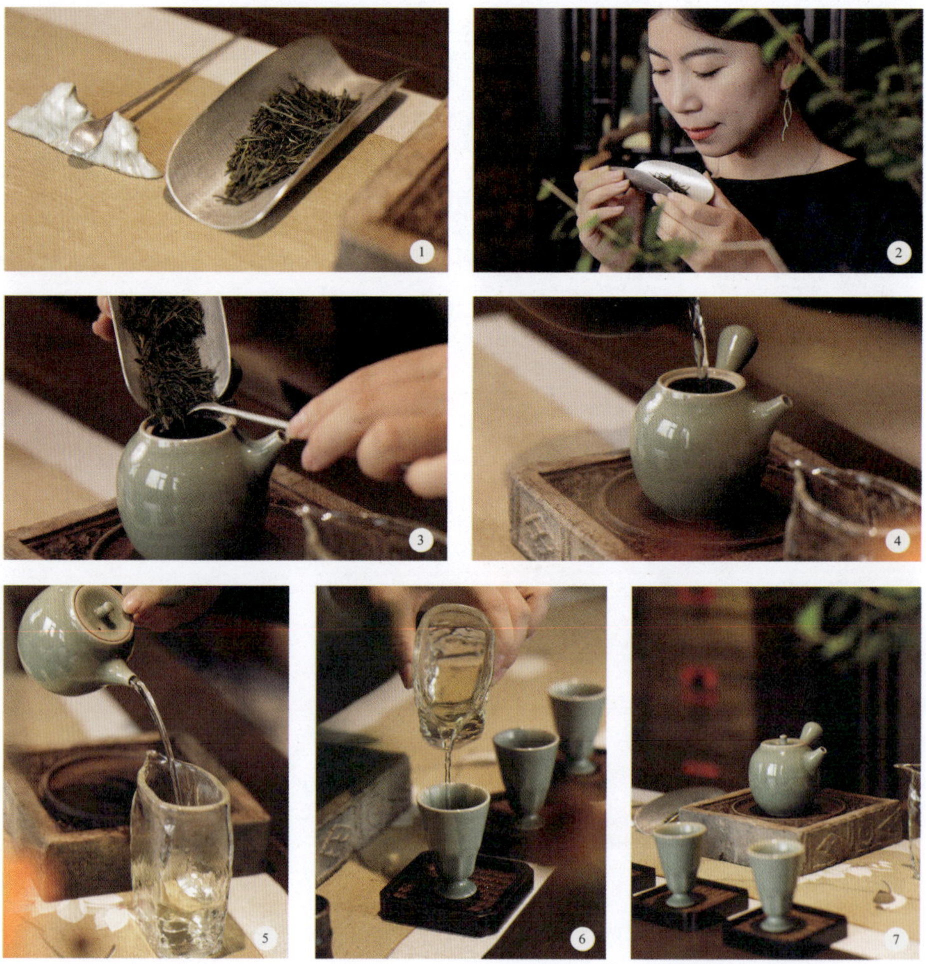

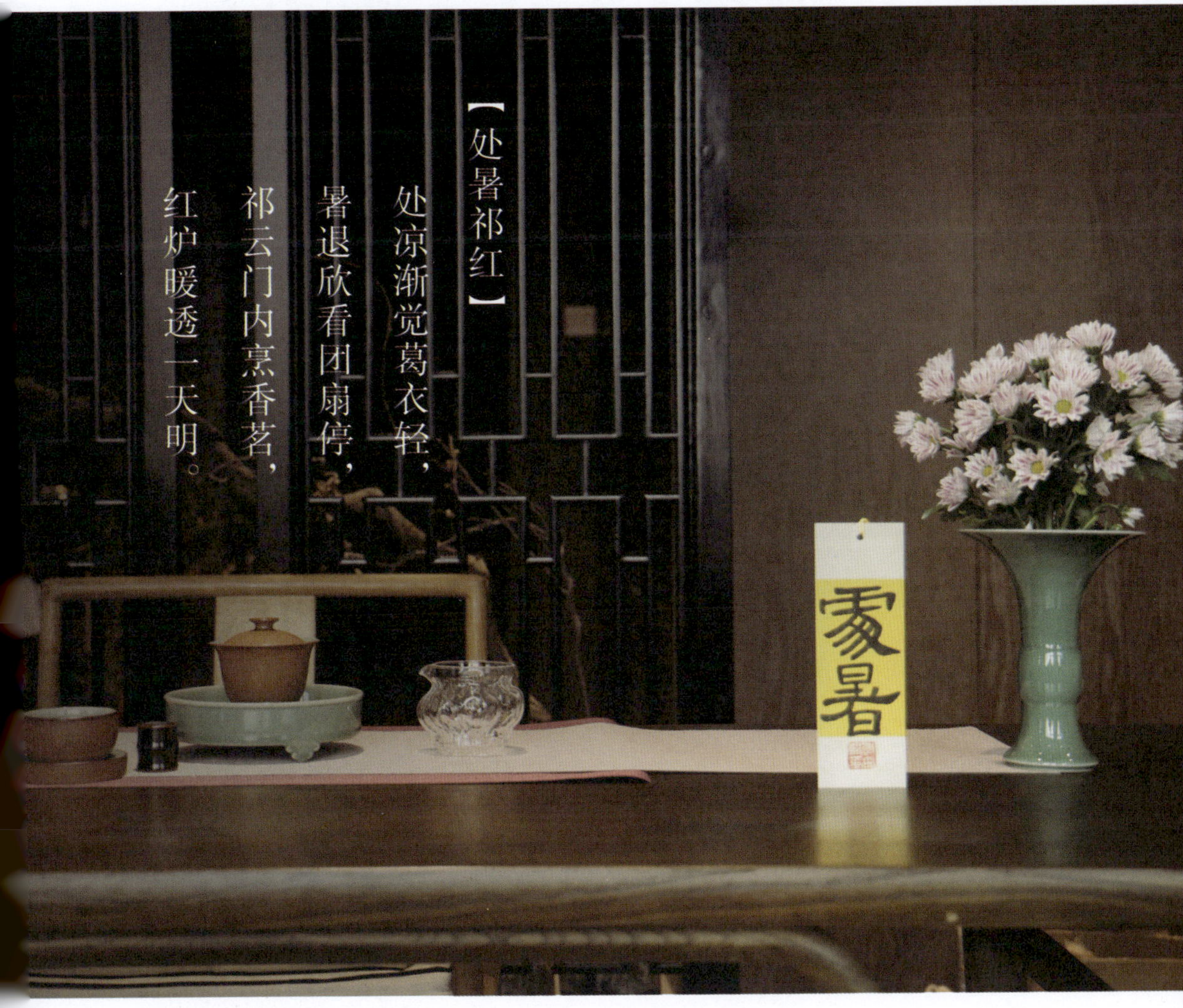
【处暑祁红】
处凉渐觉葛衣轻，
暑退欣看团扇停，
祁云门内烹香茗，
红炉暖透一天明。

处暑

凉意起秋风吹：祁门红茶滋阴润肺

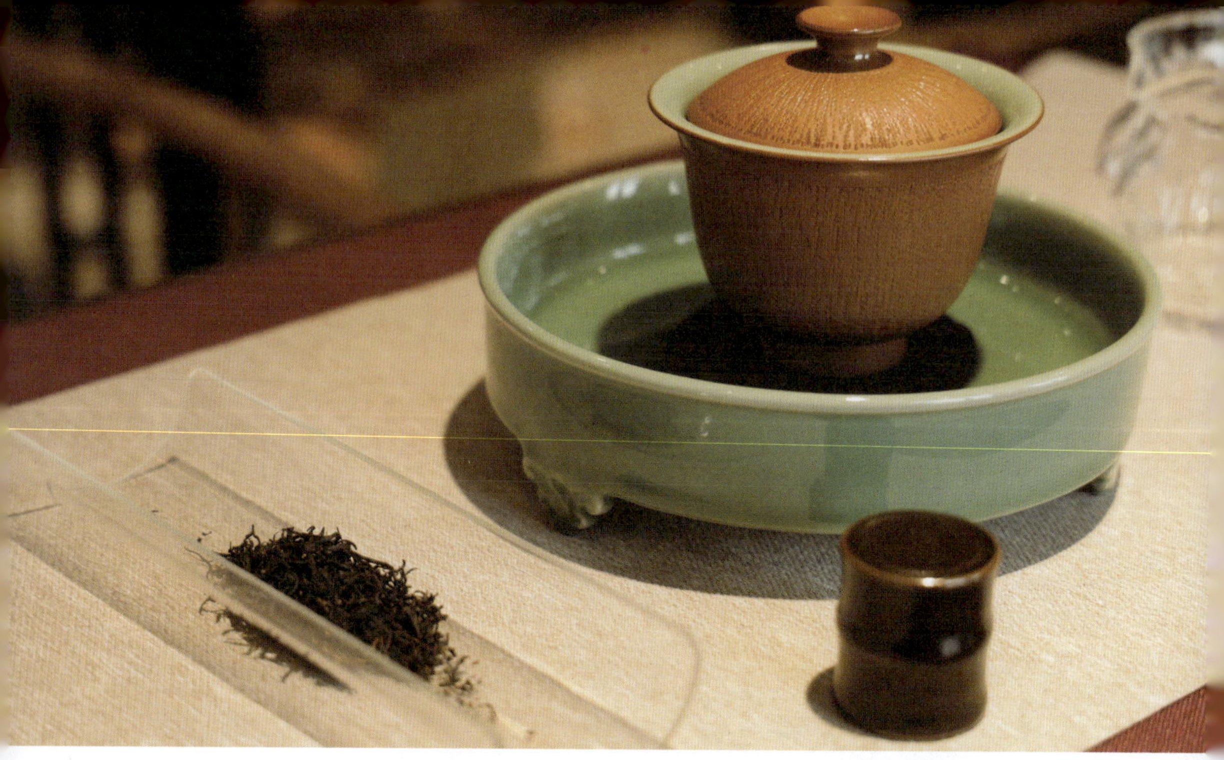

处暑——夏将止而秋未满

处暑是二十四节气中的第十四个节气，也是秋季的第二个节气。《月令七十二候集解》中记载："处，止也。暑气至此而止矣。"可见，古人之所以将这个时节命名为"处暑"，是因为到此时节，暑气就要结束了，气候开始从炎热向凉爽过渡，夜晚已经能够感受到一丝丝久违的凉意。

古人将处暑后的十五天分为三候：一候鹰乃祭鸟，二候天地始肃，三候禾乃登。意思是，处暑之后，老鹰感知到秋日的肃杀之气，开始大量捕猎鸟类，并将猎物陈列开来，仿佛在进行一场祭祀；再过五日，天地间万物的生气逐渐消散，草木开始凋零，呈现出萧瑟的景象；最后五日，各类谷物普遍成熟，迎来了五谷丰登的收获时节。

为了告别夏季，迎接秋天的到来，处暑到来之际，人们会将新收的谷物粮食和瓜果蔬菜祭供祖先，谓之"秋尝"，一来向祖先汇报当年的收成，和祖先分享丰收的喜悦；二来感谢祖先的庇护，祈祷来年风调雨顺，再获丰收。除了祭祖，处暑时节，民间还有出游迎秋的习俗。生活在都市里的人们三五成群畅游郊野，抬头看天上的云彩疏散自如，低头将精美的河灯放入河流湖泊之中。

处暑时节，随着太阳直射点不断南移，酷热难熬的天气也进入了尾声。处暑天气虽然依旧炎热，但气温却呈现出一种缓慢下降的趋势，假如遇到一场难得的秋雨，便会感受到秋天的肃杀之气，因此古人说处暑之后“一场秋雨一场寒”。但是处暑仍然处于“三暑”之内，时不时会有“秋老虎”光临，令人们回忆起炎夏的味道。总体而言，处暑期间的气候特点可以概括为：白天炎热，早晚凉爽，昼夜温差较大，降水相对稀少，空气湿度较低。

中医认为，处暑时节久晴少雨，秋阳炽烈，易生燥邪，燥邪入体便会耗气伤阴。因此，处暑时节，有些人会觉得四肢无力，神疲懒言，这便是秋燥引发的气虚之证；有些人则会口干舌燥，鼻干咽燥，此乃秋燥引发的阴虚之证。

处暑时节，暑气至此而止，新秋凉意已生，夏秋交替之际，空气变得更加干燥。为了预防秋燥秋乏，补充人体所需的水分，闲暇之余冲泡一杯祁门红茶，暖胃驱寒，是一种极佳的生活方式。祁门红茶汤色红浓通透，气味清香悠长，茶性温顺，经常饮用，对秋后精神易疲惫或者肠胃不适的人来说，有着非常好的效果。

小贴士：处暑茶俗

喝凉茶。自唐代以来，处暑时节，两广地区便有喝凉茶的习俗。人们首先到药店配制药方，回家后煎煮成茶。这种凉茶喝起来比较苦，两广地区的人们认为这种苦茶一来可以清热祛火，喝了之后神清气爽；二来可以润肺消食，让身体变得更加健康。

祁门红茶历史——茶乡蕴高香，美名传四海

成书于唐代的《茶经》中便记载道："浙西以湖州上，常州次，宣州、杭州、睦州、歙州下……"在唐代，祁门属于"歙州"，是产茶之地。古籍《祁门县新修阊江溪记》中便记载祁门一带"业于茶者七八"，可见唐代时的祁门茶叶便已经成为重要产业，很多人靠之谋生。

当时，祁门等茶区所产之茶先被茶商运到浮梁，再以此为基地贩运到全国各地，大诗人白居易的《琵琶行》中便有"商人重利轻别离，前月浮梁买茶去"的诗句。由此可见，当时祁门茶不仅产量较高，而且名声也很大。

此后，不管朝代如何更迭，祁门都是茶乡。鸦片战争后，欧美市场对中国茶叶的需求愈发"狂热"，祁门茶的发展进入了一个鼎盛时期，大量出口。但是好景不长，因为一些不法商人掺杂次品导致质量下降，中国红茶的热潮在欧美市场迅速降温，祁门茶的种植和生产陷入了低谷。

1875 年，安徽黟县人余干臣从福建罢官后回到老家经商。长期在福建活动的余干臣对国际茶叶市场非常了解。当时，欧美消费者对绿茶失去信心后，转而消费红茶，而国内的红茶生产者甚少。看到商机后，余干臣便立即行动起来，在东至县成立了茶号，开始模仿闽红的制作工艺，试制红茶。

由于祁门的自然条件非常适合茶树生长，余干臣所制的红茶一经投入市场便受到了关注，名气也越来越大，最终吸引了国际茶商的关注，将之出口到日本和欧美市场。

祁门红茶自诞生伊始，其特有的似蜜糖的甜花香味便吸引了众多茶人的目光，其中不乏在各个领域做出突出贡献的优秀人士。

- **钱钟书与祁门红茶**

文学大师钱钟书先生在英国留学时便非常喜欢喝英式红茶，回国后其夫人杨绛先生用"滇红的香、湖红的苦、祁红的色"混搭出了一款口味独特的调配茶，钱钟书先生每天必定来一大杯，喝过后，心便会宁静一整天。

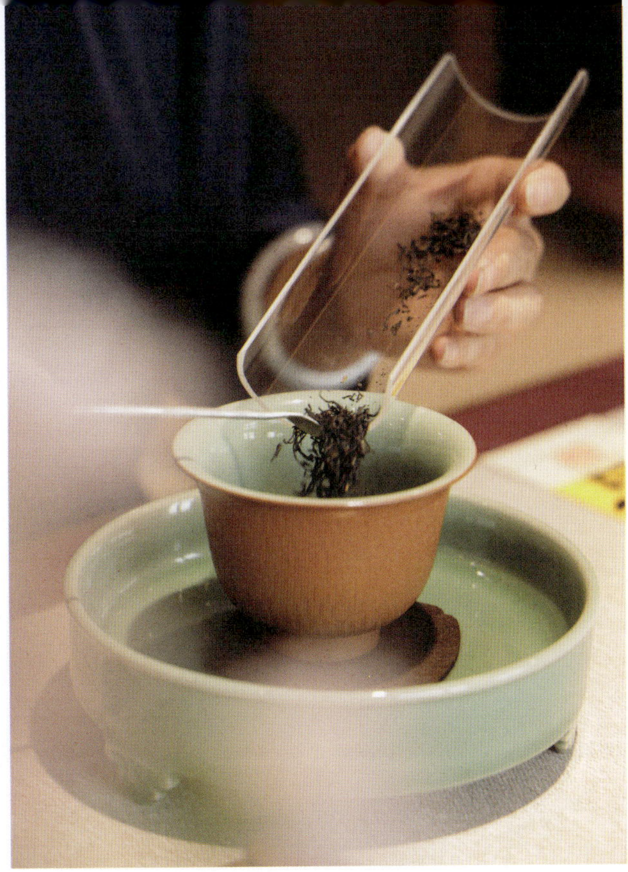

祁门红茶工艺——天生蜜香发酵来

作为中国十大名茶中唯一的红茶，传统的祁门红茶全由手工制作而成，因此又被称为“祁门工夫”。祁门红茶色泽乌润，条索精细，用沸水冲泡后茶汤透明红艳，未曾饮用，独特的“蜜糖香”便令人口齿生津，欲罢不能。

如此茶中精品，是如何制成的呢？从鲜叶到干茶，祁门红茶要经过采摘、萎凋、揉捻、发酵、干燥等一系列工序，其中萎凋、揉捻、发酵、干燥四道工艺最为关键。

萎凋。萎凋是祁门红茶制作的第一道工序，也是去除鲜叶青草味、激活茶叶香气的重要环节之一。萎凋可以分为自然萎凋和萎凋槽萎凋两种方式。采用自然萎凋时，可以将采摘下来的鲜叶薄摊于室内或者阳光不太强烈的室外，晾晒一段时间，待鲜叶变软、韧性增强时即可。萎凋槽萎凋则是将采摘下来的鲜叶放入槽体中，通过热空气加速萎凋的过程，也是当前普遍使用的萎凋方式。采用萎凋槽萎凋时，进风口温度需要控制在35℃左右，嫩芽薄摊，老叶厚摊，每小时停机翻动叶片一次，待鲜叶失去光泽变为暗绿色即可。

揉捻。揉捻的目的是通过破坏茶叶的细胞结构，更好地塑形和增香。揉捻时，双手要轻压慢揉，之后再重压快揉，最后则改为松压慢揉。揉捻后，芽叶会卷起成条状，用手紧紧地握住茶坯后会有茶汁外溢，松手后茶团也不会松散开来。

发酵。发酵是形成祁门红茶“红叶红汤”独特品质的重要工序。揉捻后的茶叶细胞结构破损，透性增强，内含的氧化酶和多酚类物质充分接触后发生氧化聚合作用，从而令茶叶变红，香气更加浓郁。

传统发酵方法为纯自然发酵，将揉捻后的茶叶放入竹篓或木桶中，用力压紧后盖上湿布即可。而现在人们则使用专门的发酵室发酵，发酵时，将揉捻后的茶叶放入发酵盒中，蓬松堆叶，厚度 8 ～ 10 厘米，九分满即可。然后使用恒温恒湿系统加热供湿，温度控制在 28 ～ 30℃，2 ～ 3 小时后发酵盒中茶叶的颜色便会呈现黄红色，且之前带有的青草气消失，醉人的花果香味更加浓郁。

干燥。干燥是祁门红茶初制的最后一道工序，即通过高温烘焙蒸发发酵过程中产生的水分，令茶叶定型增香。干燥分为毛火和足火两个阶段。毛火干燥后的茶叶还需要经过一段时间的摊晾。毛火的温度要控制在 110 ～ 120℃，足火的温度相对要低不少，保持在 85 ～ 95℃即可。干燥后的祁门红茶条索紧结，金毫显露，闻起来有浓郁的“似花似果似蜜”的香气。

小贴士：祁门红茶的三种家庭储存方法

1. 袋装储存。家庭储存祁门红茶，选用食品级塑料袋最为方便。所选食品级塑料袋要有一定的强度，厚实一些，避免因碰、划等原因出现破损。

2. 罐装储存。瓷罐、铁罐等都可以较好地保存祁门红茶，但需要注意的是，瓷罐或者铁罐买回来后要先洗干净，待晾干后可先放入少量茶叶末，然后盖好盖子存放数日，这样能够将罐子存留的异味吸净。

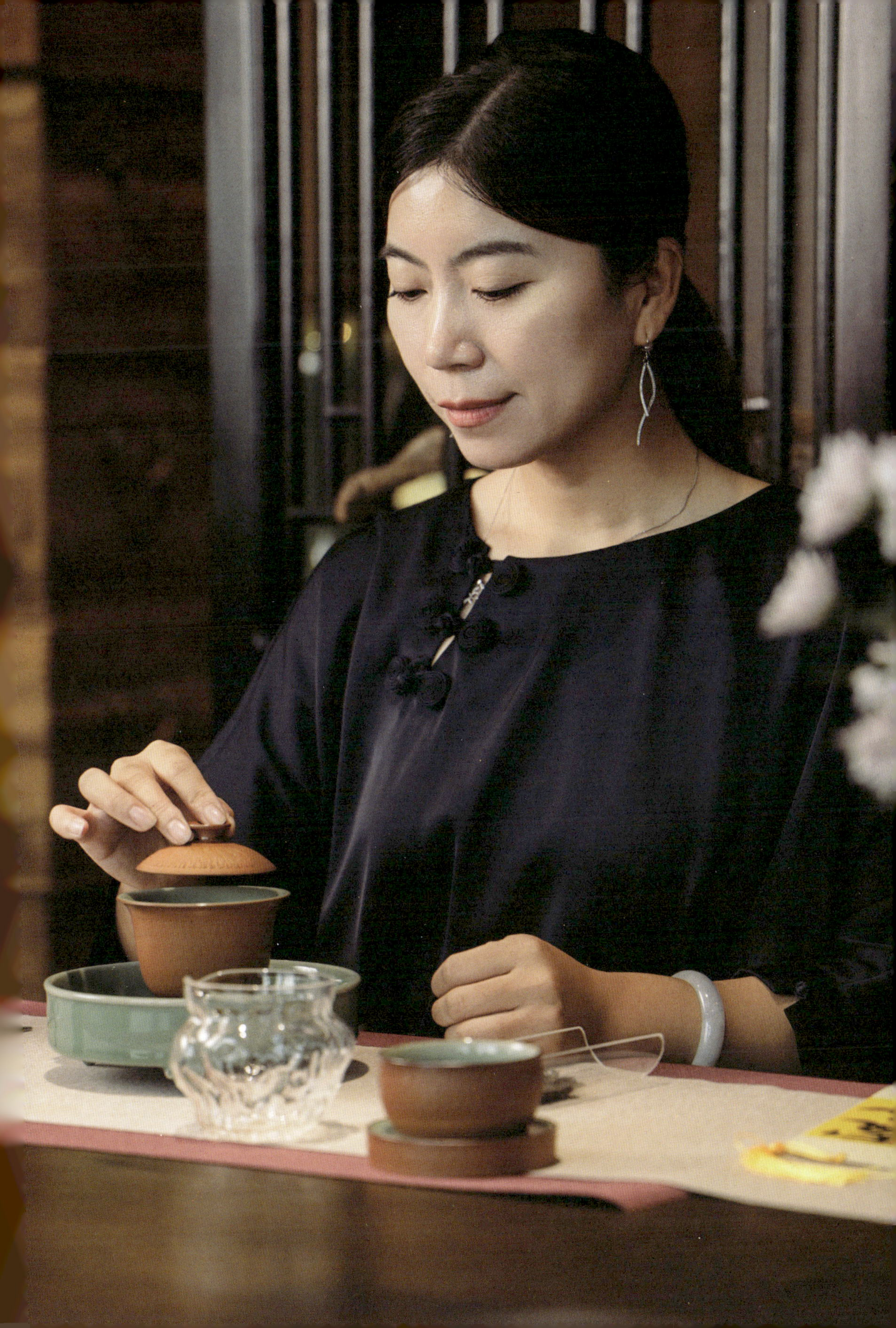

祁门红茶冲泡文化

• 祁门红茶中式冲泡方法

在悠久的祁门红茶发展历史中，茶人经过不断尝试，慢慢总结出了一套激发祁门红茶独特香气的冲泡方法。

热器。冲泡之前先用沸水冲淋盖碗，一方面可消毒，另一方面温热的盖碗会激发祁门红茶干茶的香气，使之后冲泡出的茶汤更有滋味。

置茶。向盖碗中投入 3 克祁门红茶，盖上盖子后微微摇动几次，置于鼻下，掀开一个小口，可以闻到淡淡的花果香味。

注水。冲泡祁门红茶最好选用纯净水，否则冲泡出来的茶汤会缺少蜜香。注水时要沿着杯壁注水，避免直冲杯心将茶叶闷熟，令茶汤产生异味。

待茶。注水以后，用杯盖盖住茶碗，然后端起茶碗轻轻晃动几次。如此，可以让祁门红茶和水更好地接触，令其内含物更快地析出。

分茶。将盖碗中泡好的茶汤倒入公道杯中，然后再用公道杯将茶汤分别注入品茗杯中，每杯七分满即可。

品饮。端起品茗杯，小啜一口，首先会感受到舌尖的芬芳中带有一丝醉人的蜜香，静心细细品味，便会感受到似花、似果、似蜜的祁门香。

• 祁门红茶英式冲泡方法

除了中式冲泡方法外，茶人还可以使用英式冲泡方法，在享受祁门红茶独特香味的同时，还能有更加多样的味蕾体验。

备器。和中式泡法不同，英式冲泡法用到的茶具充满异域风格，有条件的可事先准备好骨瓷茶壶、骨瓷茶杯、奶缸、糖罐、茶滤、茶匙和 3 分钟计时器。

置茶。取出茶匙，将 4 克祁门红茶放入茶壶即可。需要注意的是，相对于中式冲泡法，在相同容量的茶壶中，英式冲泡法置茶量要多 1 克。

冲泡计时。将开水注入茶壶中，至三分之二处即可。注水后，立即将沙漏翻过来开始计时。

加料品饮。3 分钟计时结束后即可出汤分茶，然后根据个人喜好向祁红茶汤中加入适量的白糖和牛奶，即可饮用。

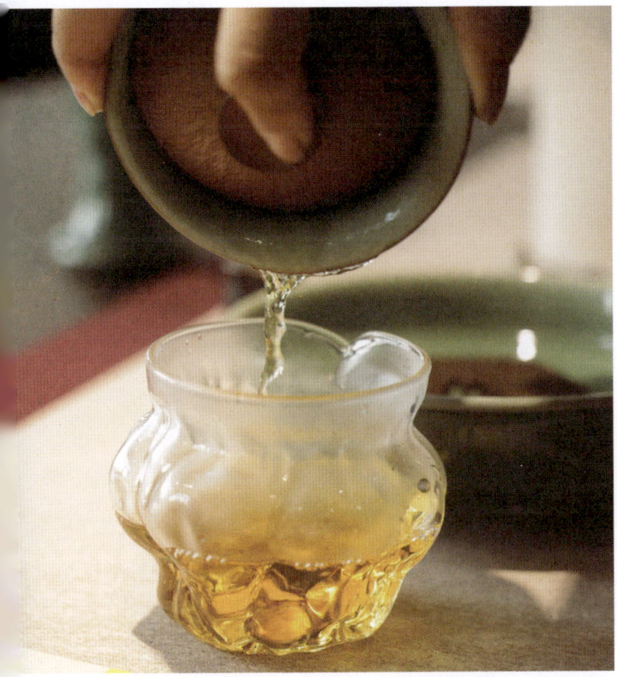

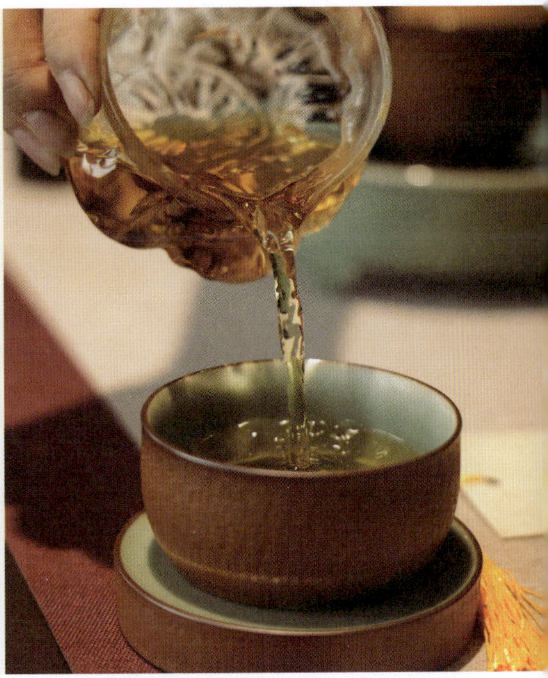

满是秋味的祁红桂花冻

处暑时节，花香阵阵，爱茶之人总想将茶香和花香融合在一起，让灵魂和秋天来一次美好的邂逅。祁红和桂花碰撞而成的祁红桂花冻，可满足茶人的这一心愿。

原料：祁门红茶、细砂糖、白凉粉、干桂花、桂花蜜、牛奶适量。

第一步：将祁门红茶煮开，过滤茶汤后静置 10 分钟。

第二步：将白凉粉切块放入容器，根据个人口味撒上适量细砂糖和干桂花，倒入适量牛奶和静置后的祁红茶汤。

第三步：放入冰箱冷藏 15 分钟后，淋上桂花蜜，即可食用。

小贴士：祁红桂花冻

制作祁红桂花冻时，可以根据个人喜好，适当减少一些配料。假如不喜欢太甜的口感，可以不添加细砂糖，只加入一些桂花蜜即可。另外，如果对冷的食物不怎么感兴趣，也可以不放入冰箱冷藏，常温食用即可。

祁门红茶的冲泡步骤

① 备茶；　　③ 出汤；

② 投茶；　　④ 分茶，品饮。

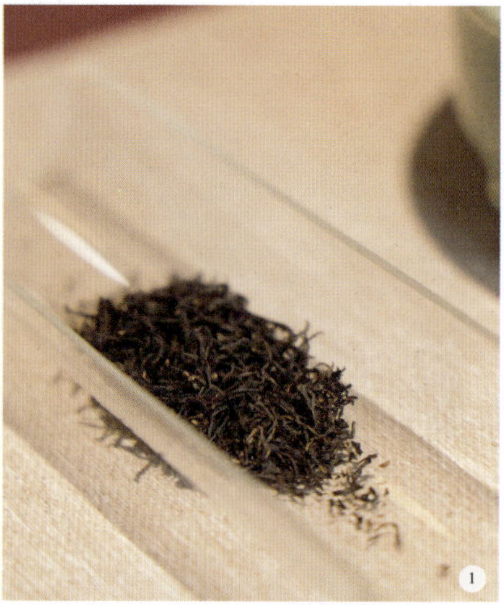

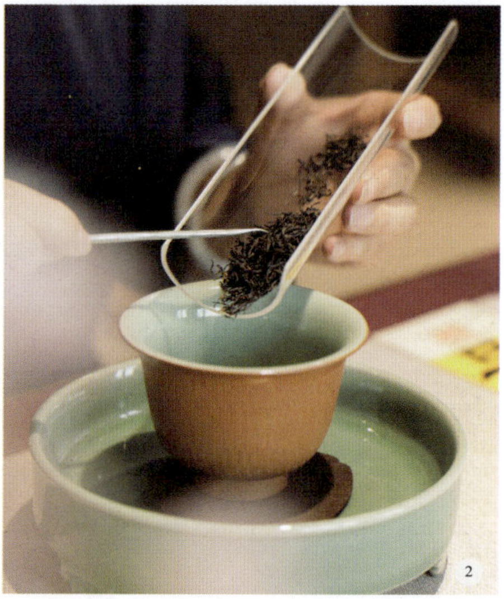

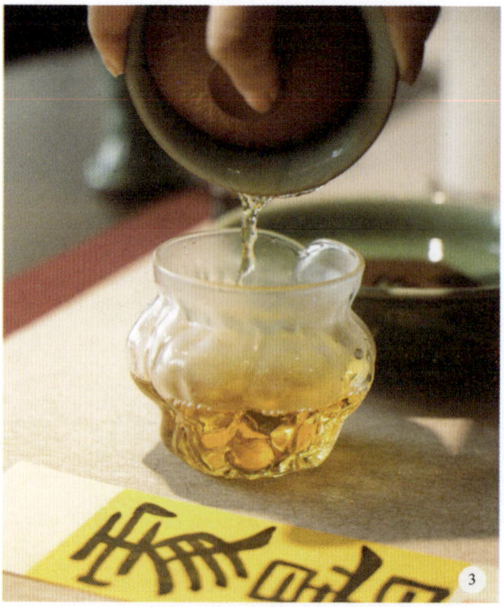

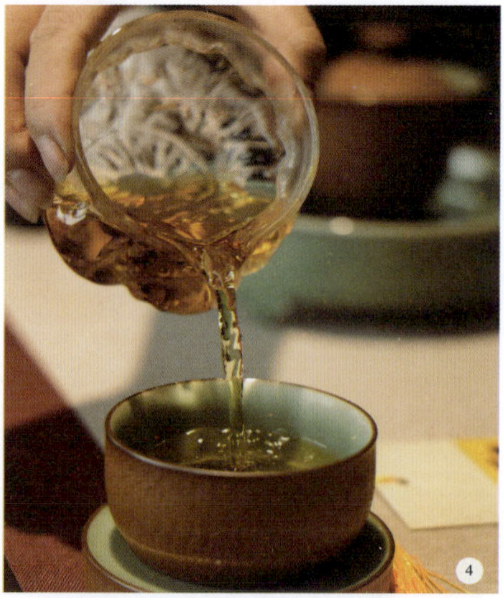

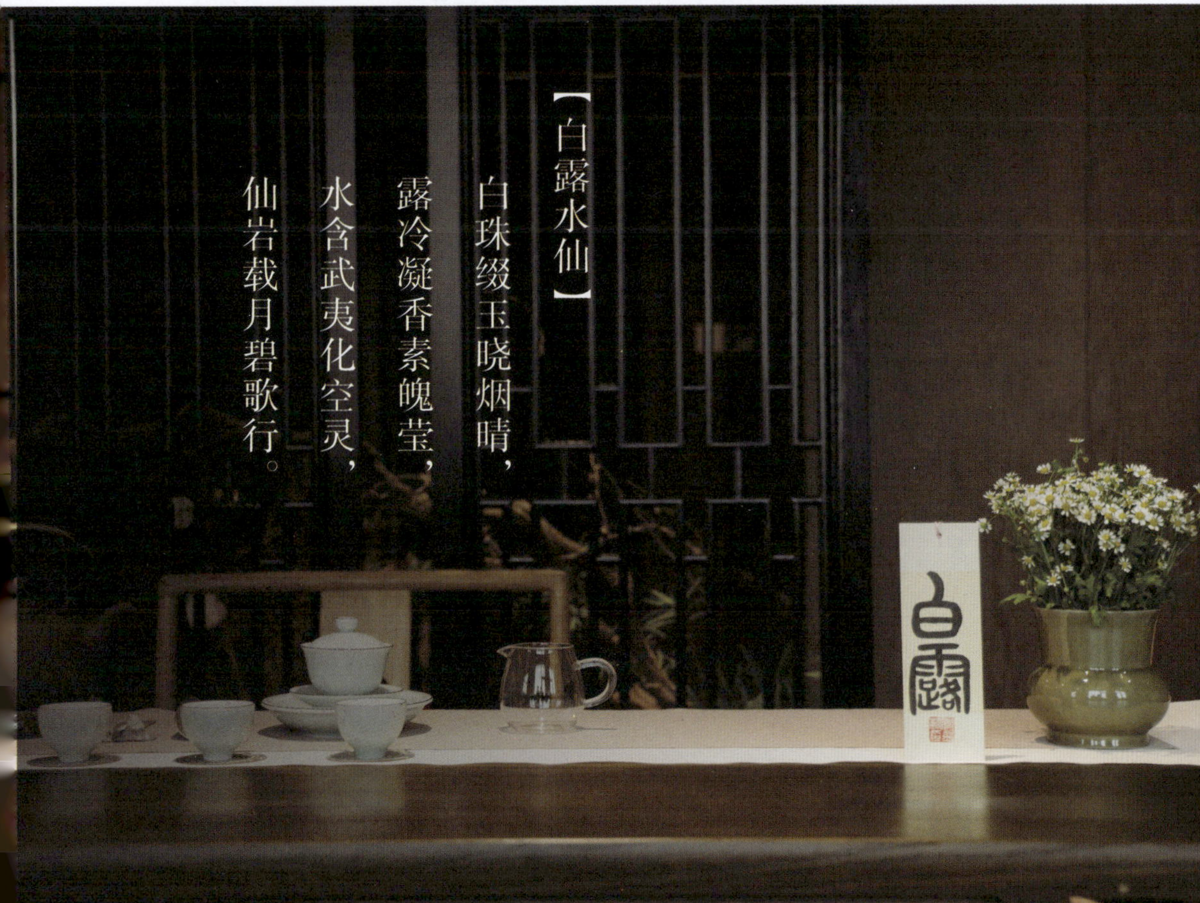
【白露水仙】
白珠缀玉晓烟晴，
露冷凝香素魄莹，
水含武夷化空灵，
仙岩载月碧歌行。

白露

温差大防秋燥：漳平水仙益气化痰

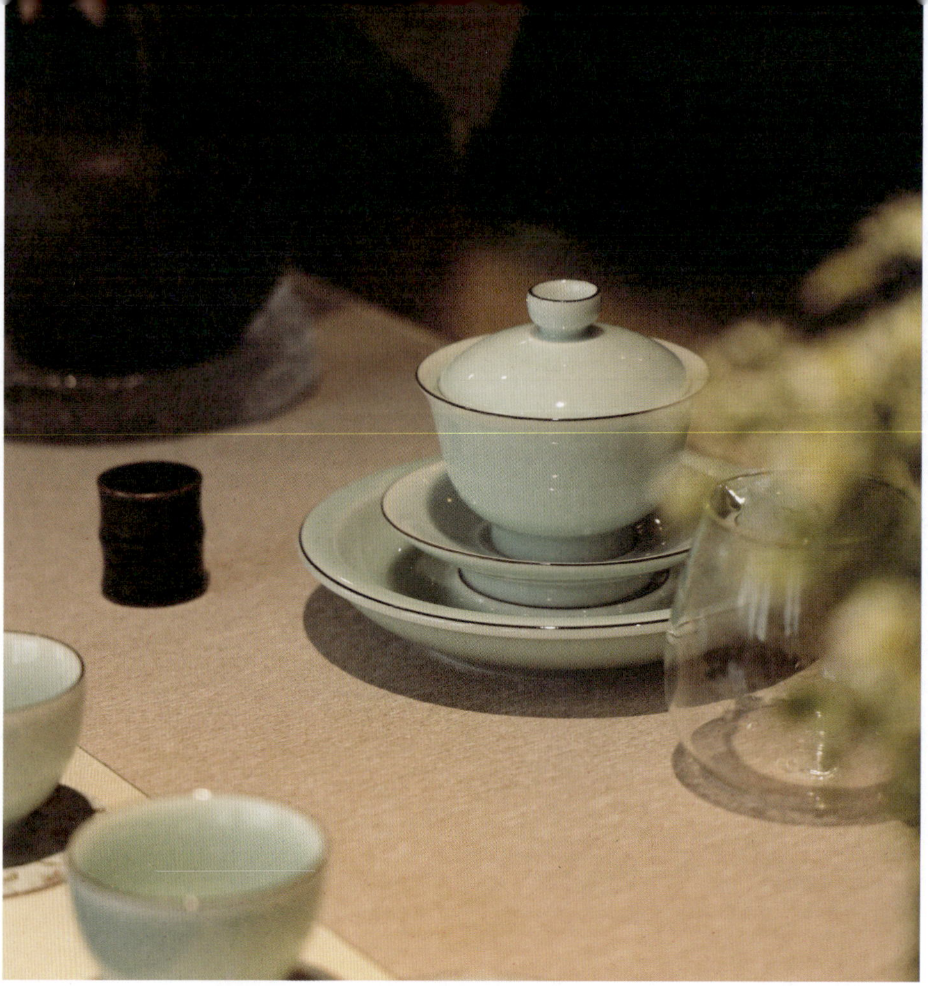

白露——
露沾蔬草白，天气转青高

白露是二十四节气中的第十五个节气，也是秋季的第三个节气。《月令七十二候集解》认为白露“秋属金，金色白，阴气渐重，露凝而白也”。空气中的水汽遇冷凝结成细小的水滴，附着于草木之上，呈现出洁白之色，因而这个时节得名“白露”。白露一到，白天虽然阳光依旧强烈，但夜晚气温却下降得很快，气候开始向寒冷转变。

古人将白露过后的十五日分为三候：一候鸿雁来；二候玄鸟归；三候群鸟养羞。意思是说，白露的最初五日，北方的大雁感知到气温的变化，开始集体飞向温暖的南方。之后再过五日，从南方来到北方的燕子也开始回归。所有的鸟都感知到了肃杀之气，纷纷行动起来，为冬季储备食物。

白露时节昼夜温差最大，寒温交替来不及添加衣服，便会导致外界的寒邪入侵，而肺在五脏中最为娇弱，不耐寒热。肺受损，人体便会出现一系列秋燥症状，诸如鼻子干燥难受、口干唇裂、大便干结等，严重时还会出现咳嗽痰多的症状，令人精神萎靡，茶饭不思。

而漳平水仙茶则是白露时节最佳的生活伴侣。一方面，漳平水仙香气似清幽之兰，口感清爽，甘甜醇厚，能够带来极佳的味觉享受；另一方面，还具有显著的止咳化痰、活血止痛之功效，对娇嫩的肺脏而言，是不可多得的滋补之品。

白露时节，工作繁忙之际，不妨挤出一点时间犒劳一下自己。坐于窗前，冲上一壶漳平水仙，坐看窗外云起云落，既能慰藉心灵，又能消解秋燥、益气化痰，也是一种灵魂上的洗礼。

小贴士：白露茶俗

白露茶是在白露时节采摘下来的茶叶，这个时节的茶叶经历了一整个夏季的酷热，到了白露，正是最为茂盛的时期，所长出的茶芽虽然没有春天时鲜嫩，不怎么耐泡，却多了一种独特的甘醇清香。人们认为白露这天喝白露茶，能够润燥滋阴，让身体变得更加强健。

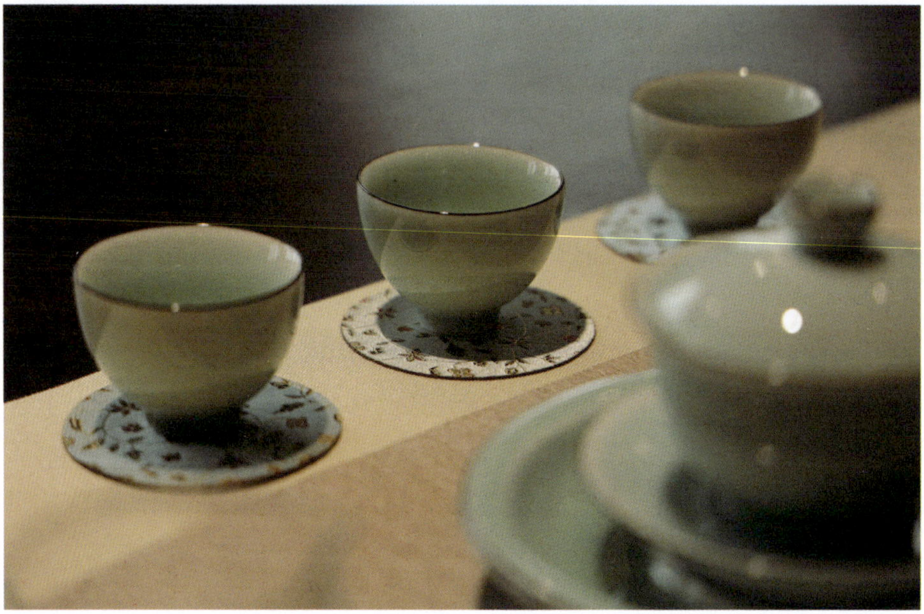

漳平水仙历史——传闻仙子摘，造福数代人

漳平水仙因为成茶呈正方形，所以又被称为“方块纸包茶”。其干茶颜色青褐，中间掺杂蜜黄，或者乌褐中带有金黄，闻起来有一股淡淡的兰花香或桂花香，冲泡出来的茶汤滋味醇厚而活泼。

漳平水仙是如何诞生的呢？相传古时候漳平的南洋、北寮和双洋中村一带，被一场大火笼罩，周围寸草不生，一片荒凉。为了生存下去，几乎所有的村民都逃离了，只有一个名为朱峰奇的年轻人没有离开。他对劝说他离开的村民说：“子不嫌母丑，狗不嫌家贫。再苦我也要留下，将家园重建。”

之后的日子，朱峰奇便行动起来，从早到晚挑着石头，在光秃秃的山上垒出一块块梯田，种上各种果树。皇天不负有心人，经过朱峰奇的努力，原本光秃秃的山上终于出现了绿色，恢复了生机。

有位仙女见此地鸟语花香，有一个英俊有力的青年挥舞着锄头辛勤耕耘，早已经厌倦了平凡生活的她便动了凡心，腾云驾雾来到了朱峰奇身边。两人一见倾心，从此结为夫妇，发誓彼此扶持，白头偕老。但好景不长，玉帝得知仙女下凡的消息后大发雷霆，立即命火神放火烧山，将朱峰奇辛辛苦苦栽种出来的花草树木全部烧毁。玉帝担心山火烧不死两人，又命令雷神截断天河之水将这一带淹没。朱峰奇和仙女虽然因为躲在岩洞之中逃过了大火，但却被之后的大水冲散，朱峰奇被洪水一路冲到南洋北寮，虽然奄奄一息，但仍然挂念着仙女的安危。朱峰奇挣扎着爬起来，想要寻找仙女时，惊奇地发现洪水中的一个大浪上升起了一株茶树，而仙女正站在茶树旁朝他挥手。之后，两个人便决定以种茶为生。因为这株茶树是仙女从水中捞出来的，所以被称为“水仙茶”。

而著名的水仙茶成茶则创制于 20 世纪 30 年代初期。当时宁洋县（1956 年撤县，今属漳平市辖区）有一名为刘永发的茶农，发现传统水仙毛茶条索比较疏松后，为了更易于携带和运输，便在传统初制工艺中增加了一道“捏团”工序，即将揉捻好的毛茶捏成不规则的圆形，再用纸张固定后烘焙成形。但不规则的圆形虽然便于携带，却不利于销售，刘永发遂又采用既结实又没有异味的木模，将揉捻好的水仙毛茶压制成正方形茶饼。自此，便有了闻名于世的漳平水仙茶。

- **张天福与漳平水仙**

2007 年，中国茶叶行业的泰斗级人物张天福亲临漳平茶乡考察指导，并传授相关制茶工艺技巧。张天福认为，漳平水仙茶如其名，拥有如诗般的名字，如花般的香气，如山泉般的纯净，如梅兰竹菊般的品格。

漳平水仙工艺——一方之品，香飘寰宇

漳平水仙的制作从采青开始，一年中春、夏、秋三个季节都可以采摘鲜叶。为了确保茶叶品质，采青的时间有严格的规定，一般以上午 10 点到下午 3 点为佳。

采青叶进入加工厂后会立即进行晒青。晒青时，将采青叶均匀地摊晾在竹篾上，接受日光照射。晒青后的茶青叶还需进行晾青，即将晒青叶均匀薄摊后放置于室内的晾青架上，通过自然风进一步蒸发鲜叶中多余的水分，初步去除青味。

晾青后的茶叶会被转移到专门的做青间进行摇青。摇青时，制茶师傅先将茶叶放置于专门的竹筛中，通过左右上下不断地摇动竹筛，令茶叶的边缘和竹筛持续摩擦碰撞，继而破坏其细胞结构，促使其产生一定的氧化，达到增香的目的。摇青之后还需晾青静置一段时间，然后再进行第二次摇青，促使茶叶进一步发酵，最终达到“三红七绿”的程度。

做青之后便是杀青，也称炒青。将做青叶投入专门的炒青锅中，炒至茶叶发出清香、叶色由青绿转变为黄绿为止。此时，茶叶叶片会卷皱起来，用手抓一把握紧后会有非常柔软的感觉。

做青叶出锅后要立即趁热放入专门的揉捻筛中，用双手不断来回推揉，一直到茶叶的汁液流出，茶叶散发出浓浓的茶香为止。揉捻后的茶叶会立即进行造型，将 20 ～ 25 克揉捻后的茶叶放入专门的木质模具中，然后用木槌自上而下加压，便可制成方块茶饼。

定型后的茶饼再经过高温电烤箱烘焙和低温木炭烘焙后，便正式制作完成。

小贴士：漳平水仙的鉴别方法

1. 看外形。质量较好的漳平水仙通常外形看起来肥壮、厚实、色泽砂绿，闻起来有清醇的香气，反之则为次品。

2. 尝滋味。质量较好的漳平水仙冲泡出来的茶汤橙黄明亮，滋味醇而带爽、厚而不涩，反之则为次品。

3. 观叶底。经过沸水冲泡而舒展开来的茶叶，仔细观察叶底，但凡具有明显“青蒂绿腹红镶边”特点的漳平水仙为上品，反之则为次品。

漳平水仙的冲泡步骤

① 备茶；

② 投茶；

③ 泡茶；

④ 观赏叶底；

⑤ 分茶，品饮。

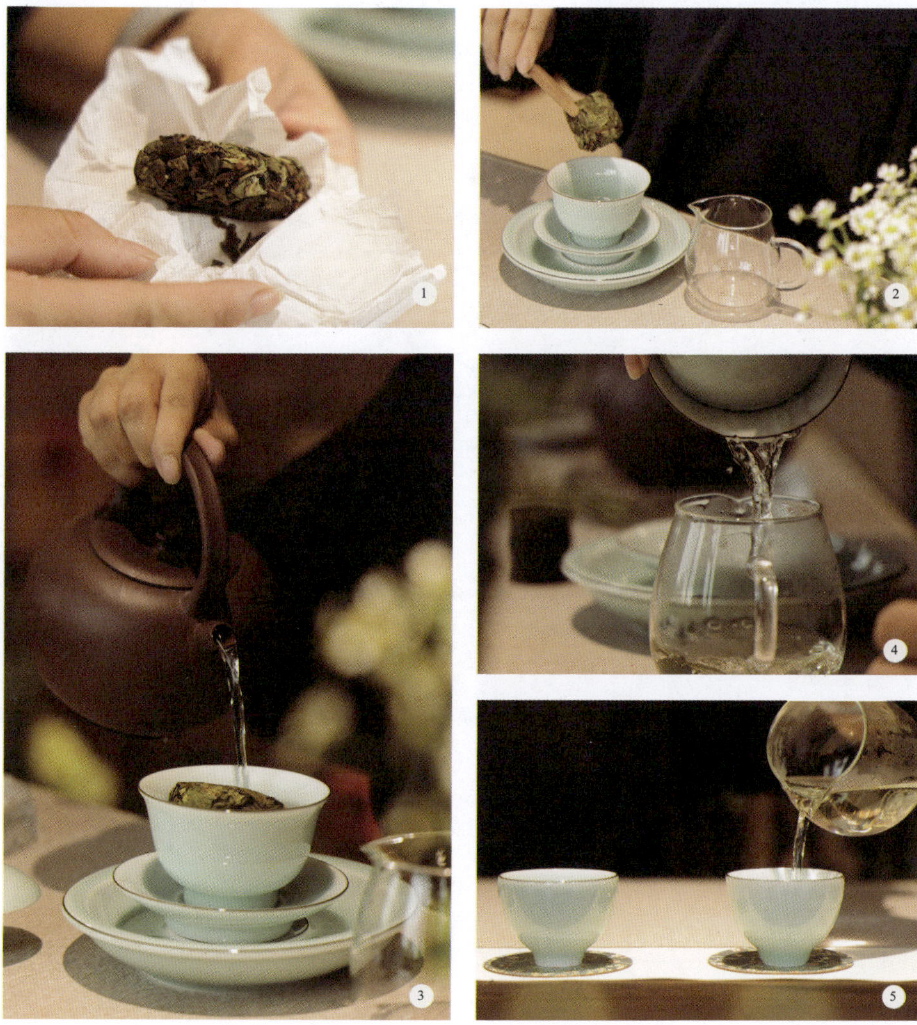

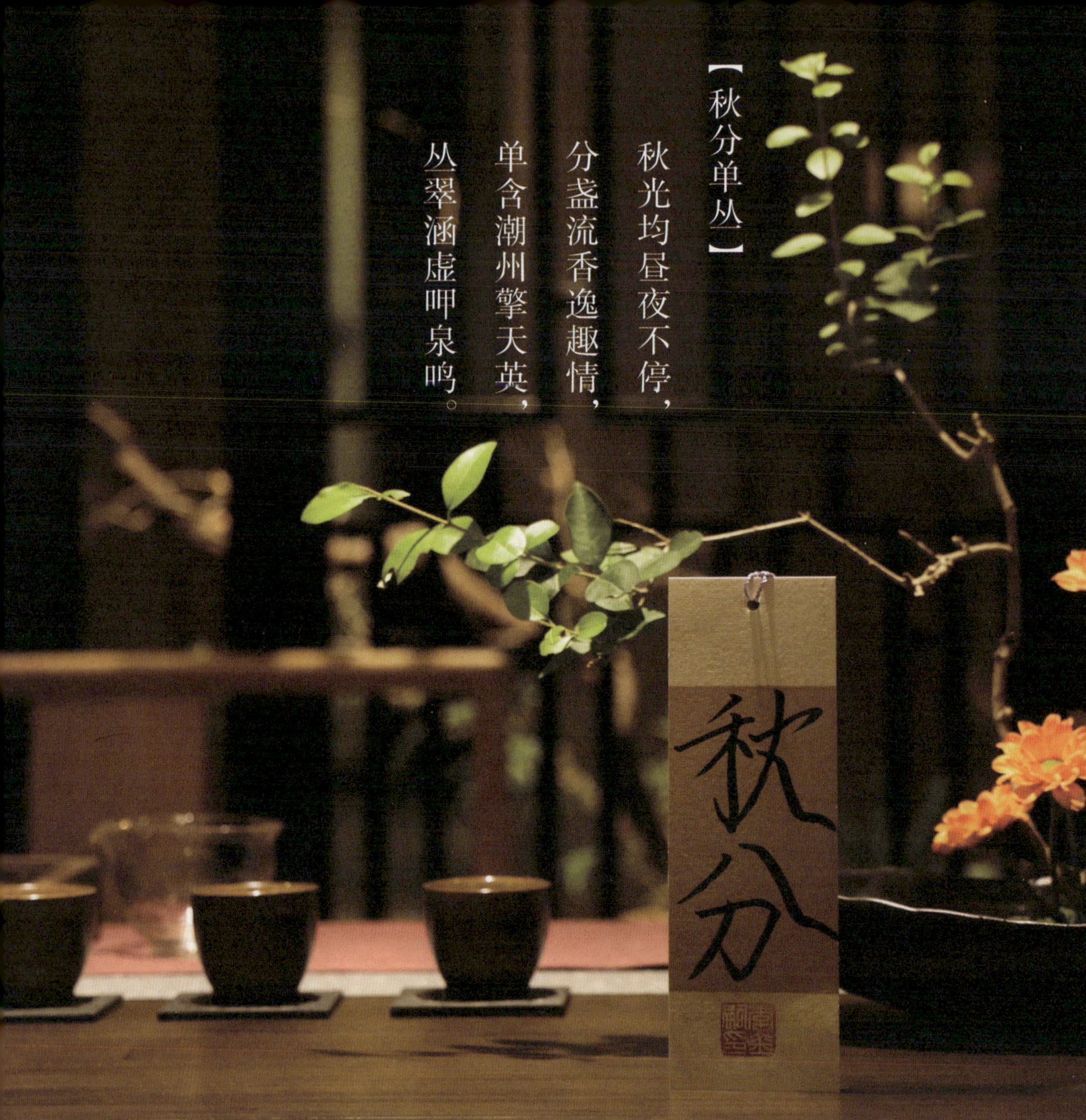

【秋分单丛】

秋光均昼夜不停，
分盏流香逸趣情，
单含潮州擎天英，
丛翠涵虚呷泉鸣。

秋分

寒冷干燥：凤凰单丛平津润燥

秋分——木落雁南渡，北风江上寒

秋分是二十四节气中的第十六个节气，也是秋季的第四个节气。古籍《春秋繁露·阴阳出入上下篇》中记载："秋分者，阴阳相半也，故昼夜均而寒暑平。"由此可见，在古人眼中，秋分具有两个意思：一是秋分正处于秋季 90 天的中间，将秋季平分；二是秋分时太阳直射赤道，白天和夜晚各 12 小时，秋分平分了昼夜。

秋分是最早被确立的四个节气之一。古籍《尚书》中便记载了公元前 11 世纪时的天象："日中、星鸟，以殷仲春……日永、星火，以正仲夏……宵中、星虚，以殷仲秋……日短、星昴，以正仲冬。"早在殷商时期，古人便利用土圭测量日影长短：一年中太阳影子最短的那一天，白天最长，称为"日永"；太阳影子最长的那一天，白天最短，称为"日短"；而介于日永和日短之间各有一天白天和夜晚一样长，则被命名为"日中"和"宵中"。"日中""日永""宵中""日短"便是二十四节气中的春分、夏至、秋分和冬至。

随着二十四节气的不断完善，古人根据秋分时节的气候变化将秋分后的 15 天分为三候：初候，雷始收声；二候，蛰虫坯户；三候，水始涸。意思是秋分过后，随着阳气逐渐入地，大自然中的雷声逐渐消失，潜伏在土中的昆虫用细泥糊成了一个冬眠的小窝，天燥少雨，河道逐渐干涸。

由于秋分均分了昼夜，处于一个阳衰阴盛的节点，所以自古便受到朝廷的重视。早在周朝时，便有秋分祭月的习俗，《史记》中记载："天子春朝日，秋夕月，拜日东门之外，朝日以朝，夕月以夕。"到了明清时期，秋分祭月的典礼变得更加盛大，皇帝会在秋分时节亲率文武大臣，于月坛祭祀月神，祈求国泰民安。朝廷秋分祭祀活动也影响到了民间，衍生出吃秋菜、放风筝、送秋牛、竖蛋等习俗。

早秋以热和湿为主，仲秋以燥为主。秋分过后，降雨越来越少，天气变得更为干燥，加之气温明显下降，很容易导致体内滋生燥邪和寒邪。燥邪入体，很容易伤肺，继而引发感冒、咳嗽等上呼吸道疾病，出现干咳、唇燥咽干、头痛身热等症状。

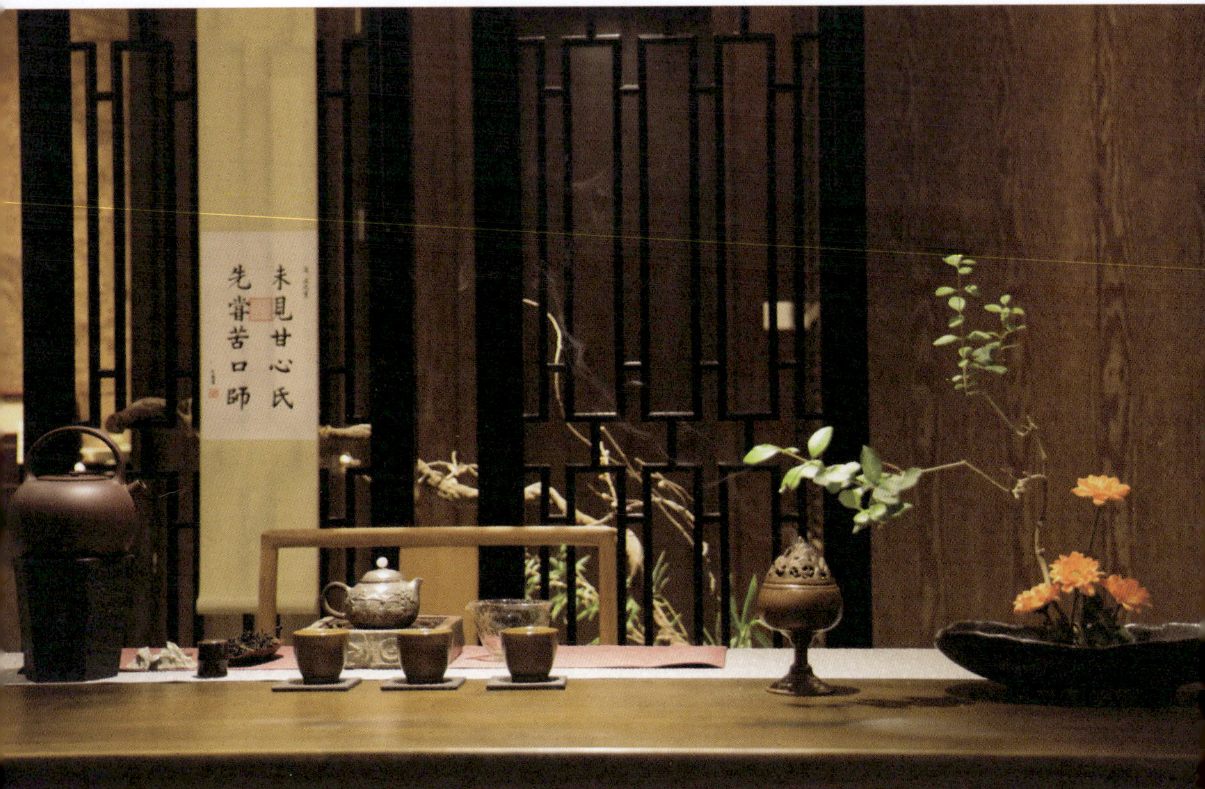

而凤凰单丛则有着强大的生津止渴功效，堪称秋燥的克星。凤凰单丛冲泡后带有天然的姜花香，口感浓醇爽口，不仅能够解渴，还能祛燥，令人身心舒泰。另外，凤凰单丛中还含有丰富的茶多酚，可以令中枢神经系统变得更加兴奋，饮后可大幅提振精神，扫除疲劳感，其提神醒脑的功效非常显著。

秋分时节，邀三五亲朋好友，分享一壶凤凰单丛，谈天说地之余，也是对身心的一次犒劳。

小贴士：秋分茶俗

吃秋菜，喝秋茶。秋分时节，人们会专门去郊外挖野苋菜，以此感知秋天的味道。除此之外，还会专门喝蒲公英苦丁菊花茶、玉竹根茶、刺玫菊茶，认为在这一天喝下这些茶，可以润燥去火、养阴生津、养胃健脾。

凤凰单丛历史——
帝王赐名争传种，单株采制留美名

凤凰单丛茶产于潮州凤凰镇，从人们最初采摘饮用，发展到现在，已经传承了 700 多年。相传南宋末年，被元兵追杀的皇帝赵昺带着文武大臣一路向南逃亡，经过乌岽山的时候，口渴难耐，但所带水源已耗尽。山上的原住民便奉上了一种茶汤，赵昺饮用后满口生津，逃亡带来的疲惫感一扫而空，大喜，遂赐名“宋茶”。

潮州产茶最早的文字记载出现于明朝中期，《潮州府志》中便有记载，大意为明弘治十四年，朝廷在饶平县设立了巡检司，命当地每年向朝廷进贡茶叶，名曰“待诏茶”。可见，这个时候的凤凰单丛已经名声远扬，成为专供皇室饮用的贡茶。

到了清代，凤凰单丛的发展进入了快车道。康熙年间，饶平镇总兵吴六奇非常爱喝茶，便雇佣民工在乌岽山开垦茶园，所产茶叶除了自用之外，还行销附近地区，凤凰山茶逐渐声名鹊起。到了同治、光绪年间，凤凰镇茶农开始改良茶树品种，从数万株古茶树中选出品质优异的单株进行培育，实施单株采摘、单株制茶（制作时不和别株的茶叶或别的品种混合）、单株贮藏、单株销售的模式，自此，一种具有独特山韵和清香的优秀“单丛茶”出现了。因为潮州的凤凰山为“单丛茶”的主要产区，所以茶农将这种茶命名为“凤凰单丛”。

凤凰单丛工艺——摇啊摇，摇出花果香

拥有独特自然花果香的凤凰单丛，是如何从鲜叶变为干茶的呢？凤凰单丛的制作集传统制茶工艺之大成，被誉为茶界最精湛、最复杂的技艺。

晒青。采摘下来的鲜叶会在下午四五点时于阳光下晒半小时，目的在于初步蒸发多余的水分，激活叶内的芳香物质，令制成的凤凰单丛干茶香高幽远，味醇回甘。晒青是激发凤凰单丛独特香气的关键工艺之一，没有经过这道工艺的茶叶，香味会比较淡，且冲泡后汤色比较浑浊暗淡，口味苦涩。

晾青。晒青后的茶叶薄摊于竹筛上，放入房间内的晾青架上，自然蒸发水分。晾青室的通风条件必须良好，且不能存放其他有异味的物体。晾青的目的除了继续蒸发鲜叶中多余的水分之外，还可适当降低茶叶温度，使其不会因为之前太阳直射而导致过快地发酵出香。

做青。做青是乌龙茶特有的制作工艺，也是凤凰单丛独特香气形成的关键步骤之一。整个做青过程前后持续 10 小时左右，其间摇青（碰青）和静置多次交替。所谓“摇青”，是指采用纯手工或者电动摇青机不断碰撞鲜叶，继而破坏其边缘组织的过程。摇青的目的在于加快鲜叶内含物质发生变化。通常而言，出茶量较少的古树单丛会采用纯手工摇青，即有规律地摇晃装有鲜叶的竹筛，使鲜叶跳“8”字舞，促使其边缘因相互摩擦而破损。产茶量较大的话，则可使用电动摇青机。而静置则是一个静态过程，摇青后的茶叶安静地摊放在竹筛上，促使所含水分蒸发。摇青和静置交替四五次后，茶叶便会呈现出一种叶心黄绿、边缘朱砂红的状态，并伴有淡淡的花香味。

炒青。为了降低鲜叶的含水量，快速抑制酶的活动，防止茶叶进一步变红，做青后的茶叶会立即放入温度为 220℃的锅中焖炒 7 ～ 9 分钟，待到手捂茶叶有刺手感时便可出锅。炒青的时间要根据采摘季节、鲜嫩程度和投叶量的不同而灵活调整，时间太长容易导致茶叶变干变脆，而时间不足则会导致茶叶内所含茶多酚、多糖等物质不能充分转化，制成的干茶冲泡后茶汤喝起来会寡淡很多。

揉捻。为了让茶叶形成条索状，在色泽上变得更加油润，炒青后的茶叶会立即被揉捻。所谓揉捻，即通过人工或电动揉捻机反复揉捻茶叶，破坏细胞组

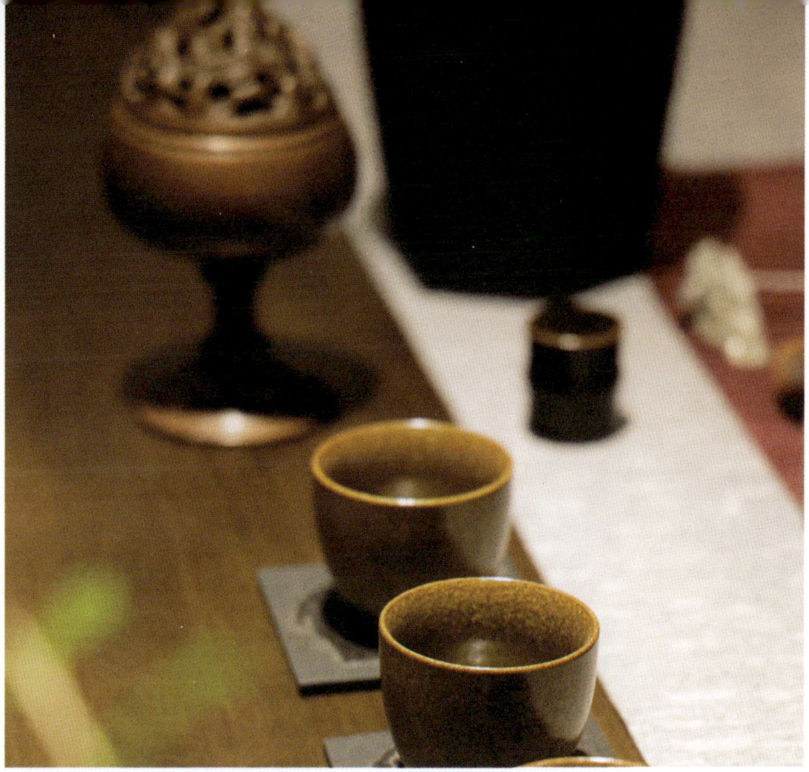

织，使其所含的汁液渗出并附着在表面。如此，冲泡出来的凤凰单丛茶汤喝起来会更为爽口。

烘焙。烘焙的方式可以分为热风烘焙和地灶烘焙两种，热风烘焙是采用高温热风的形式加热茶叶，而地灶烘焙则是采用炭火加热的形式烘焙茶叶。通常品质较高的单丛茶使用地灶烘焙，炭火会赋予其独特的风味，且具备越陈越香的品质，而产量较大的单丛茶则使用热风烘焙。烘焙时，需要经过初焙、复焙和足火三个阶段，每个阶段的烘焙温度从 130 ～ 140℃、90 ～ 100℃、70 ～ 80℃依次降低，在烘焙时间上则呈现逐渐延长的趋势，依次为 10 分钟、30 分钟和 2 ～ 6 小时。

烘焙后，散发着自然味道的凤凰单丛初制茶便制成了。

小贴士：凤凰单丛的储藏

1. 防潮。潮湿是凤凰单丛储存的最大敌人，含水量越多，发霉变质的概率就会越大。因此，凤凰单丛要放置在绝对干燥的环境中，且需要对其进行密封。密封容器以锡盒或者陶罐最佳。

2. 避光。不管是阳光还是灯光，都会对茶叶的品质产生消极影响，凤凰单丛的品质越高，对光的敏感性就越强。因此，储存凤凰单丛时，要避免太阳直射，尽量少开灯，且温度不宜过高。

3. 避免混放。凤凰单丛极易吸收外界的异味，因此在存放时要尽量密封，单独存放。切忌将茶叶同其他有刺激性气味的物品混放，诸如香皂、樟脑丸、香水等。

潮州工夫茶文化

凤凰单丛的产地潮州是我国著名的产茶区，千百年来，茶文化和中国传统文化在这里不断碰撞融合，继而形成了独特的工夫茶文化。

国人都知道潮州人最爱喝茶，只要一有空闲，便会将茶具摆出来，细细品味一壶茶香。可以说工夫茶已经成为潮州人生活中不可或缺的一部分，“宁可三日无肉，不可一日无茶”。除了独品，工夫茶还可用来联络感情。亲朋好友或者生意伙伴三五成群聚在一起，谈谈天，说说地，彼此间的关系就会变得更加紧密。

传统的潮州工夫茶一般只准备三个杯子——即使来的客人再多，也不会增加杯子的数量。通常，倒出来的第一杯茶汤会端给主人左边的第一位客人，即使其身份不是最高的、年龄不是最大的，也一概如此。每杯茶喝完之后，主人便会用沸水清洗一遍杯子，然后将自带温度的茶杯给下一位客人使用。等到所有人都喝过一杯后，才开启第二轮。假如在喝茶时又来了新客人，为了表示尊重，需要将茶叶换掉，重新冲茶。

品茶的时候也大有讲究，小小的一杯茶，绝对不能一口喝下，而是要分为三口：第一口要小啜，感受其香；第二口要细品，感受其味；第三口要回味，感受其韵。喝完后，还要向主人展示一下空空如也的茶杯，一来对主人真诚的款待表示谢意，二来也有对主人高超的工夫茶技艺表示赞赏之意。

• 潮州工夫茶茶具

精致小巧是潮州工夫茶茶具最显著的特点。一套茶具往往要包括茶盘、茶壶、茶杯、茶垫、茶罐、水瓶、龙缸、红泥火炉、砂铫、茶担、羽扇、水钵等，其中茶壶多选用宜兴的孟臣壶，茶杯多选用景德镇的若深杯，假如 12 件都是真品，则称之为“十二宝”。

• 潮州工夫茶烹法

一般而言，潮州工夫茶的烹法可以分为八个步骤。首先要“治器”，即做好冲茶前的准备工作，诸如点燃火炉、烧开水、冲烫茶具等。治器后便是“纳茶”，先将凤凰单丛分出粗细后依次向壶中放茶，最粗的放入壶底，其次的放在中间，最细的放在上面。如此摆放的目的是确保不同粗细的茶叶内质析出速度同步，令冲泡出来的茶汤更加均匀。纳茶之后是候茶，候茶即将水煮开，然后静置片刻，令其自然降温到 95℃左右。

候茶之后，便是冲点。所谓“冲点”，是指将开水沿着茶壶或者盖碗边沿冲入，使茶叶转动。冲点之后还要“刮沫”，即提起壶盖或者碗盖将茶汤表面的浮沫刮平，使其坠散。刮沫之后，要淋罐、烫杯，即将壶盖盖上后，再用沸水冲淋壶身、烫洗茶杯。淋罐、烫杯的目的有二：其一，可以将壶身、茶杯洗净；其二，与壶内热气呼应，使得凤凰单丛更快出香。

淋罐、烫杯之后便可洒茶。所谓“洒茶”，也就是出汤的过程。洒茶时茶壶要低，出汤要快，否则倒出来的茶汤香味便会散失。另外，洒茶时还要确保各杯“雨露均沾”，即将茶杯按照“一”字形或者“品”字形排开，采用循环打圈或者往返式操作倒出茶汤，如此，每个杯子中的汤色和茶量都能一致，避免给客人留下“厚此薄彼”的印象。

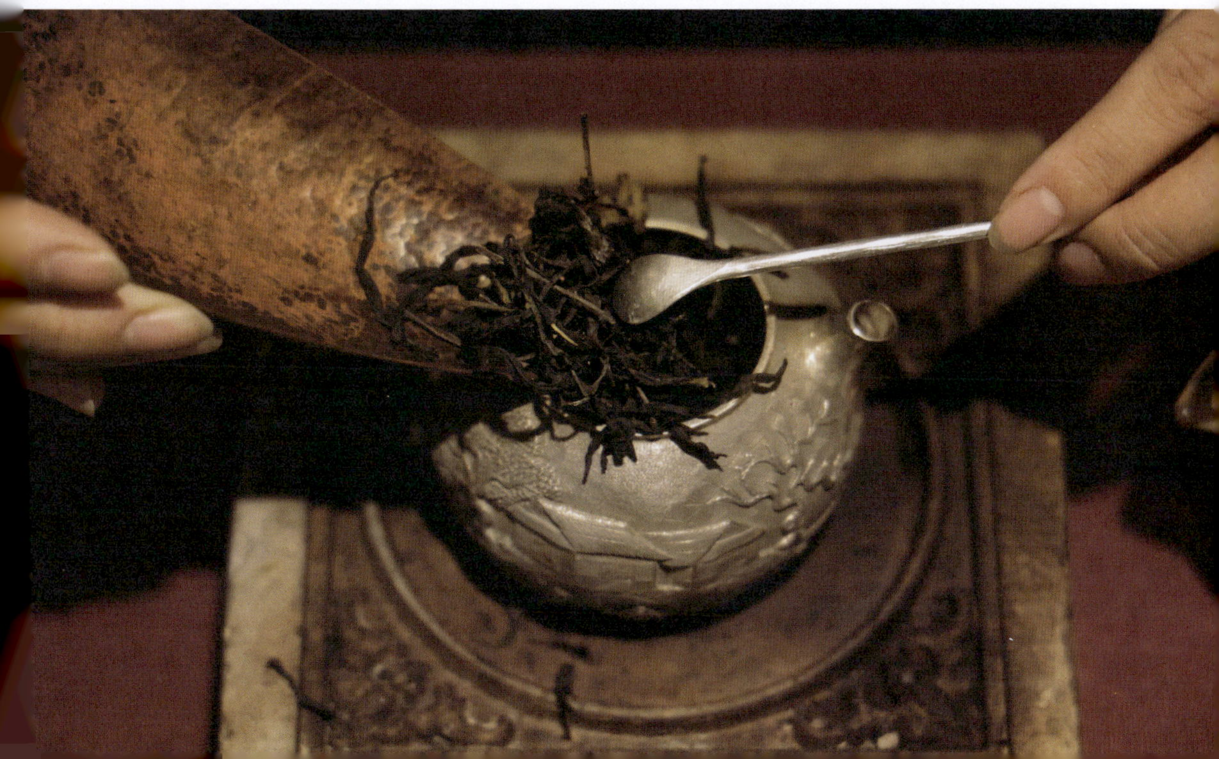

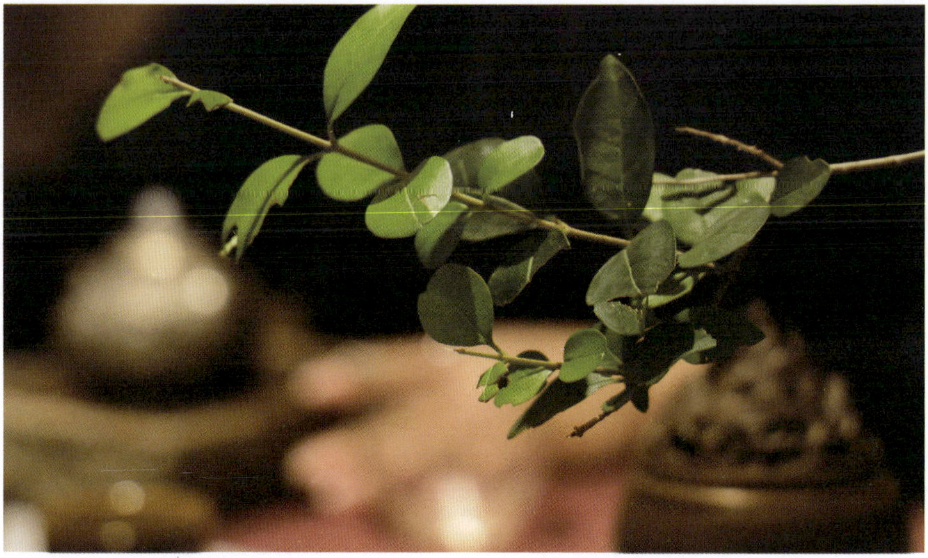

生活中的凤凰单丛饮品

秋分时节，虽然气候的总体趋势是渐渐转凉，但偶尔出现的“秋老虎”还是会让人觉得燥热难耐。再加上秋天气候干燥，鼻子和咽喉总会有种痒痒的感觉，非常不舒服。这个时候，不妨来杯冷萃凤凰单丛，既解渴降燥，又润肺健脾。

原料：凤凰单丛 4 克，矿泉水一瓶（375 毫升）。

第一步：拧开矿泉水瓶盖，投入凤凰单丛。

第二步：拧紧瓶盖，摇晃几次后，放入冰箱中冷藏 8 小时。

第三步：从冰箱中取出矿泉水瓶，根据个人喜好，静置一段时间后即可饮用。

小贴士：凤凰单丛的储藏

制作冷萃凤凰单丛时，容器并非只能用矿泉水瓶子，还可选择保温杯，因为保温杯也有“保冷”的功能，且便于携带。另外，可以根据自身喜好，在茶汤中添加蜂蜜或者果汁，让味蕾感受到更加多元的滋味。

凤凰单丛的冲泡步骤

① 备茶备器；
② 投茶；
③ 泡茶；
④ 出汤；
⑤ 分茶；
⑥ 品饮。

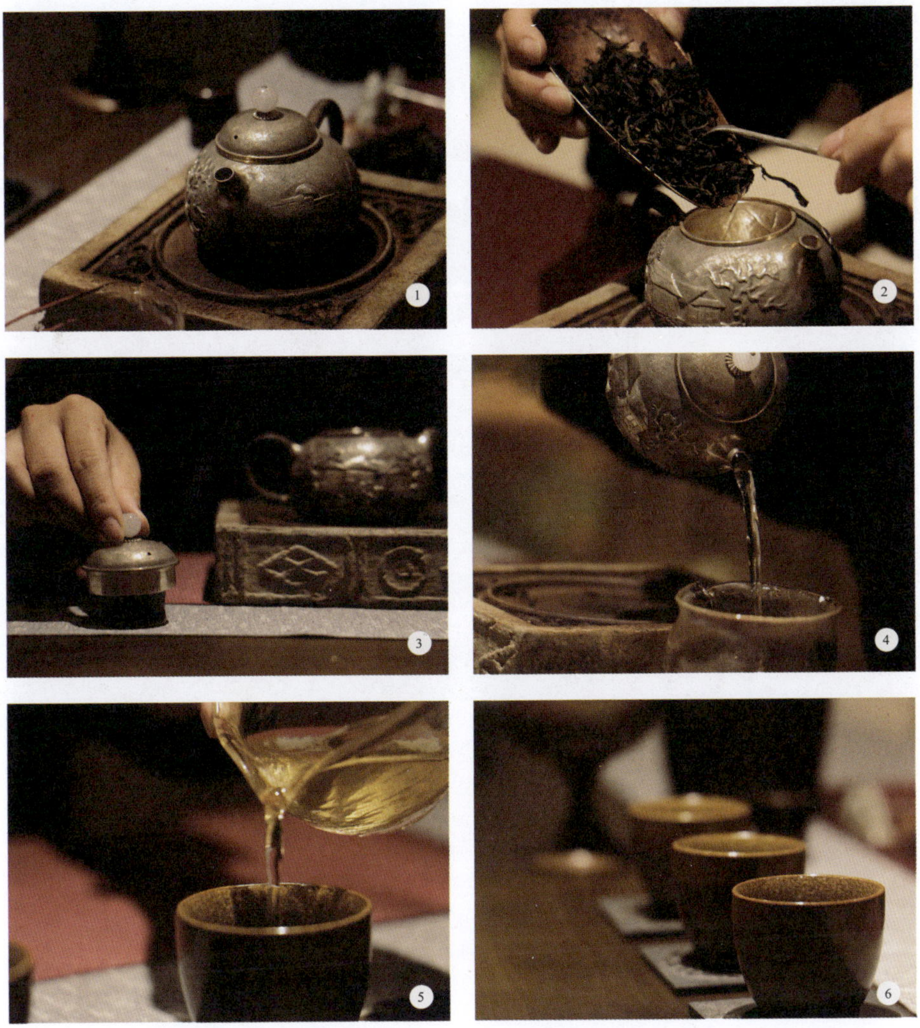

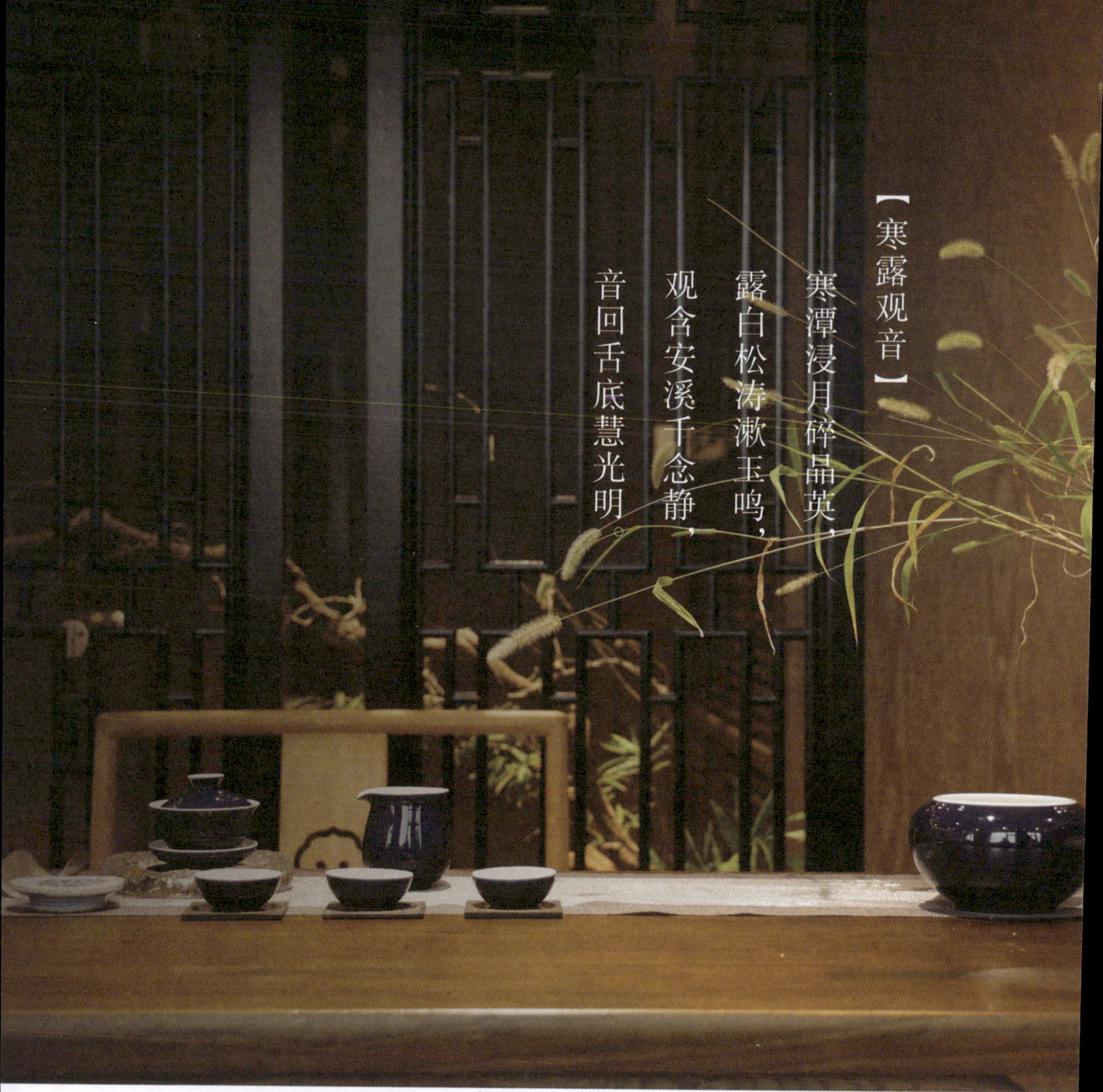
【寒露观音】
寒潭浸月碎晶英，
露白松涛漱玉鸣，
观含安溪千念静，
音回舌底慧光明。

寒露

寒冷冰冻：安溪铁观音养阴滋润

寒露——
气冷疑秋晚，声微觉夜阑

寒露是二十四节气中的第十七个节气，秋季的第五个节气。古籍《月令七十二候集解》解释：“寒露，九月节。露气寒冷，将凝结也。”意思是这个时节草木上凝结的露水更多，温度更低，仿佛要冻结了一般，所以命名为“寒露”。

古人根据寒露时节的气候变化和动植物表现出来的行为和状态，将之分为三候：一候鸿雁来宾；二候雀入大水为蛤；三候菊有黄华。寒露时节，随着气温快速下降，成群的大雁开始排成“一”字或者“人”字的队形飞往温暖的南方。之前活跃在田间枝头的雀鸟都不见了身影，海边却突然出现了很多条纹和颜色与雀鸟相似的蛤蜊。而喜欢深秋时节的菊花，却在这个时节竞相开放，为人们的生活增添了一抹亮丽的黄色。

寒露时节，虽已入深秋，但不管是北方还是南方，田地里依然能够见到农人忙碌的身影。“寒露时节人人忙，种麦摘花打豆场”，随着天气转寒，北方地区的人们忙着收割秋熟作物，播种冬小麦、大蒜等越冬作物。“寒露到，割晚稻。”南方的人们在忙着收割晚稻，将一年的收成归仓。

随着气温的快速下降，降水也变得稀少起来，空气变得更为干燥。中医理论认为“春夏养阳，秋冬养阴”，寒冷时节万物敛藏，需要敛藏阴精，内聚精气，才能让身体在面对燥邪和寒邪时更有抵抗力。

而长期饮用安溪铁观音，则具有比较明显的滋阴润肺和清热解毒之效。寒露时节，在干燥的环境中忙碌了一天之后，冲一杯安溪铁观音，沐浴在浓浓茶香中看窗外车流不息，不时地喝上一口，浑身舒泰，既提神又润肺暖心，这才是最幸福的生活。

小贴士：寒露茶俗

喝寒露茶。寒露茶属于秋茶，是指在寒露前后采摘的茶叶，也是一年中最后一批茶叶。寒露前三天和后三天采摘下来的“正秋茶”口感最佳，闻起来香气沉稳，干茶冲泡后口感醇厚，喝起来浑身舒爽通泰。因此，在寒露时节，人们通常会来一杯寒露茶犒劳自己，一则缓解秋燥，二则期盼一年中剩下的日子里身体健康。

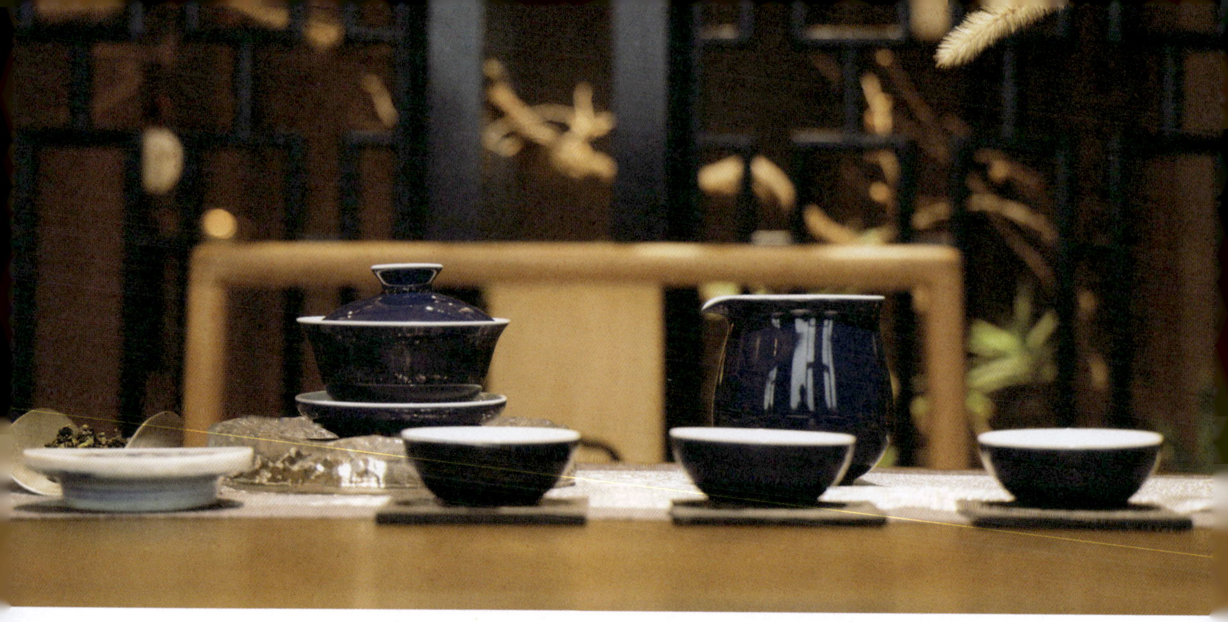

安溪铁观音历史——人杰地灵孕仙根，疑是神仙托梦来

安溪自古人杰地灵，境内山水灵秀，气候温和湿润，非常适合茶叶的生长，自古便孕育出了很多名茶，铁观音便是其中的佼佼者。

安溪自唐朝末年便有产茶的文字记载，当时安溪名为“清溪”，境内有个叫清水岩的地方，当地传承下来的《清水岩志》中便有这样的记载：“清水高峰，出云吐雾，寺僧植茶，饱山岚之气，沐日月之精，得烟霞之霭，食之能疗病……”可见，当时的安溪便有僧人种植茶树，以自植茶饮用疗病。

明代时，安溪茶叶的种植已经成为当地第一大产业，无数人靠着种植茶树、采茶谋生，不管走到什么地方，都能看到茶树的踪迹，都能看到采摘茶叶的身影，可谓处处都是茶香。

清朝中期，安溪茶叶发展进入鼎盛时期，不仅植茶、饮茶者众，而且新的优良茶树品种相继被培育成功，使得安溪茶叶发展进入百花齐放的时代。正是在这种大背景下，安溪茶农创制出了铁观音。

清嘉庆前后，安溪茶农在乌龙茶初制工艺的基础上，汲取其他茶类制作工艺之精华，探索出了一套铁观音独特的采制工艺，安溪铁观音由此创制成功。

安溪铁观音工艺——摇得绿叶镶红边，烘出绝世醉人香

清雍正年间，安溪茶人在绿茶不发酵工艺和红茶全发酵工艺的基础上，汲取两家之长，创造出了独特的“半发酵”工艺，为安溪铁观音赋予了清幽馥郁的兰花香味和醇厚甘鲜的鲜爽口感。

安溪铁观音从鲜叶到干茶，需要经过萎凋、做青、炒青、揉捻、烘焙等主要工序。

萎凋。采摘下来的鲜叶摊放在竹筛上进行晾晒，室外晾晒时要选择阳光较弱的时段，诸如上午 11 点之前或者下午 4 点之后。假如阳光太过强烈，也可选择在通风条件较好的室内晾晒。其间，为了确保鲜叶均匀受热，每隔一段时间要翻动一次，待叶面颜色变为暗绿色且散发出淡淡的青草味时即可。

做青。做青由摇青和摊置两部分组成，每次摇青结束后，茶叶都要摊放一次。摇青时，将萎凋后的茶叶放入竹制的摇青机中，鲜叶在摇青机中不断地摩擦碰撞，叶子边缘的细胞被破坏，内含的多酚类物质彼此产生相应的化学反应，造就了铁观音独特的花果香味。通常而言，整个做青过程中，要摇青 3 ～ 5 次，摇青后的摊置时间由短到长，厚度则要由薄到厚。几次摇青和摊置过后，茶叶会出现“绿叶镶红边”的特点，即叶子中央为黄绿色，边缘则会呈现出朱砂红色，并伴有淡淡的兰花香味。

炒青。做青后的茶叶香气初露后要立即进行炒青，以便利用高温快速破坏酶的活性，令茶叶香味更加浓郁。炒青时，锅温要控制在 180 ～ 200℃，投入做青叶后立即用炒茶帚在锅中旋转炒拌，使得茶叶能够均匀受热。炒青的时间并不固定，需根据叶片含水量灵活掌握，通常叶片含水量少，炒青时间要短一些，避免失水太多，揉捻不能成条。

揉捻。用特制的布包裹炒青叶成球形后，放入揉捻机中揉捻塑形。在这个过程中，茶叶受到外力挤压后便逐渐变为颗粒状。

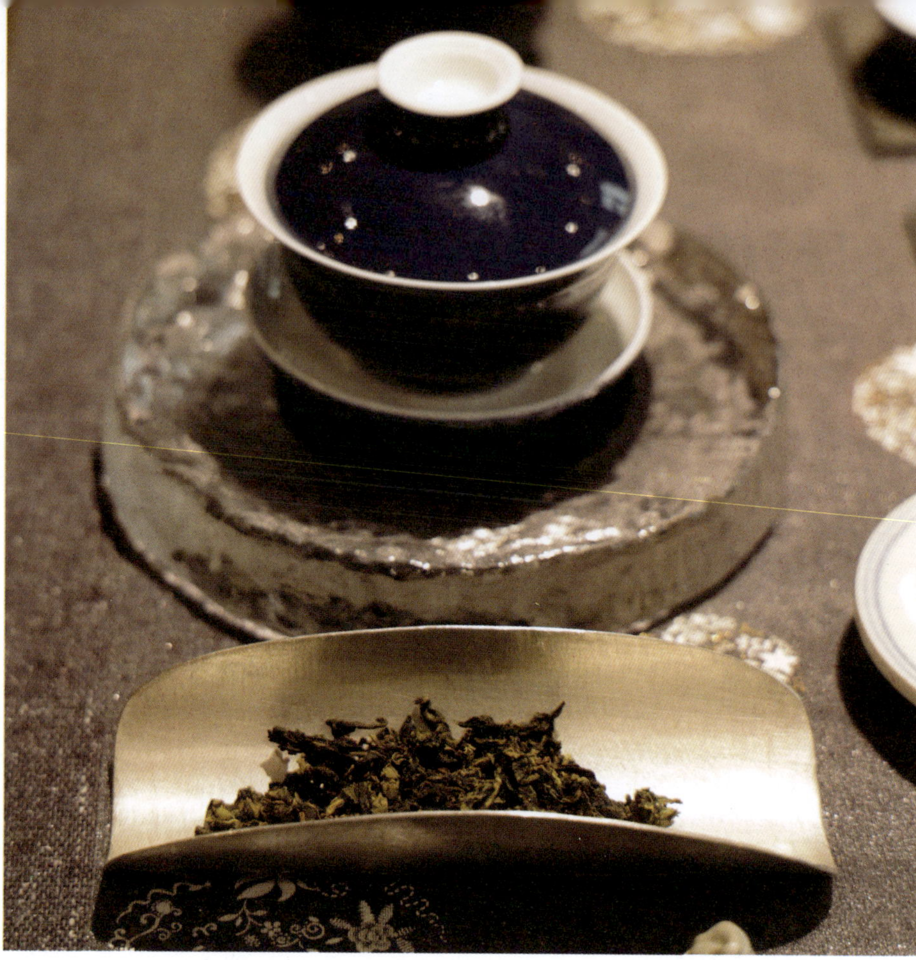

烘焙。揉捻后的颗粒状茶叶放入烘焙机中加热，烘焙至五六成干时，先前包揉整形时渗出的茶汁便会干掉，摸起来不粘手时即可下焙。下焙后的茶叶用布巾包裹起来，运用抓、搓、压、揉等手法，令茶叶不断渗出茶汁，并持续变卷。大约 1 分钟后，撤去布巾，摊平茶团，避免茶叶闷热发黄。之后再次将茶叶上焙，烘焙后再进行一次揉捻，然后足火烘焙，使其香气内敛。

小贴士：铁观音品质鉴别方法

1. 看外形。高品质的铁观音外形肥壮，色泽砂绿，干茶呈现为颗粒状，卷曲紧结。而品质较差的铁观音颗粒则比较松散，颜色也比较灰暗。

2. 闻香气。高品质的铁观音香气比较突出，闻起来有淡淡的兰花香味，而低品质的铁观音干茶香味则非常淡，甚至有异味。

3. 尝滋味。高品质的铁观音冲泡后茶汤清澈明亮，滋味异常醇厚鲜爽，没有任何苦涩味道，而低品质的铁观音茶汤则比较浑浊，品尝起来有明显的苦味或青味。

4. 看叶底。冲泡后舒展开的茶叶，叶底带有明显的“绿叶镶红边”特征的为上品，反之为次品。

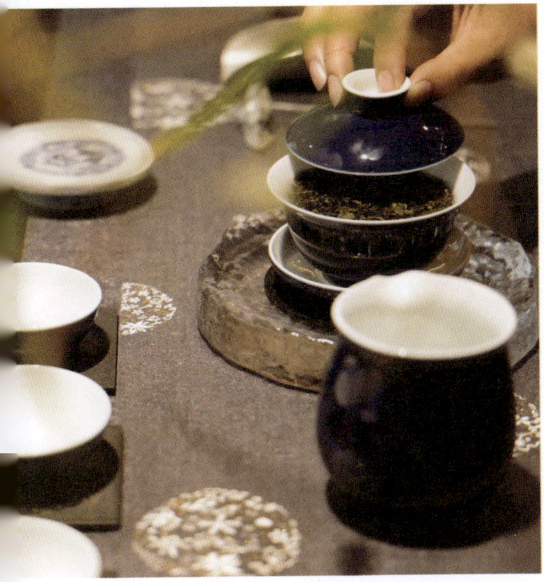 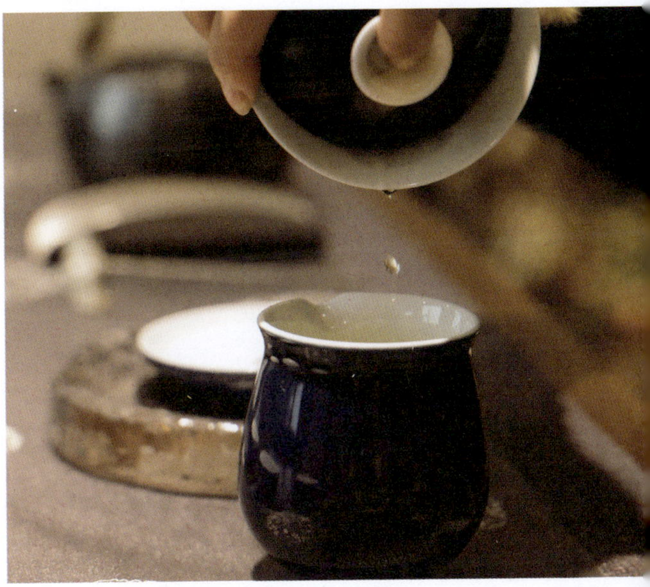

铁观音冲泡文化

安溪铁观音所含香气成分种类异常丰富，所以茶人品尝时闻到的香味各不相同，有椰香，有花生仁香，也有兰花香，等等。所以，每当掀开茶盖时，都有种开盲盒的趣味，微微开启，香气扑面而来，整个人都醉了。

人们为了更好地享受这种芳香口感，在漫长的品茗过程中，逐渐形成了一套铁观音冲泡文化。冲泡铁观音时，通常要备好“茶房四宝”，即潮汕炉（烘炉）、玉书煨（开水壶）、孟臣罐（小茶壶）、若琛杯（小茶杯）。

白鹤沐浴。所谓“白鹤沐浴”，便是洗杯，用烧开的纯净水冲洗茶具，一方面可以确保茶具卫生，另一方面可以提升茶具的温度，初步激发茶香。

观音入宫。即将铁观音放入茶杯中的意思。投茶时可根据茶具大小和个人口味确定投茶量，如用通常的盖碗冲泡，投入 5 克左右的安溪铁观音即可。

高山流水。高山流水便是冲茶，将开水壶提起后向茶壶中冲入开水，使得壶中的茶叶在水流的冲击下旋转，和水充分接触后释放香味。

春风拂面。冲水后，提起壶盖，轻轻刮去上面漂浮的茶沫。

关公巡城。冲水后等 5 ～ 10 秒，端起茶壶，依次向茶杯中注入茶汤。

韩信点兵。壶中的茶水将要见底时，一点点地滴入每个茶杯中，令每杯中的茶水都浓淡相宜。

鉴赏汤色。茶汤倒入杯中后，可端起来看茶汤，欣赏铁观音清澈明亮的汤色，闻一闻沁人心脾的茶香。

品啜甘露。品茶时，最好边闻边喝，小口小口地尝滋味，深吸气品韵味，才能领略铁观音的茶韵茶趣。

铁观音如茶中大侠，对茶具并不挑剔，冲泡时，茶人可根据自身喜好灵活选择。

- **盖碗**

青瓷盖碗不吸味，导热也比较快，且内部空间较大，有利于铁观音干茶吸水后快速展开叶面，便于茶人品鉴叶底。另外，用盖碗冲泡铁观音时，掀开碗盖的一瞬间茶香会喷薄而出，满鼻都是花果香，这是使用其他茶具所体验不到的。

- **紫砂壶**

紫砂壶是冲泡安溪铁观音的最佳茶具之一，其最大的优点是可以留味提香——用过很久的紫砂壶，即使倒入白开水，倒出后也有茶的香味。另外，由于紫砂壶保温性极强，冲入开水后，容量较小的紫砂壶可在瞬时达到高温，继而最大限度地激发铁观音的香味。

- **玻璃杯**

玻璃杯冲泡铁观音的最大优点是便于欣赏，不管是通透的茶汤，还是在水中逐渐舒展并上下沉浮的茶叶，都能尽收眼底。一边小口品茶，一边欣赏茶叶动人的姿态，堪称一种极致的生活体验。

- **飘逸杯**

假如身边可选择的茶具有限，飘逸杯也可用来冲泡铁观音。使用飘逸杯冲泡铁观音时，操作非常简单，投茶后注入开水即可。但飘逸杯有一个比较明显的缺点，即不好控制温度，不能提香。

安溪铁观音的冲泡步骤

① 备茶；
② 投茶；
③ 泡茶；
④ 出汤；
⑤ 分茶，品饮。

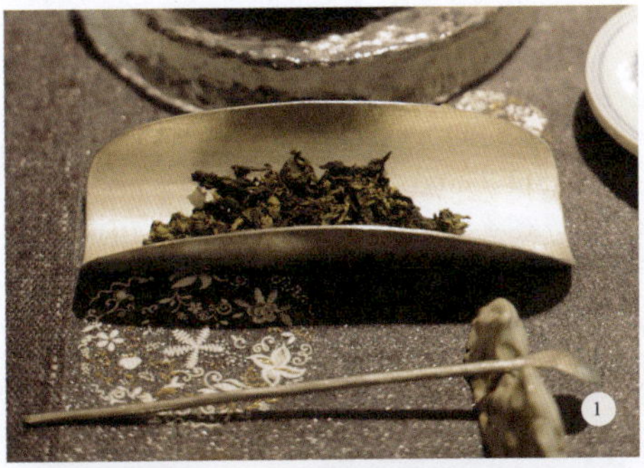

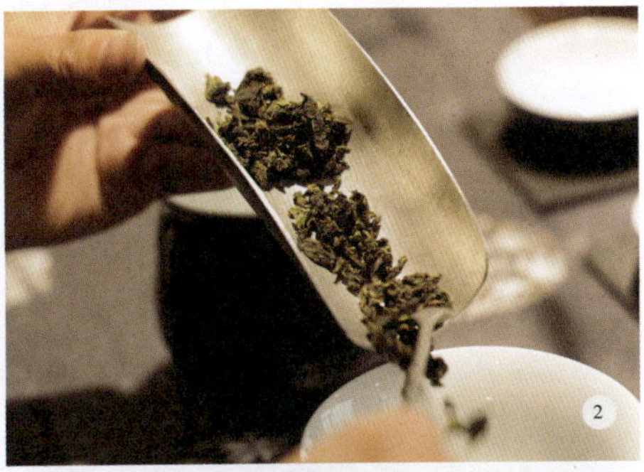

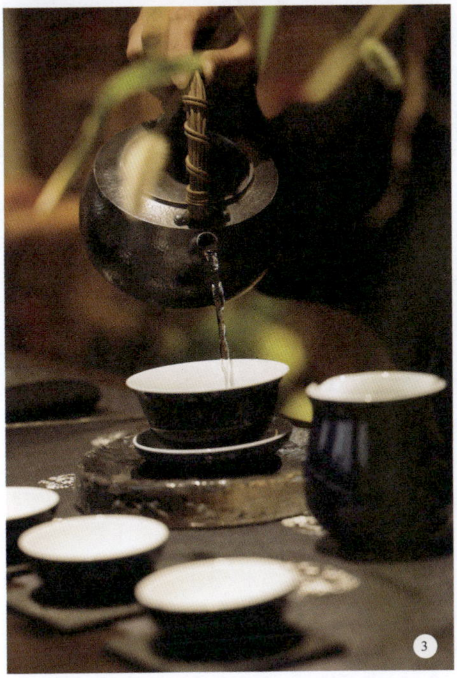

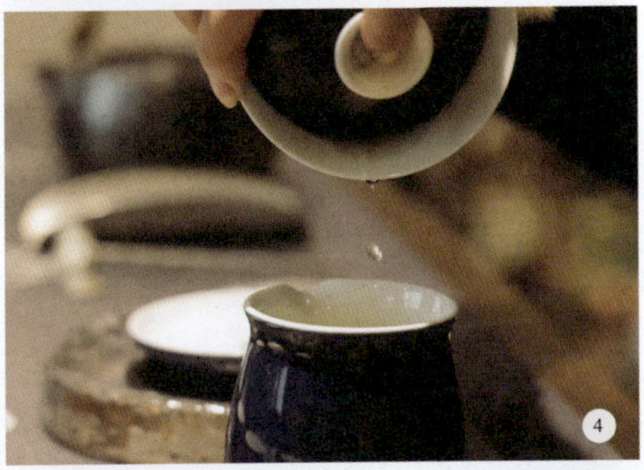

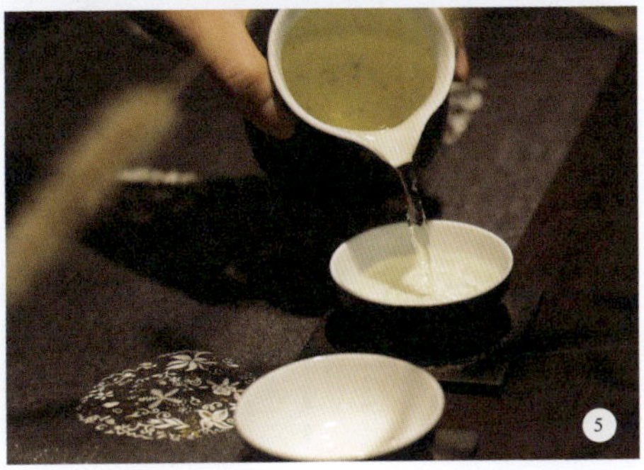

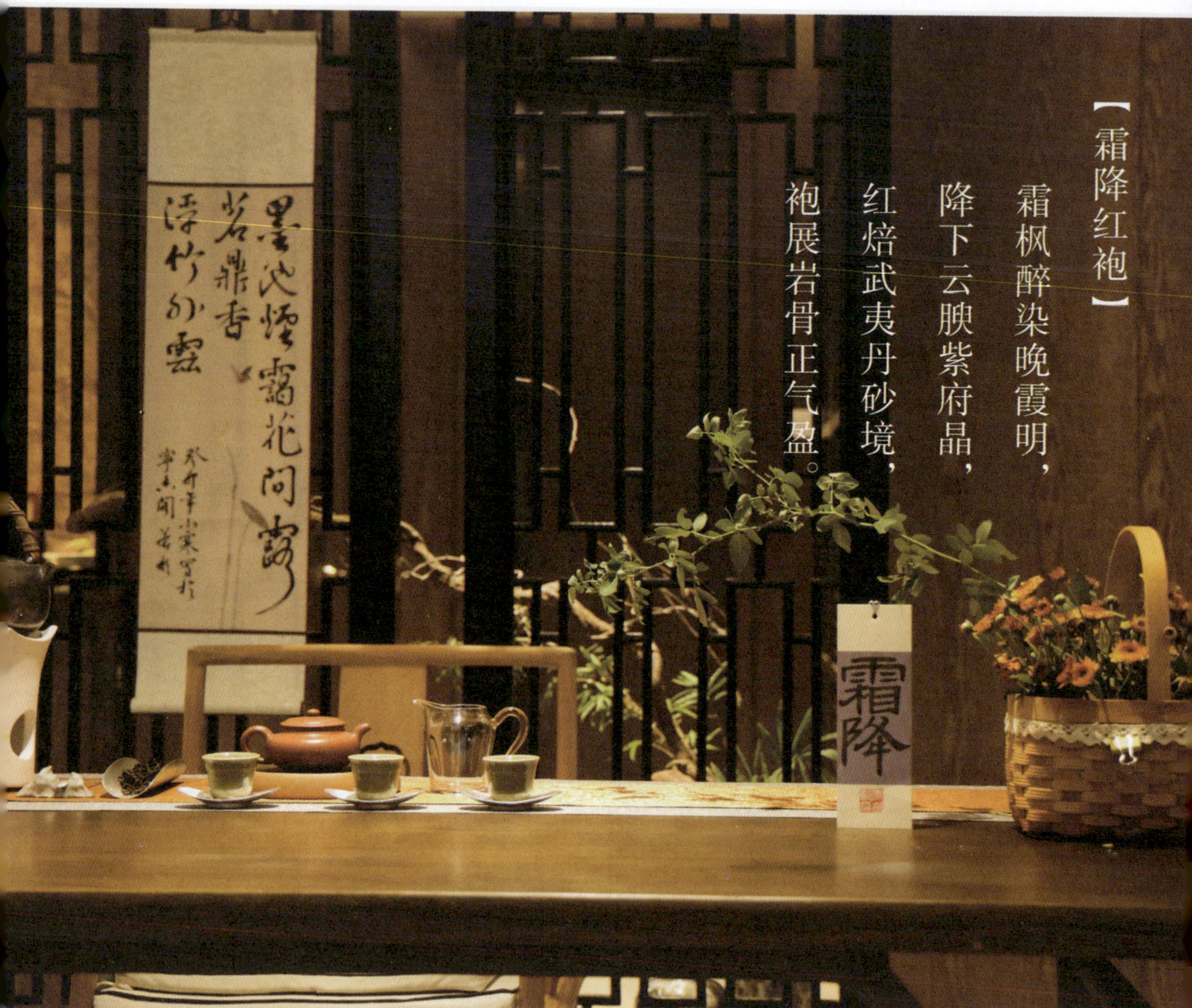
【霜降红袍】
霜枫醉染晚霞明，
降下云腴紫府晶，
红焙武夷丹砂境，
袍展岩骨正气盈。
霜降

霜降

防秋燥秋郁：大红袍生津防燥

霜降——霜露既降，感时念亲

霜降是二十四节气中的第十八个节气，也是秋季的最后一个节气。古籍《月令七十二候集解》中如此描述霜降："九肿，气肃而凝，露结为霜矣。"霜降时节，天气变得越来越干燥，气温也迅速下降，凝结在草木上的露珠开始凝结成霜。

古人将霜降后的十五天分为三候：一候豺祭兽；二候草木黄落；三候蛰虫咸俯。意思是霜降到来后，豺这类动物便开始为过冬做准备，它们猎捕动物后吃不完便会原地存放起来。随着气候变得越来越寒冷，青草开始变黄枯萎，一阵风吹过，无数叶片从高高的枝头飘落下来。很多昆虫藏在地洞中一动不动，开始进入冬眠状态。

可见，霜降是从秋季向冬季过渡的节点。霜降时节，燥邪未退，寒邪渐盛，而燥邪和寒邪入体，首先受到伤害的便是娇弱的肺脏。中医典籍《黄帝内经》记载："圣人春夏养阳，秋冬养阴。"作为秋冬过渡节点的霜降，正是养生的好时机。而"养阴"，主要便是调养太阴和少阴，太阴对应肺脾，少阴则对应心肾。因此，霜降时节，养生最主要的目标便是调养肺脾和心肾。

而产自福建武夷山的大红袍，含有丰富的茶多酚、茶多糖、茶氨酸、果胶等物质，经常饮用，不仅能够生津祛燥、润肺健脾，还能醒脑提神。霜降时节，冲泡一杯立秋后制成的大红袍，浓郁的兰花般的香气能够帮助我们驱除集聚于心头的秋郁，甘爽润滑的茶汤则能滋润我们干燥的肺脏。这一刻，不管是我们的身体还是灵魂，都会得到极致的升华。

小贴士：霜降茶俗

喝霜降茶。所谓"霜降茶"，是指在霜降前后十天采制的茶叶。相对于春茶，霜降茶虽然不怎么鲜嫩，也不太耐泡，但却具有一种非常独特的清香甘醇的味道。人们认为霜降时节喝霜降茶，不仅暖身暖心，还能带来健康和好运。

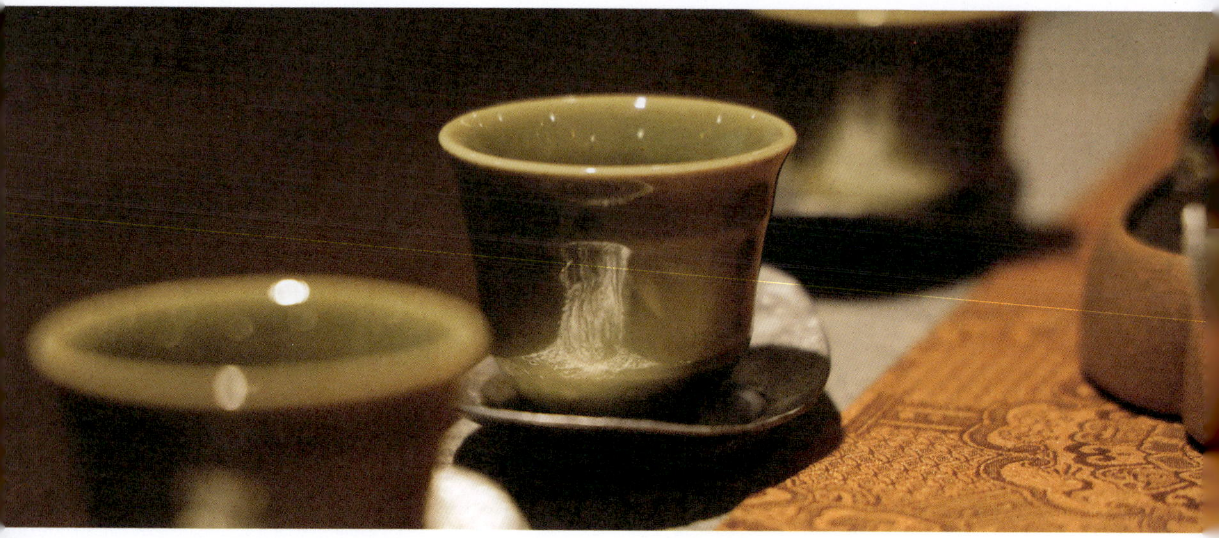

大红袍历史——唐宋便有名，明代传天下

武夷山大红袍，外形条索紧结，色泽乌褐油润，冲泡后汤色橙黄明亮，香气高远悠长，滋味醇厚鲜爽，饮后口齿留香，“岩韵”明显，是武夷岩茶中的王者，自古以来便有“茶中状元”的美誉。

武夷岩茶早在唐代便已有之，唐僖宗年间的中书舍人孙樵将赠送给达官贵人的武夷茶称为“晚甘侯”。“晚甘”的意思是喝起来美味无穷，甘甜无比，而“侯”则有尊敬的意思，是一种尊称。

到了宋代，随着制茶技术的迅猛发展，茶叶已经逐渐成了上层贵族生活中的必需品，各种茶叶如雨后春笋般涌现，仅各地进贡的茶叶品类就达到了十几种之多。当时，武夷岩茶属于“北苑贡茶”的一部分，成了名副其实的贡茶，宋代大文学家苏轼在《荔枝叹》中有“武夷溪边粟粒芽，前丁后蔡相宠加”的诗句，便再现了当时福建官吏将上品武夷岩茶进贡给皇帝的事情。

相对于宋代，元代茶风更盛，统治者对武夷岩茶更为青睐，将之定为独立的贡茶。元成宗大德年间，朝廷在武夷山四曲畔正式设立了“御茶园”，派遣专门人员采制贡茶，令武夷岩茶名传天下。《武夷志略》中记载：“武夷产茶，每岁修贡，所以奉上也。地有主宰，祭祀得所，所以妥灵也。”可见，为了使作为贡茶的武夷岩茶长势更好，当地官员还会举办盛大的祭祀活动。

据民间传说，明代建立不久，有一位举子进京赶考，因为天气炎热，途经武夷山时中暑晕倒在路边，被路过的天心寺僧人发现。天心寺僧人从九龙窠的老茶树上采摘下来十几片鲜叶，投入壶中，用沸水冲泡后做药给其喝下，举子没过多久便醒了过来。

后来，这位举子高中状元，回天心寺报恩。方丈指着九龙窠上的老茶树说，救他之人并非寺中僧人，而是老茶树。于是状元郎绕着老茶树走了三圈，之后将自己身上的大红官袍脱了下来，披在了老茶树上，自此老茶树便有了“大红袍”之名。

状元郎回到京城后，恰遇皇后患病，宫中御医束手无策。于是状元郎将带回的大红袍献上，皇后饮用后病情有了好转。皇帝大喜，赐下一件红袍，命状元郎亲自前往九龙窠将红袍披在老茶树上，以示皇恩浩荡。自此，大红袍之名传遍天下。

大红袍香气馥郁，有淡淡的兰花香味，口感醇厚鲜爽，且含有茶多酚等对人体有益的成分，因此为众多名人所喜爱。

• 乾隆皇帝与大红袍

清朝时，当时还是太子的弘历（后来的乾隆皇帝）便非常喜欢大红袍，他专门写了一首《冬夜煎茶》，称武夷所产之茶最佳，诗中写道：“就中武夷品最佳，气味清和兼骨鲠。”

大红袍工艺——
摇出岩骨展身姿，烘出幽魂花香成

采摘下来的大红袍鲜叶经过萎凋、做青、杀青、初揉、复炒、复揉、水焙、搧簸、凉索、毛拣、足火、团包和炖火等十几道工序，才能变成条索卷曲肥壮、滋味醇厚甜滑的“茶中状元”。

萎凋。传统的大红袍制作普遍采用日光萎凋的方式，即将采摘下来的鲜叶均匀地摊放在水筛上，置于早上太阳升起或者下午太阳落山之前的阳光下蒸发水分。晒青的场所要拥有良好的通风条件，为了避免照射不均匀，先期发酵，出现“死青”，中间要轻轻翻动一次——翻动时要细致，手上的力度要轻缓。阳光萎凋的时间需要根据鲜叶含水量、日光强弱等因素灵活确定，一般气温在30℃时晒青 30 分钟左右，24℃时则需要晒 60 分钟左右。晒青之后的叶子还需要在通风良好的环境中晾一段时间，大约 30 分钟即可。

做青。做青又叫摇青，是形成大红袍特有香味和品质的关键工艺之一。做青一般在温度 22 ～ 25℃的做青室内进行，以传统的水筛为工具，通过不断摇晃和颠簸水筛，令其内的鲜叶不断碰撞，使鲜叶边缘细胞被破坏。每次摇青后要静置一段时间，周而复始。做青时间通常在 12 小时左右，经过四次摇青和静置后，做青叶的叶面便会呈现出黄绿色，边缘则为朱砂红，叶面凸起成龟背形（俗称汤匙叶），摸起来略感柔软，闻起来有较为浓郁的花果香。

二炒二揉。二炒二揉即杀青、初揉、复炒和复揉，目的在于钝化酶的活性，固定茶叶的品质。杀青时，将做青后的叶子放入 200℃以上的炒青锅中进行焖炒，待叶子柔软粘手且闻起来有淡淡清香时即可。杀青后的叶子要进行揉捻，也就是所谓的初揉，手法以搓和揉为主，力度轻重结合。2 ～ 3 分钟后，将揉捻成团的茶叶抖散后再次放入锅中炒熟，一方面继续炒干水分，去除青气，另一方面进一步激发茶叶的香味。炒熟时的温度比炒青时的温度要低，15 ～ 25 秒后即可出锅进行复揉。复揉的方法和初揉一致，一方面要趁热进行，另一方面手法要快，轻重结合，以促使茶汁溢出，条形更加紧结。

水焙。为了固定茶叶的品质，进一步激发其内含的芳香物质，经过二炒二揉的青叶要立即进行水焙。水焙时，锅温要保持在 110℃以上（具体温度需要师傅用手测定），将炒揉后的茶索薄摊在焙笼中，再将焙笼移到焙窟上烘焙

5～6分钟后翻拌一次，再移到95℃的烘炉中烘7～8分钟即可下焙。

扇簸、晾索和毛拣。水焙后的茶叶水分已经蒸发过半，叶子呈现半干状态，将之倒入大簸箕中，由专门的簸茶师傅簸掉茶中的黄片、碎片等杂物后，薄摊在水筛上静置6～8小时。然后再由专人进行毛拣，将夹杂的黄片、老叶、茶梗等拣出。

足火、团包和炖火。为了促使茶叶香味慢慢合成，最大限度地固定品质，毛拣后的茶叶还需要进行一轮慢焙。足火时需要烘焙三次，温度依次为90℃、75℃和60℃，烘焙时间依次为15分钟、25分钟和60分钟。足火适中时，茶叶用手捻一下便会成粉末状。足火后的茶叶还需进行团包，即在烘笼底垫一层“种纸”，目的在于降低火力，令茶叶不至于被熏黑。足火后的茶叶放于“种纸”上，在60℃以下的低温环境中烘1～2小时即可。之后将烘焙后的茶叶包在“种纸”里面，放在烘笼中以55℃的火温继续“炖火”半小时左右即可。

小贴士：大红袍鲜叶的采摘标准

大红袍的采摘与一般茶叶不同，鲜叶需在新梢芽叶生长至成熟（开面三四叶）时进行采摘。采摘的时候，要求青叶无露水、无破损，绝对新鲜。另外，采摘大红袍鲜叶时对天气的要求也非常严格，通常会选择在晴天或者多云时采摘，阴雨天不采。假如在采摘或者运送茶青时遇雨，茶叶便会成为香气不足且不耐泡的“雨水茶”。

大红袍冲泡文化

大红袍冲泡后会散发出一种非常奇特的花果香味，喝起来汤稠水滑，是不可多得的佳品。俗话说好马配好鞍，人们为了品尝到大红袍最醇正的滋味，在慢慢摸索中逐渐形成了从茶具选择到投茶、冲泡、出汤一整套独特的冲泡文化。

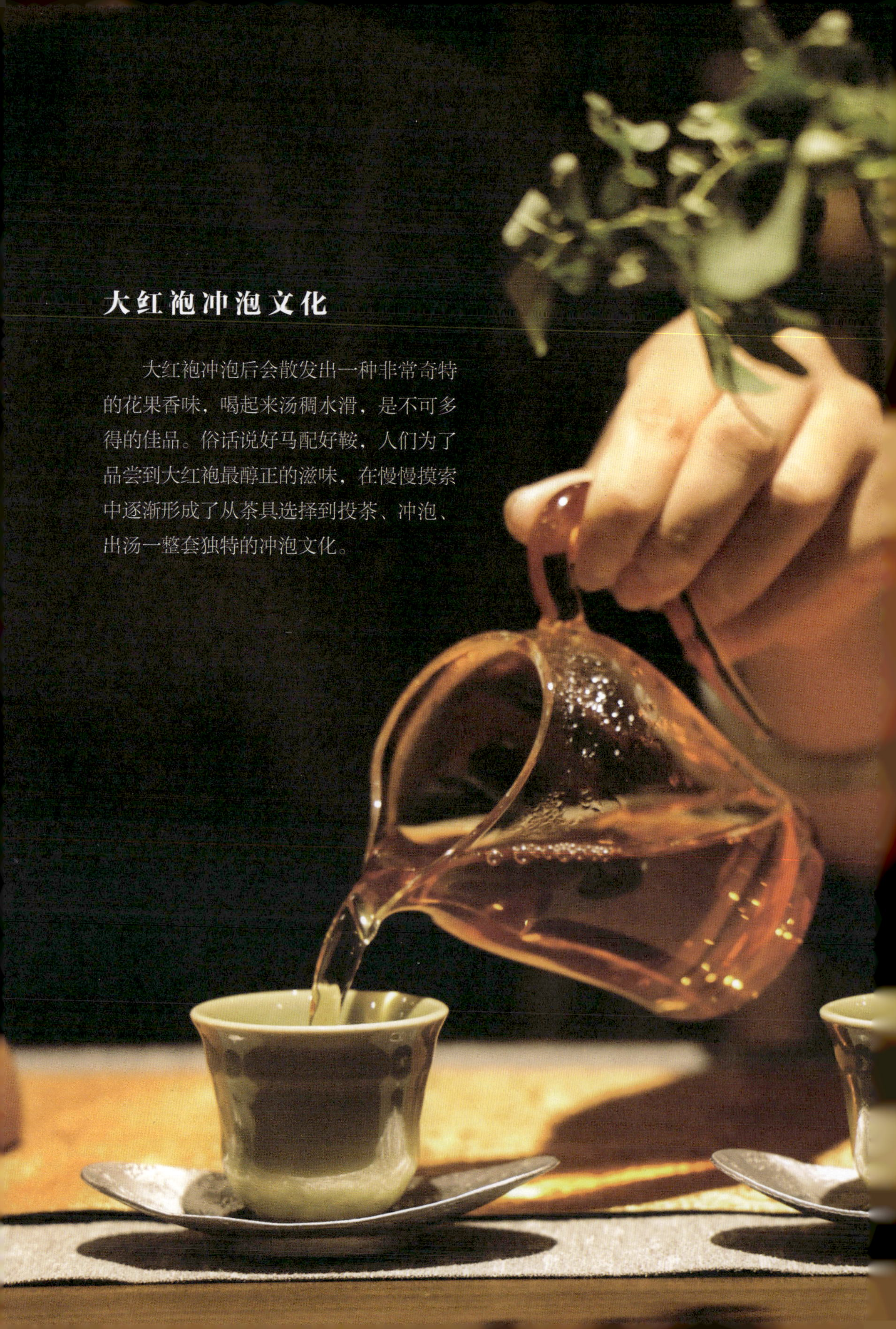

大红袍的冲泡步骤

① 备茶；
② 投茶；
③ 泡茶；
④ 出汤；
⑤ 分茶；
⑥ 品饮。

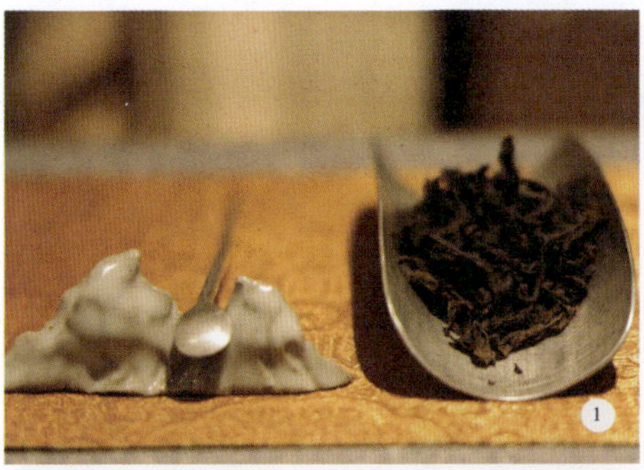
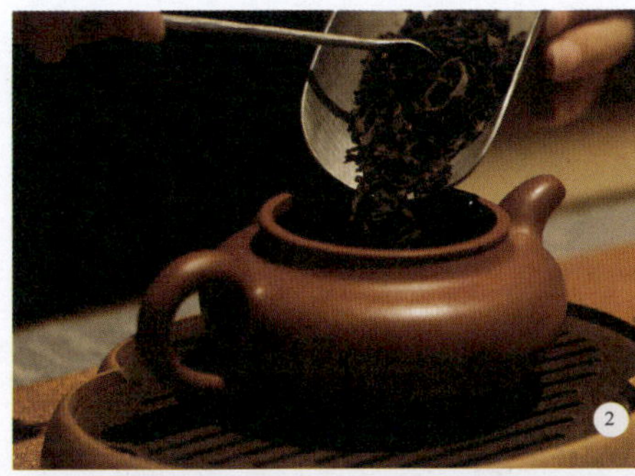
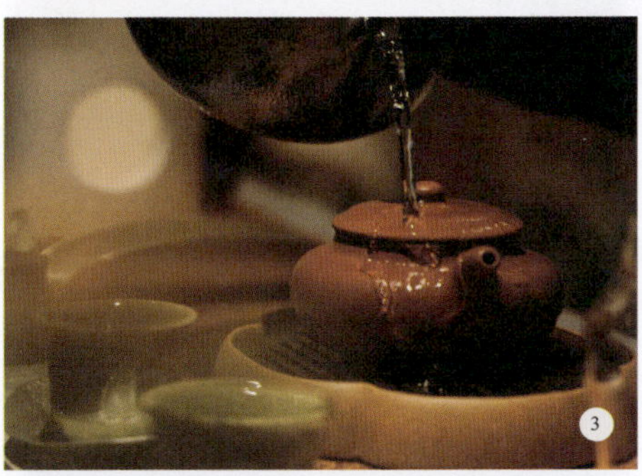
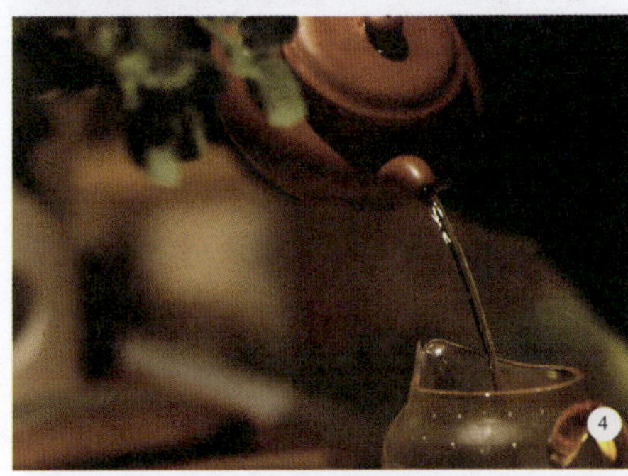
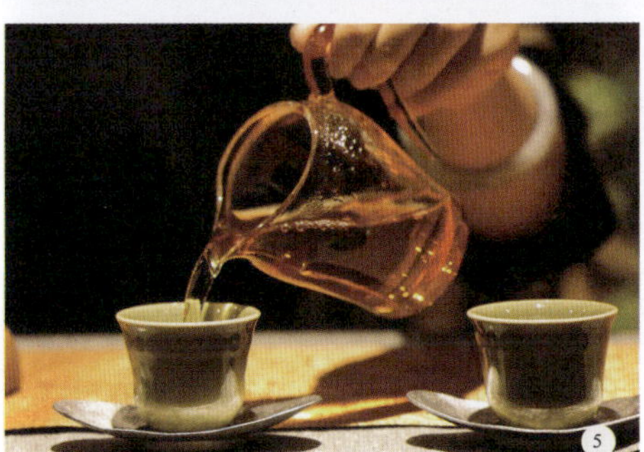
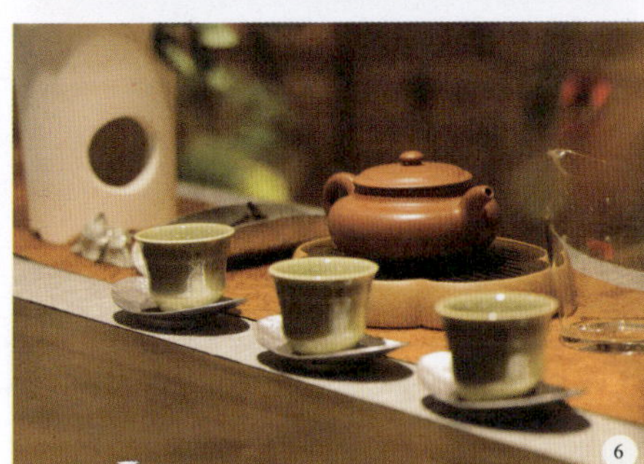

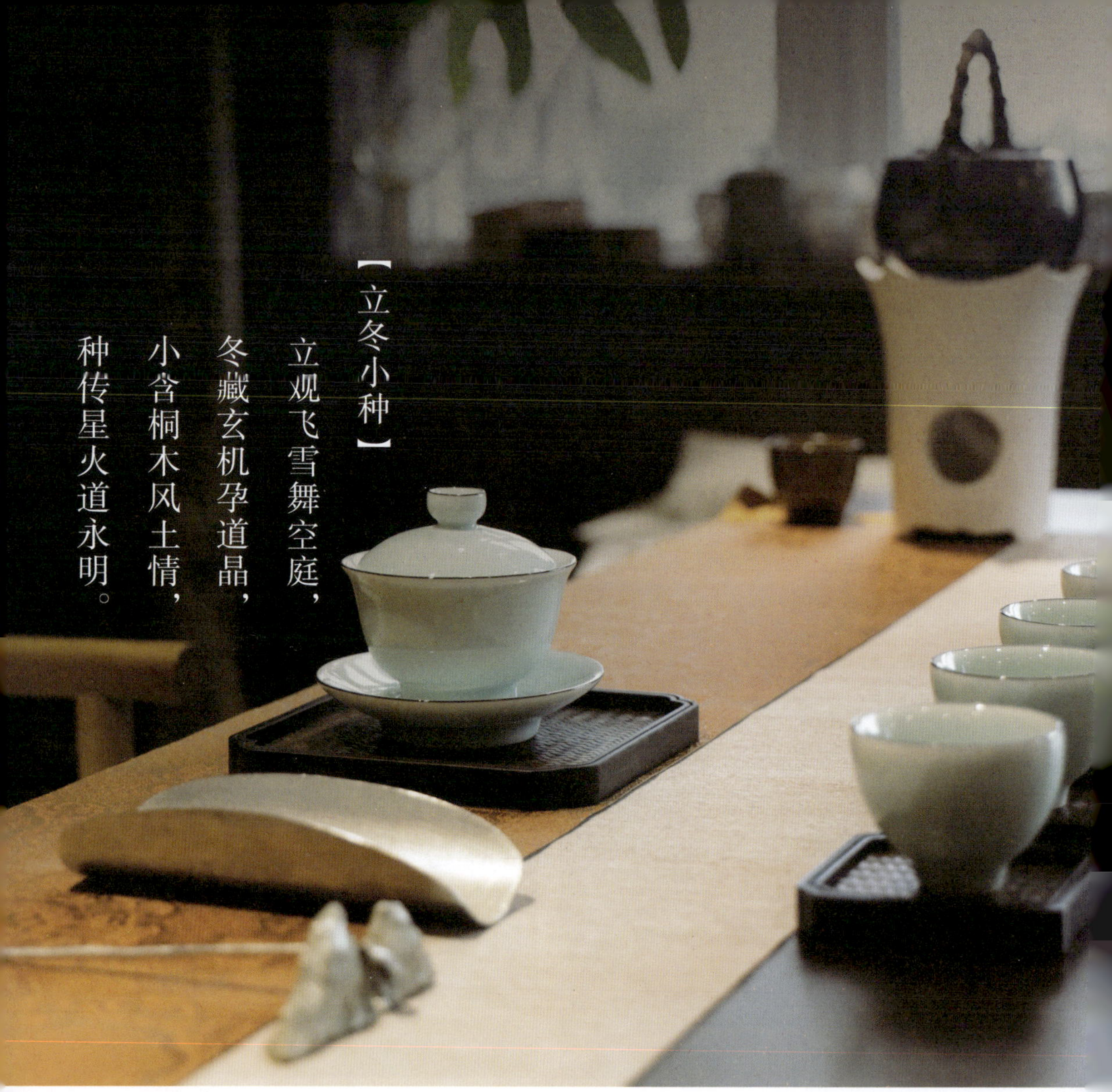
【立冬小种】
立观飞雪舞空庭，
冬藏玄机孕道晶，
小含桐木风土情，
种传星火道永明。

立冬

寒冷侵袭：
正山小种红茶，温补益肾固阳（红茶的鼻祖）

立冬——
天水清相入，秋冬气始交

立冬是二十四节气中的第十九个节气，也是冬天的第一个节气。古籍《月令七十二候集解》解释为："立冬，十月节。立字解见前。冬，终也，万物收藏也。"在古人眼中，"立"是开始的意思，表示冬天自此到来，而"冬"则是终了的意思，意思是把秋天收获的粮食统统收藏起来过冬。

古人将立冬后的十五天分为三候：一候水始冰；二候地始冻；三候雉入大水为蜃。意思是立冬最初 5 天，随着气温的快速下降，河面上已经能看到薄冰；再之后的 5 天，大地也冰冷起来，开始冻结；最后 5 天，野鸡之类的大鸟便消失得无影无踪，而到海边却能看到外壳和花纹的颜色与野鸡极其相似的大蛤蜊。

作为"四时八节"之一的立冬，在古人眼中是一个非常重要的时节。早在汉魏时期，天子便会在立冬这一天亲率群臣来到城郊进行盛大的祭祀活动，迎接冬天的到来。迎冬返回之后，天子还会对为国捐躯的烈士及其家属进行表彰和抚恤。在民间，除了祭祀外，还会举办各种丰富的活动，逐渐形成了酿黄酒、打糍粑、补嘴空等习俗。在众多立冬民俗中，和"吃"相关的有很多，比如在我国北方地区，立冬时节人们会吃一顿饺子。"饺子"谐音"交子"，意指秋冬交汇，此时此刻吃一盘饺子，不冻手、不冻脚也不冻耳朵，剩余的日子都会快快乐乐。

中医理论认为，立冬后大自然中阳气尽潜，阴气变得越来越盛，与之对应的是，人体内的阳气也开始蛰伏于肾水之中。因此，立冬时节养生的关键在于"固肾益阳"。

正山小种红茶含有丰富的多酚类物质和糖分，能够为人体补充缺失的阳气。立冬时节，山冷水冷寒意渐显，回家之后泡一壶正山小种，执杯慢饮，在享受鲜醇口感的同时，还可祛除体内积聚的寒邪，温暖冰凉的身体，提振萎靡之气，令身心时时刻刻处于一种阴阳平衡的状态，静享人生之乐。

小贴士：立冬茶俗

以茶祭祀。立冬这一天，在我国南方某些地区，全家人会聚在一起祭祀祖先。祭祀的供品，除了肉和菜之外，还少不了茶，冲泡后的茶水或者未曾冲泡的干茶，都可以摆放在祖先面前，表达敬意，寄托浓浓的相思之情。

正山小种红茶历史——工艺偶得之，流行王室家

诞生于武夷山桐木关的正山小种红茶，创制于明代中后期，拥有数百年的发展历史，堪称世界红茶鼻祖。

明代建立后，开国皇帝朱元璋为了恢复生产，提振经济，减轻茶农负担，遂将工艺复杂、劳民伤财的蒸青团茶废除，改贡散茶。自此以后，散茶获得了空前的发展，但之前素以团茶龙凤饼而闻名于世的武夷贡茶，改产散茶后由于技术比较落后，导致所产散茶品质较为低劣，渐渐为宫廷所弃，逐渐没落。清代的古籍《赖古堂集》中便有这样的记载："前朝不贵闽茶，即贡，亦只备宫中浣濯瓯盏之需。"意思是明代时福建武夷山茶已经开始没落，不为皇室所看重，即使偶有上贡，也只做宫中清洗衣服、熏香茶具之用。

1568 年，一支突然出现的军队打乱了桐木村的宁静，正在采茶的人们纷纷回家躲避。如此一来，之前采摘下来的鲜叶未来得及在当天加工，到了第二天就已经发酵了。为了最大限度地挽回损失，桐木村的茶农们便点燃马尾松干柴，将发酵的鲜叶放在铁锅中进行炭焙。原本是"死马当活马医"，没想到制成后的干茶被运到镇上后却大受欢迎。此后，茶农们便接到了越来越多的订单，桐木村所产之茶也渐渐被传扬了出去。

到了明朝末年，崇安县（现武夷山市）县令为了发展当地茶叶经济，引进了黄山先进的制茶技术，以"松萝法"加工当地茶叶。所谓"松萝法"，是黄山地区盛行的绿茶炒青制茶法，是当时最先进的制茶技术。但是武夷山茶农在使用"松萝法"制茶时却出现了一个问题：当地茶农习惯在天气晴朗的上午集中采摘鲜叶，这些堆积起来的鲜叶在阳光的照射下自然萎凋，经过炒青、烘干后，冲泡出来的茶汤竟然变红了。自此，正山小种红茶正式诞生。

之后，荷兰商人慧眼识珠，发现了正山小种红茶的独特魅力，遂将其运往海外，深受普通民众喜爱，还备受上层贵族青睐。

正山小种红茶汤色黄中带微红，口感鲜醇，且伴有独特的松烟香和桂圆香味，因此自古以来，便是很多名人的"桌上客"。

- **凯瑟琳公主与正山小种红茶**

1662 年，葡萄牙公主凯瑟琳嫁给了英王查理二世。在凯瑟琳带到英国的嫁妆里，除了金银珠宝，还有几箱中国的正山小种红茶。在婚礼宴会上，凯瑟琳谢绝了贵族向其敬献的各种美酒，而是喝起了一种“红液汁”，即正山小种红茶。自此，正山小种红茶在英国贵族圈中流行开来，成了大家追捧的“奢侈品”。

- **拜伦与正山小种红茶**

英国著名诗人拜伦对正山小种红茶青睐有加，他在长诗《唐璜》里这样写道：“我觉得我的心变得那么富于同情，我一定要去求助武夷红茶；真可惜，酒竟然如此有害，因为茶和咖啡使我们更为清醒自持。”

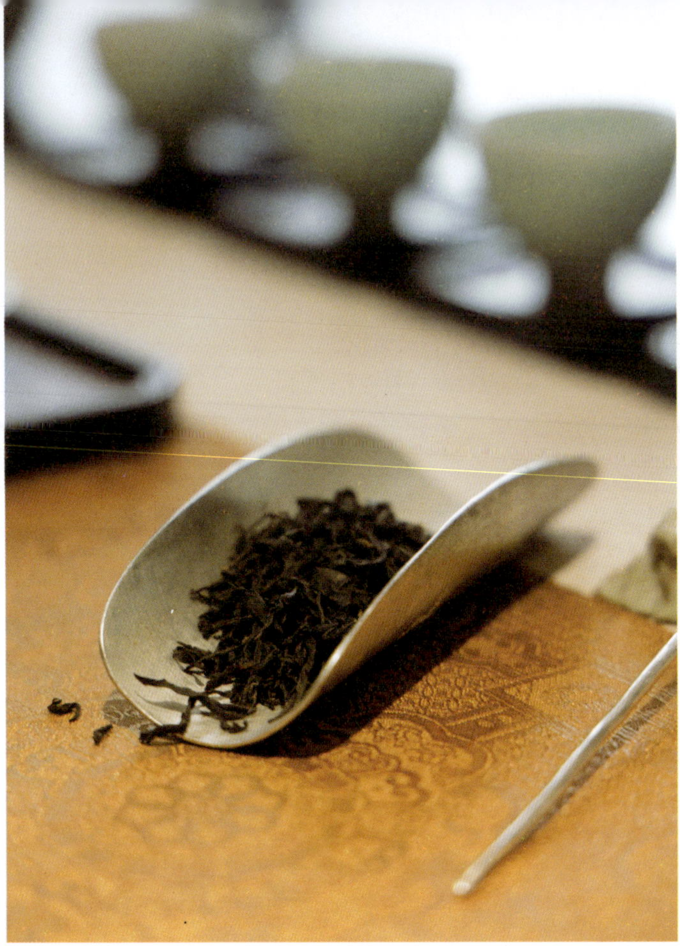

正山小种红茶工艺——
“青楼”沐松烟，浴火出桂圆

传统正山小种红茶初制工艺包括萎凋、揉捻、发酵、过红锅、复揉、熏焙、复火等环节，每一道工序都凝聚了历代茶人的智慧和汗水。

在诸多工艺中，萎凋虽然看似简单，但却是形成正山小种红茶醇顺鲜甜独特口感最基础的工艺。不同于常见的日光萎凋和室内通风萎凋，传统正山小种红茶采用“青楼”马尾松烟熏加温的方式萎凋。“青楼”是武夷山茶农专门建造的萎凋楼，大多为三四层的木阁楼。之所以不采用常见的日光萎凋和室内通风萎凋，一方面是因为春天武夷山地区晴天少、雨天多，在专门的“青楼”中用松烟熏烤，可快速蒸发鲜叶中多余的水分；另一方面，采摘下来的鲜叶能够在萎凋阶段吸收松木特有的香味，继而转化为后期独特的桂圆甜香，口感更加活泼鲜爽。当鲜叶颜色变为暗绿色、用手紧抓后初步成团时，萎凋便达到了最佳状态。

除了萎凋，过红锅在众多工序中也有着非常重要的作用，也是传统正山小种红茶独有的工艺。过红锅，从字面意思就可以大体理解其操作过程，即将专用的大铁锅烧到锅底变红，然后趁热将萎凋后的茶坯放进去，用手反复翻炒后迅速捞出。过红锅的目的有二：一方面，通过高温瞬间加热阻止茶叶继续发酵；另一方面，通过高温加速茶叶内含物质间的化学反应，增加茶叶的滋味，使冲泡出来的茶汤通透明亮，口感更为醇厚香甜。

这个过程对制茶人的手艺和时间的把握要求都非常高：手艺上，手感要灵敏，速度要非常快，力度要恰到好处；时间上，过长的话茶叶便会出现焦味，过短，则达不到增香的目的。

在正山小种红茶的传统制作工艺中，熏焙也是形成其特有品质的重要一环。熏焙地点和萎凋一样，需要在“青楼”中进行。熏焙时，先将复揉后的茶坯均摊在竹筛上，然后放进“青楼”底层的吊架上，在室外的灶膛点燃马尾松，将松烟和热气导入“青楼”中。如此一来，复揉后的茶坯受热变干，且在这个过程中持续吸收松木的香味，最终形成令人沉醉的桂圆香味。

熏焙后的茶叶会进行一次“复火”，再次增香。所谓复火，是指熏焙后的茶叶经过挑拣去除茶梗、黄片等杂质后，再次放入焙笼用松柴明火烘焙的过程。复火过后，正山小种红茶初制便算成功。

小贴士：正山小种红茶的三道烟

醇正的正山小种红茶必须经过由马尾松产生的三道烟，才能产生醇厚的松烟香和桂圆甜香。不管是萎凋、熏焙还是复火，所用的松木必须是有些年头的马尾松的树干或者根部。假如使用其他松木，熏制出来的正山小种红茶香味便不醇正，口感缺少桂圆的香甜。

正山小种红茶冲泡文化

冲泡方式正确与否，会极大地影响正山小种茶汤的口感。方法不当，冲泡出来的正山小种红茶不仅口感会变淡，独有的松香味和桂圆甜香味都会弱化，茶韵更是无从谈起。为了喝到最醇正的正山小种茶汤，无数茶人前赴后继，经过不断探索，慢慢形成了独特的正山小种红茶冲泡文化。

正山小种红茶的冲泡步骤

① 备茶；
② 投茶；
③ 冲泡；
④ 出汤；
⑤ 分茶，品饮。

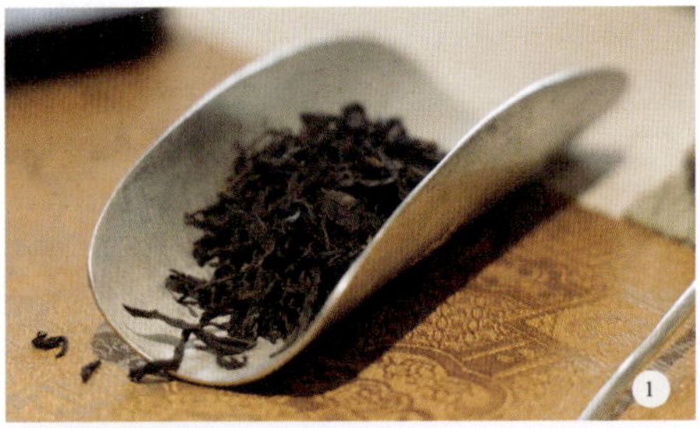

1

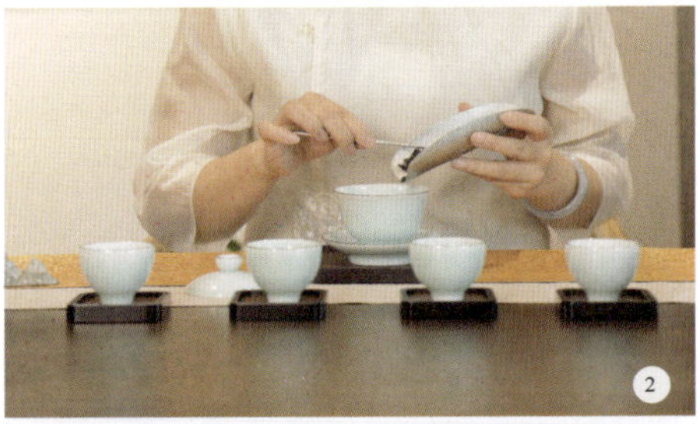

2

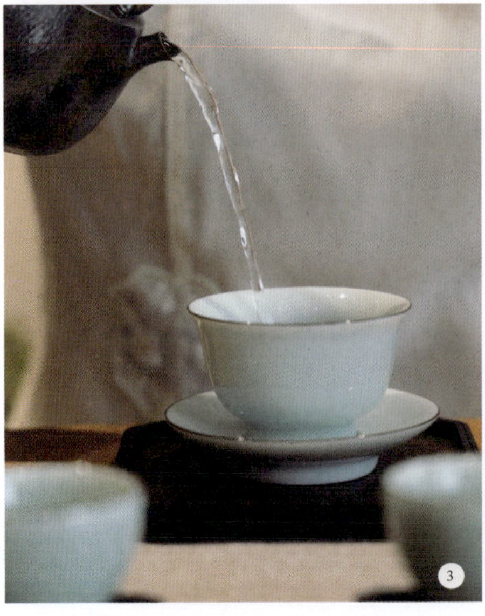

3

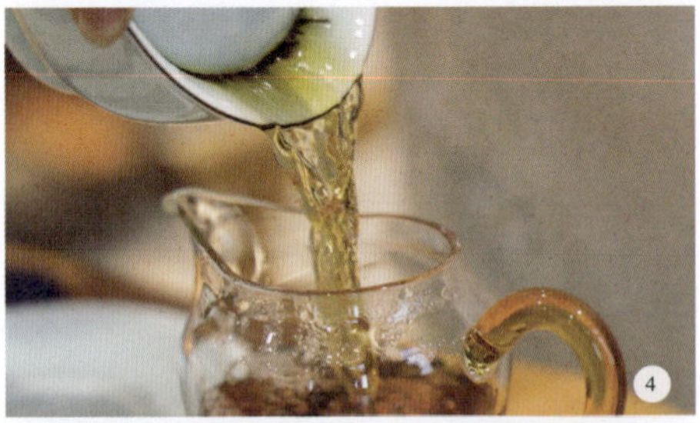

4

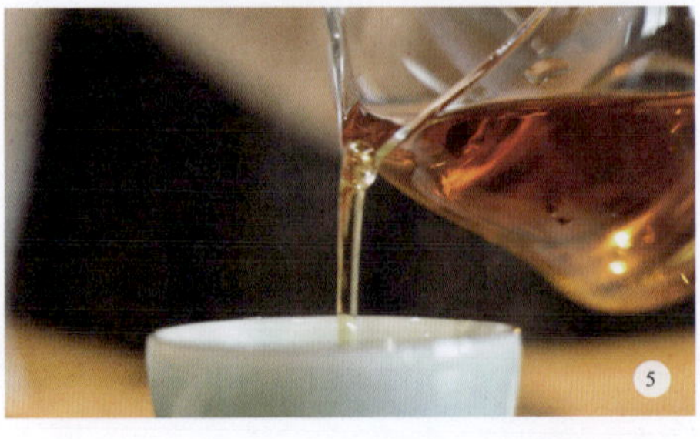

5

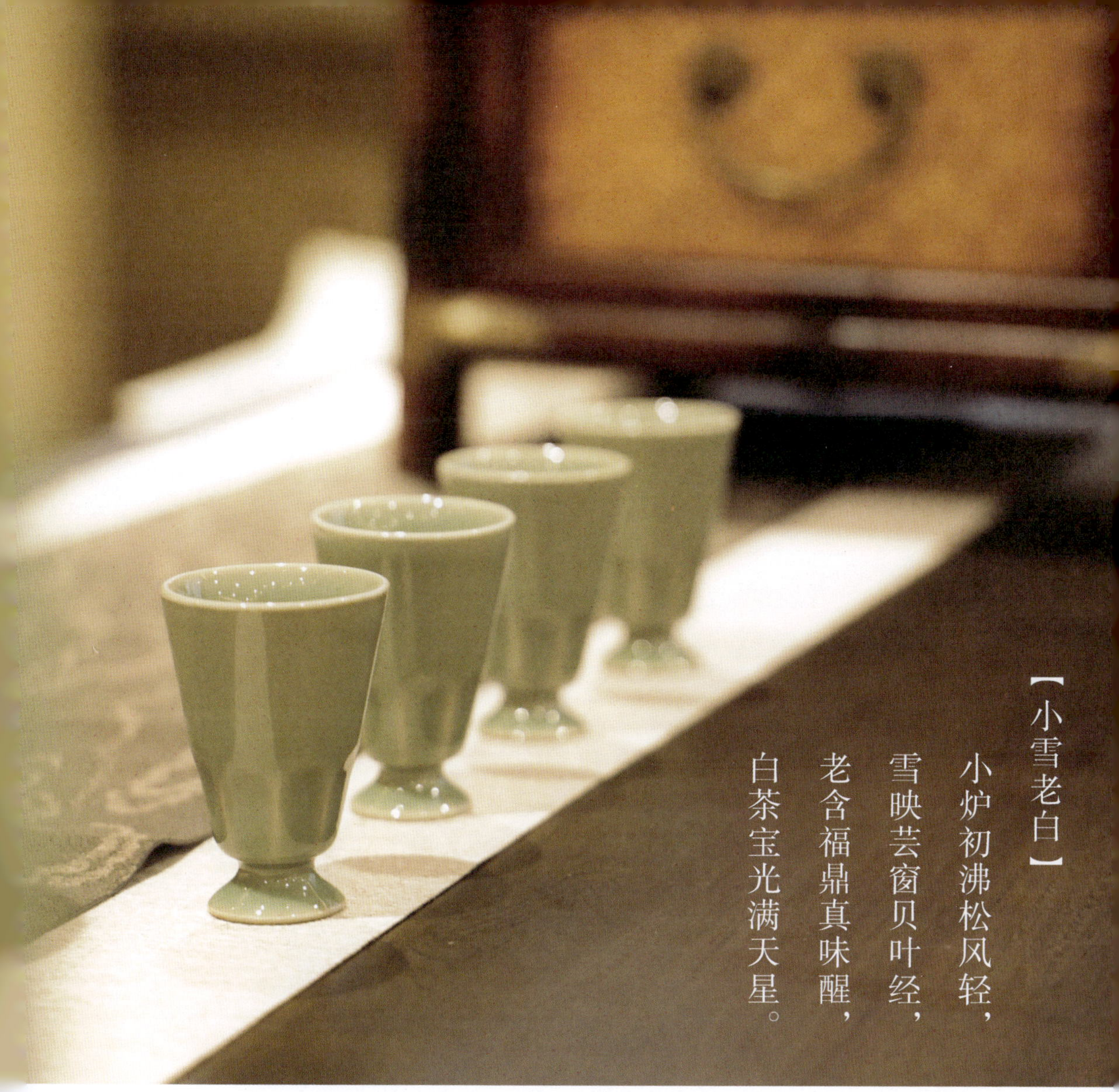

【小雪老白】

小炉初沸松风轻，
雪映芸窗贝叶经，
老含福鼎真味醒，
白茶宝光满天星。

小雪　冰天雪地：老白茶（煮饮）助阳益肾

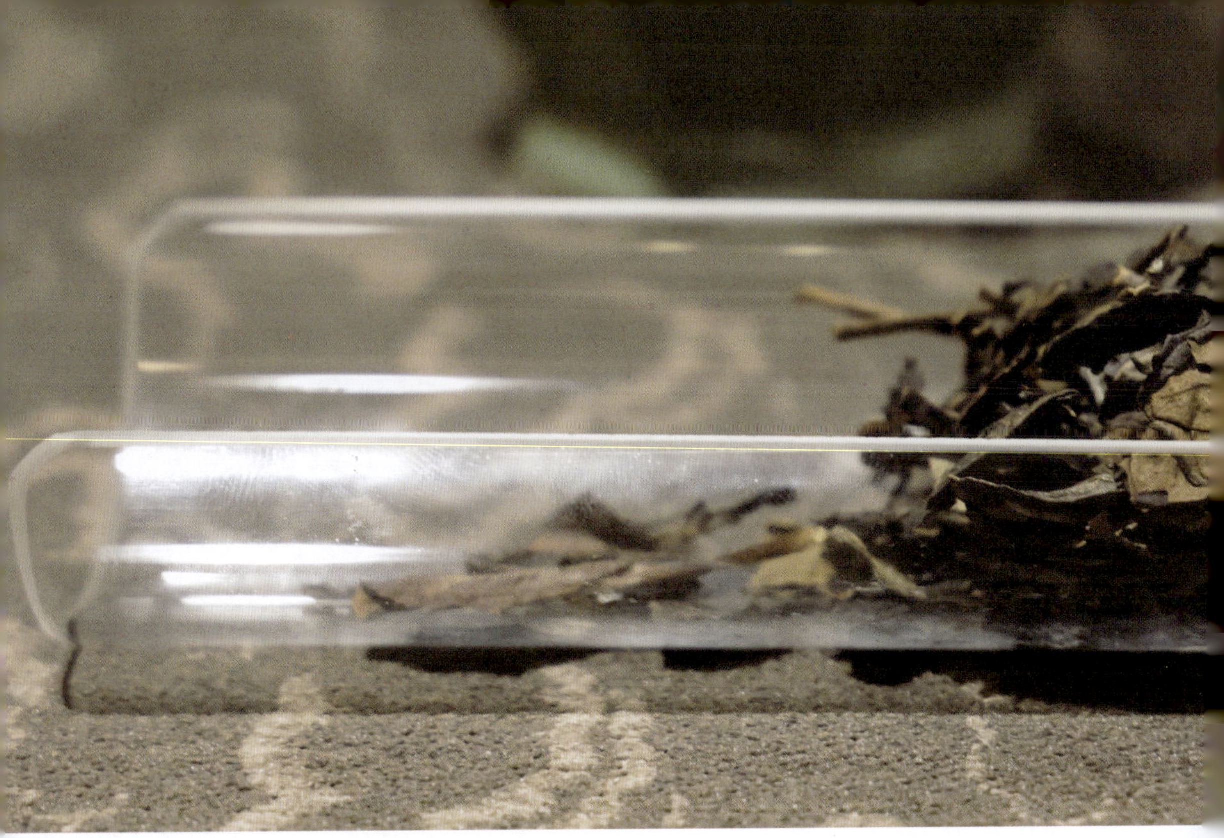

小雪——散漫阴风里，天涯不可收

小雪是二十四节气中的第二十个节气，也是冬季的第二个节气。古籍《群芳谱》中如此解释："小雪气寒而将雪矣，地寒未甚而雪未大也。"到了小雪时节，相对于立冬，天气变得越发寒冷起来，降水的形式由先前的雨变成了雪，但是由于此时还未到一年中最冷的时候，所以下雪的次数少，且雪量也不大，因此称为"小雪"。可见，古人眼中的小雪，意味着降雪的开始。因此，小雪和雨水、谷雨等节气一样，都是直接反映降水多寡的节气。

古人将小雪分为三候：一候虹藏不见；二候天气上升，地气下降；三候闭塞而成冬。意思是，小雪时节，阴胜而阳伏，天上的雨水都凝结成了雪，所以彩虹藏了起来，只能等到来年的春天再次相见。此时，大自然中的阳气开始上升，阴气下降，天气和地气各归其位，不再相互交泰，天地变得越来越闭塞，越来越寒冷，冬天真的到来了。

小雪时节，天气日渐寒冷，假如防范不当，寒邪便会依附于风邪侵犯人体。而在人体的五脏中，肾脏最畏寒，寒邪和风邪入体，首先便会伤害肾之阳

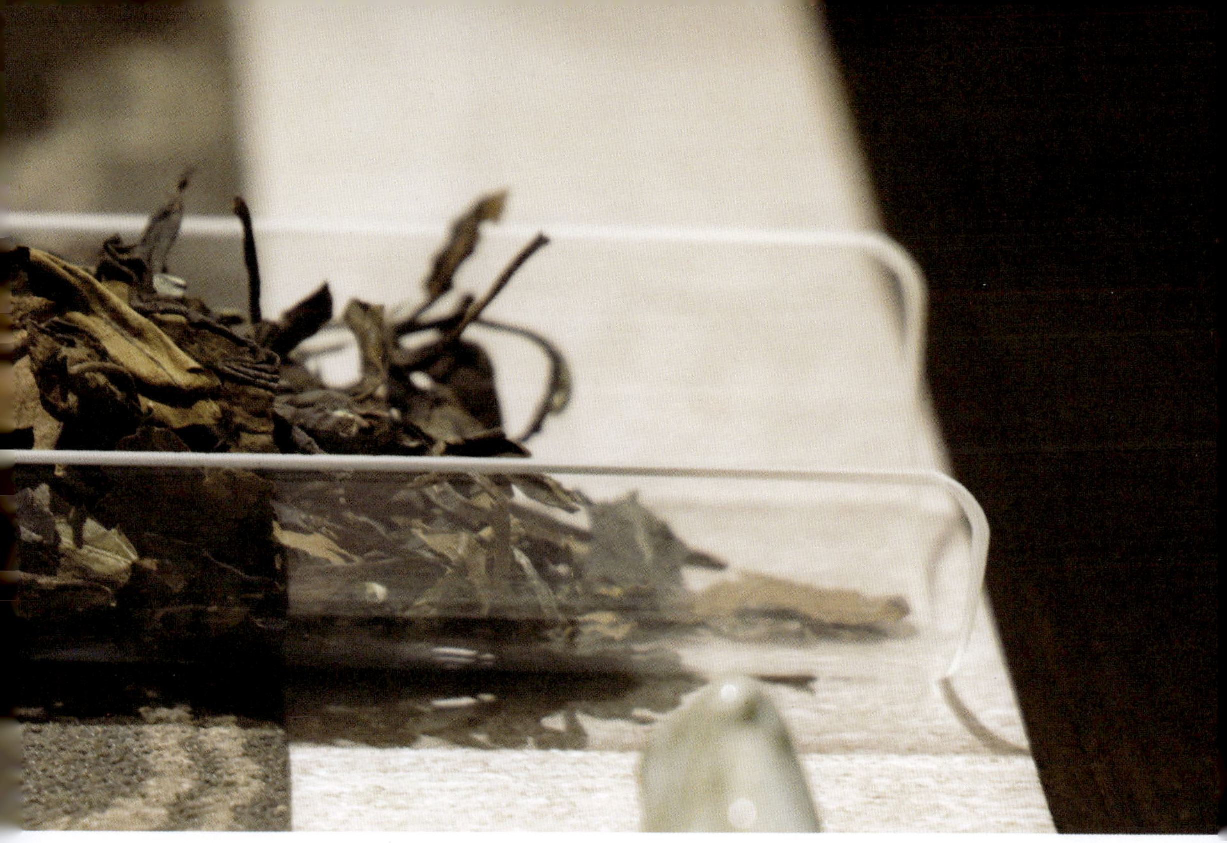

气，阳气一伤，人便会出现腰膝酸软、夜尿频繁、易感风寒等症状。另外，小雪节气，阳气上升，阴气下降，导致地面温度不足，天气变得更为阴冷晦暗，令人们的心情也变得压抑，易悲易怒。情绪上的长期刺激，也会引发人体脏腑气血功能紊乱，继而导致一系列疾病的发生。

而老白茶茶性温和，汤水饱满润滑，不苦不涩，更重要的是，长期饮用老白茶，能够显著提升人体阳气，对肾脏具有较好的调养作用。小雪时节，手捧一杯暖身又暖心的老白茶，小啜一口，品味着丰富的陈香和药香，不仅可以暖体抗寒，还可滋养肾之阳气，犹如给身体打造了一个“六淫”不能侵、“七情”不能伤的金钟罩。

小贴士：小雪茶俗

围炉煮茶。“归来何事添幽致，小灶灯前自煮茶”，人们认为小雪虽然清寒但却富有诗性，因此在我国很多地方，小雪时节，人们会呼朋唤友，围坐在炉子旁边，煮茶论道。三杯两盏，彼此倾诉，酸甜苦辣都是故事。

老白茶历史——仙植灵根传千古，帝赐县名载茶香

老白茶，素有“白金茶”之雅称，特指经过长期自然陈化的白茶。其珍贵之处不仅在于年份，更在于恰到好处的转化过程。理想的陈化期通常在10～20年，在此期间，茶叶中的活性成分会发生微妙的变化。新制的白茶青涩鲜活，随着岁月流转，其张扬的香气逐渐内敛，而茶汤却会呈现出迷人的琥珀色泽，滋味愈发醇厚绵长，最终形成独特的“陈韵”，这正是老白茶最令人着迷的特质。

关于白茶的起源，福建太姥山地区流传着一个美丽的传说。相传在尧帝时期，太姥山麓有一位乐善好施的老妇人，她发现当地很多孩童染上麻疹，便用自己种植的绿雪芽煮水救治。神奇的是，饮过茶水的孩童都逐渐康复了。当地百姓为感念她的恩德，尊称她为“太母”，并将此山命名为“太姥山”。而她亲手栽种的那株绿雪芽古茶树，则被后世奉为福鼎大白茶的始祖，至今仍被茶人视为圣物。

白茶的历史可追溯至唐代，茶圣陆羽在《茶经》中就有“永嘉县东三百里有白茶山”的记载。到了宋代，白茶更受皇室青睐，宋徽宗赵佶在其著作《大观茶论》中盛赞白茶“如玉在璞，见无与伦也”。明清时期，白茶作为贡茶名扬天下，尤其是太姥山出产的“白毫银针”，因其形美质优，深得雍正皇帝喜爱，特赐“福鼎县”之名以示嘉奖。如今，老白茶不仅因其“一年茶、三年药、七年宝”的养生价值备受推崇，更因其承载的千年茶文化而成为珍贵的文化遗产。每一片老白茶都仿佛在诉说着光阴的故事，让品饮者在茶香中感受历史的厚重与岁月的沉淀。

老白茶工艺——崇尚天然，愈久弥香

白茶的制作工艺推崇“自然”二字。传统采制过程均为纯手工，虽然白茶的加工过程看似简单，但因其遵循天然之道，反而蕴含奥妙无穷的茶韵。

采摘。采摘时，以一芽一叶初展为主，要求芽叶必须成朵，大小相对均匀，且鲜叶叶柄要尽可能地短。为确保鲜叶嫩度，采摘坚持“四采”标准，即嫩采、早采、勤采和净采。采摘下来的鲜叶必须用竹篓盛装，储运则全部用竹筐完成。

萎凋。采摘下来的鲜叶要及时均匀地摊放在竹匾上，厚度适中，摊青过程中不做翻动。摊青时，制茶人会根据鲜叶等级、气候条件等因素，灵活选择室内萎凋、复式萎凋或者加温萎凋。当鲜叶颜色变为暗绿色且闻起来没有青草味时，意味着萎凋良好，可进入下一道工序。

烘干。为了进一步蒸发萎凋叶中的水分，激活其内含的芳香物质，还需对其进行初烘和复烘。通常，初烘温度会控制在 100 ～ 120℃，用时 10 分钟左右。初烘叶需要摊晾 15 分钟，然后进行复烘，温度保持在 80 ～ 90℃，待干茶水分低于 5% 时即可下烘。

由于白茶工艺不炒不揉，制成的干茶呈现自然的形态，体积相对较大，不管是包装、运输还是储存，都相对费力。因此，烘干后的白茶有时也会被压制成体积较小的茶饼。

煮茶文化

中国人对茶的认知最初是从生吃茶树鲜叶开始的。古人由于好奇、充饥等原因，将茶树上采摘下来的叶子直接放在嘴里咀嚼，发现味道与其他树叶不同后，又将之放入水中煮饮，最原始的煮茶方法自此诞生。

之后，随着茶叶逐渐融入人们的生活，煮茶之法也不断进化，最终形成了中国的一种传统艺术形式。自唐代以后，茶文化渐盛，古人对煮茶之法的研究也越来越深入，人们的饮茶方式逐渐由粗放向精致转变。最典型的例子便是茶圣陆羽的出现，其所著《茶经》是世界上第一部茶学专著，不仅集历代茶艺精华于一体，而且还提出了更加新颖的煮茶理论，开创了饮茶之新风尚。

唐宋时盛行的煮茶法和现在的煮茶法有很大的区别。唐宋时期，古人首先会将茶饼放在火上烤一下，然后将其放进茶碾中碾碎成末，制成茶团。待到饮用之时，将茶团捣碎，加入薄荷、橘子皮、生姜、葱白、大枣和盐等调料，放入专门的锅中一起煎煮。另外还有一种“吃茶”法，是指将茶叶碾成碎末后，冲入少量水将之调成糊状后喝下。

煮茶是古人对茶叶滋味的最初探索，操作起来麻烦，而且茶汤“舍本逐末”，失去了茶叶本真的味道。但是对老白茶而言，经过改良的煮茶方法则能最大限度地还原其本真滋味，给予茶人难以忘怀的口感。

老白茶的冲泡步骤

① 备茶；
② 投茶；
③ 煮茶；
④ 出汤；
⑤ 品饮。

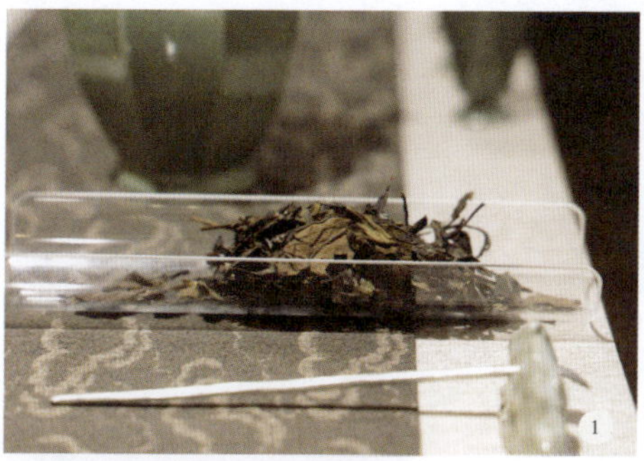

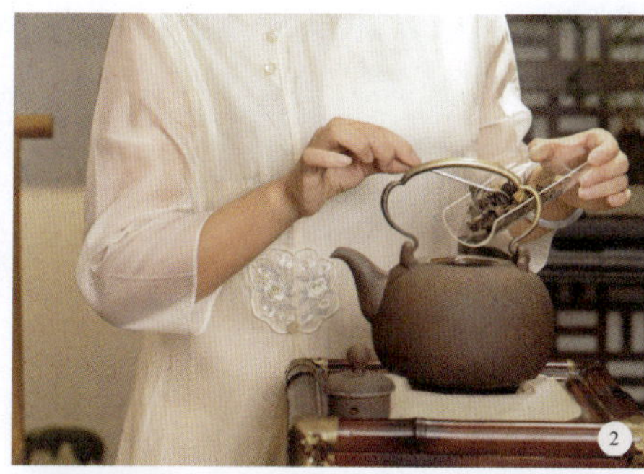

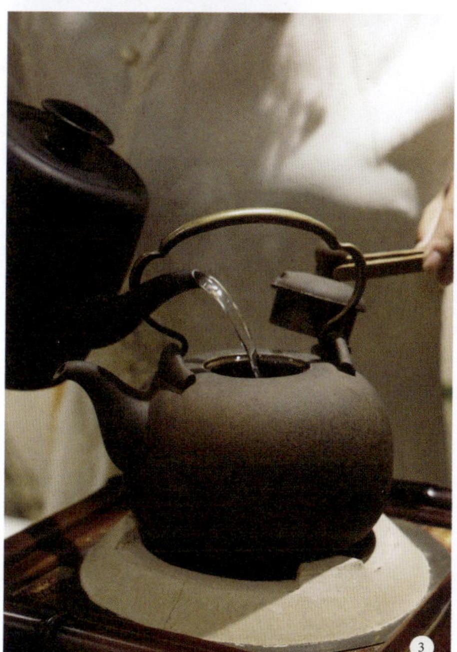

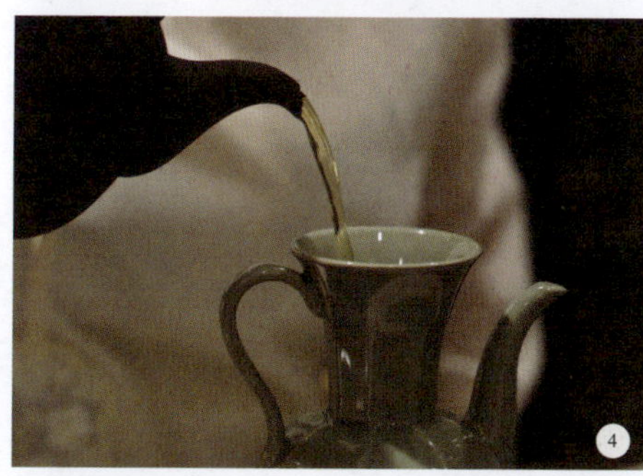

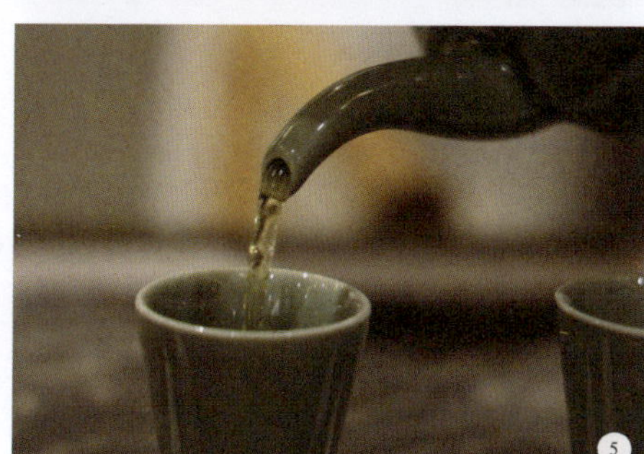

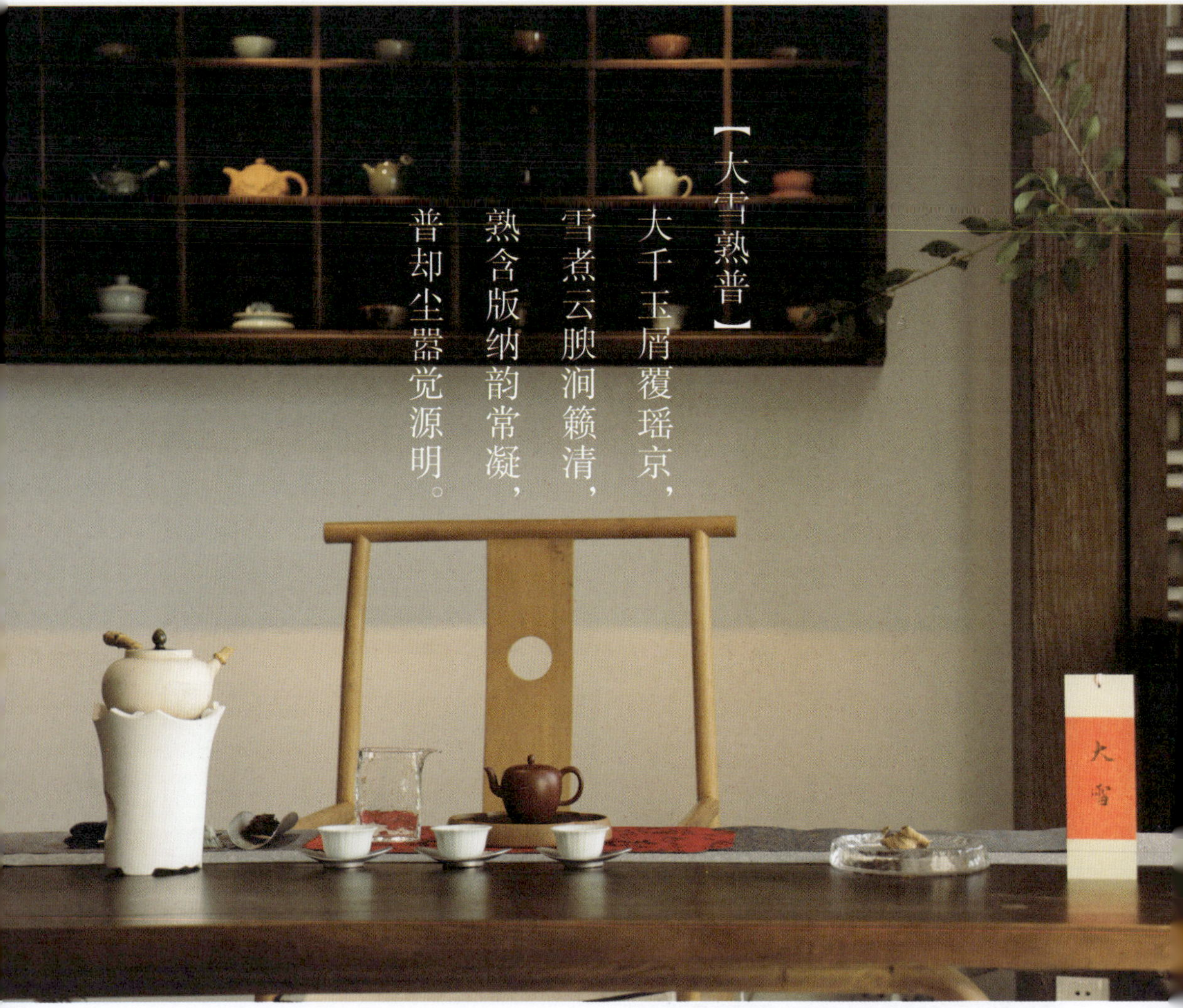
【大雪熟普】
大千玉屑覆瑶京，
雪煮云腴涧籁清，
熟含版纳韵常凝，
普却尘嚣觉源明。
大雪

大雪

严冬飞雪：熟普（煮饮）温肾祛寒

大雪——寒风至，万物藏

大雪是二十四节气中的第二十一个节气，也是冬季的第三个节气。古籍《月令七十二候集解》解释为：“大雪，十一月节。大者，盛也。至此而雪盛矣。”意思是相对于半个月前降雪量较小的小雪时节，这个时节黄河中下游地区下雪的次数明显增多，且每次降雪量也大了很多，所以将之命名为“大雪”。

古人将大雪分为三候：一候鹖鴠不鸣；二候虎始交；三候荔挺出。意思是说大雪时节，天气变得越来越寒冷，之前不停地鸣叫的寒号鸟再也不叫了；此时天地间的阴气变得最为强盛，但凡事必定盛极而衰，这个时节的阳气已经有所萌动，因此老虎开始求偶繁衍后代；兰草在这个时节感受到阳气的萌动，欣喜地抽出了新芽。

大雪时节，意味着步入了深冬，不管是南方地区还是北方地区，人们都行动起来，为即将到来的严冬做准备。

大雪时节，寒风凛冽，正值一年中阴气最盛的时期。此时，我国大部分地区的最低温度都降到了 0℃或以下，在冷暖空气交锋的一些北方地区则会降下大雪甚至暴雪。可见，和谷雨、雨水、小雪一样，大雪也直接反映出这个时节的降水状况。

中医认为，大雪时节最宜补阳。在日常生活中，要多吃一些助阳补肾气的食物，诸如牛肉、羊肉等；少吃一些寒性食物，诸如葡萄、苦瓜等。与此同时，大雪时节万物萧瑟，人们的情绪也非常容易受到影响，变得压抑，继而出现浑身无力、食欲缺乏等症状。

而熟普则具有温肾祛寒的功效，长期饮用，不仅能驱除侵入人体的寒邪和风邪，还能增益肾脏之阳气，令人精神抖擞，动作有力。大雪时节，煮一壶经年熟普，品味其温和醇厚，助长身体之阳气；体验其愈久弥香，在宁静中一抒心中之志。所谓人生，最美也不过如此吧！

小贴士：大雪茶俗

喝茶进补。大雪是一年中“进补”的最好时节，人们经常说“冬天进补，开春打虎”，便非常形象地表达了这个意思。因此，大雪时节，不管是南方还是北方，人们在是吃肉进补的同时，推崇喝茶进补，认为大雪时节喝上一杯暖茶，既能助消化去油腻，又能生热暖腹，提升人体免疫力。

熟普历史——
偶得红汤生灵感，改进工艺成佳茗

熟普（普洱熟茶），是指以云南大叶种晒青毛茶为原料，经过人工潮水渥堆发酵后，再经过一系列制茶工艺所制成的茶品。

相对于其他类型的茶叶动辄几百年甚至上千年的历史，普洱熟茶的诞生时间较晚。普洱熟茶诞生于 1975 年，其前身是红汤生普。新中国成立后，由于普洱茶加工工艺相对落后，加之交通运输不便，所以制成后的普洱茶从产地运到广州、香港等主要消费市场时，存在一定的发酵现象，导致冲泡后茶汤变红，人们便将这种普洱茶称为“红汤生普”。

但对喝惯了地道陈化普洱茶的香港人来说，这种“发酵不到位”的普洱茶虽然口味新奇但并不对味，于是市场上的老滋味普洱茶饼便受到了追捧，一时间身价倍增，一饼难求。了解到香港人的消费习惯后，普洱茶产区开启了改进制茶工艺的探索。

1973 年，云南省茶叶公司派遣昆明茶厂副厂长安增荣带队专门到广州茶厂学习普洱茶渥堆发酵技术，为改革普洱茶采制工艺打下了坚实的技术基础。1974 年，昆明茶厂在广州茶厂渥堆发酵技术的基础上，结合自身独有工艺，对相关制茶工艺进行了有针对性的调整且取得了成功，并于 1975 年最终定型，开始大量生产普洱熟茶。

熟普具有越陈越香的特性，储存时间越久，陈香、药香便越浓厚，茶性也越温和，冲泡后口感甜而醇，深受大家喜爱。

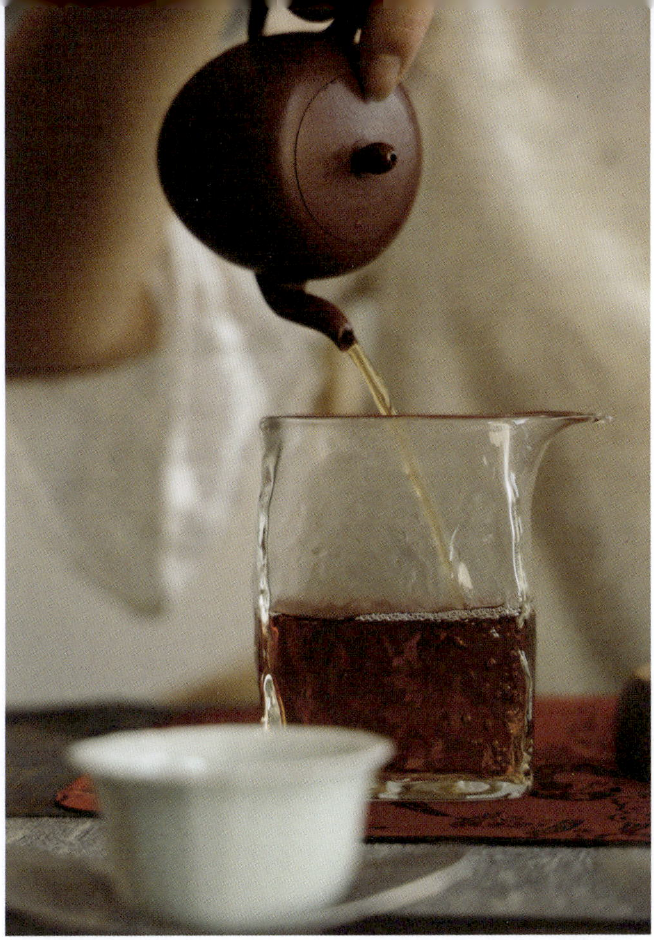

熟普工艺——改良变新颜，渥堆出圣品

一杯暖身又好喝的普洱熟茶是怎么诞生的呢？现代熟普从鲜叶到成茶需要经过晒青、洒水渥堆、出堆、解块、干燥、分级、蒸压等工艺，其中尤以渥堆最为关键，是决定熟普品质的关键一环。

渥堆是熟普加工工艺的核心。生产开始后，先将晒青毛茶喷水，即采用喷雾的方式将水分均匀地喷洒在晒青毛茶上。需要注意的是，渥堆过程中，水质好坏会直接影响发酵茶的品质，因此所洒之水品质要足够高——优质的山泉水清澈，富含各种对人体有益的微量元素，为最佳选择。添加的水量也有明确的要求，一般为晒青茶总重量的 30% ～ 40%。合理的含水量能为微生物营造良好的繁衍环境，加速茶坯发酵的进程，继而形成普洱熟茶特有的风味和品质。假如水喷洒得太多，则会大大降低茶堆的透气性，促使其内部产生大量厌氧菌，导致茶叶出现腐败现象。而喷洒得过少，则茶堆湿度和温度提升缓慢，微生物不够活跃，便不会产生良好的发酵效果。

喷水之后，将毛茶堆积起来，一段时间后，茶堆内部便会发热，继而滋生出加速茶叶发酵的微生物，引发一系列积极的化学反应。为了确保茶堆水分、温度保持在一个恒定状态，茶堆堆好后要为其盖上棉布。其间，为了确保均匀发酵，还需要翻堆。通常每 7 天翻堆一次，整个渥堆过程中要翻堆 5 ～ 8 次。经验丰富的发酵师傅会根据发酵厂的湿度、温度以及茶堆的具体发酵程度，灵活地调整翻堆次数和频率，以确保达到最佳发酵效果。

等到茶叶发酵接近完成时，发酵师傅便会揭开棉布，将茶堆开成一条一条的沟状，以快速抽干堆内多余的水分，降低茶堆整体的温度。这一步关系到渥堆的成败，开沟迟了会导致茶堆过度发酵，开沟早了则导致茶堆发酵不足，这两种情况都会影响普洱熟茶最终的品质。

渥堆发酵后的茶坯通常会出现结块现象，因此起堆后要立即分解，然后将之均匀地摊放在竹筛上晾干即可。渥堆发酵适度的茶坯，色泽会变为褐色，且会散发出特有的陈香味，冲泡后的茶汤具有明显的“红褐透亮”的特点。

小贴士：渥堆场所要求

渥堆发酵能否顺利完成，达到预期效果，和场所的选择存在直接关系。一般而言，渥堆场所，一要清洁卫生，不能有任何污渍；二要遮阴避阳，不能被日光直射。另外，为了确保发酵顺利，渥堆场所要具备恒温条件，能够将室温一直保持在 25℃以上，相对湿度在 85% 左右。

熟普文化

普洱熟茶自诞生伊始，便被称为“可以喝的古董”。其最美滋味并非出自刚刚制成的新茶，而是蕴藏于经过时间沉淀的老茶。因此，不同阶段的普洱熟茶会呈现出不一样的品质，不管是香气还是口感都存在细微差别。

- **1～3年的普洱熟茶**

这个年份的普洱熟茶辨别起来相对简单，不管是渥堆味还是汤色都比较重。假如采用正常工艺制成的普洱茶闻起来渥堆味道并不明显且汤色也比较通透的话，则意味着其在制成后经过了一定时间的陈化。

- **3～7年的普洱熟茶**

这个年份的普洱熟茶品质相对较高，3年内的熟普茶性较强，喝起来容易上火，而4～7年的普洱熟茶，渥堆味道已经散尽，茶性变得更为温和，冲泡后茶汤红透清澈，且伴有淡淡的陈香味。

- **7～15年的普洱熟茶**

这个年份的普洱熟茶主要根据陈香的轻重来进行判别，通常而言，年份越久，陈化的香味便会越清奇，闻起来有淡淡的荷香、枣香或者药香味。冲泡出来的茶汤汤色红润透亮，如同红酒。

- **15年以上的普洱熟茶**

这种年份的熟普茶性变得更为温和，茶汤也更加透彻沉实，入口后淡然醇顺，入胃则有明显的暖感。

熟普的冲泡步骤

① 备茶；
② 投茶；
③ 出汤；
④ 分茶，品饮。

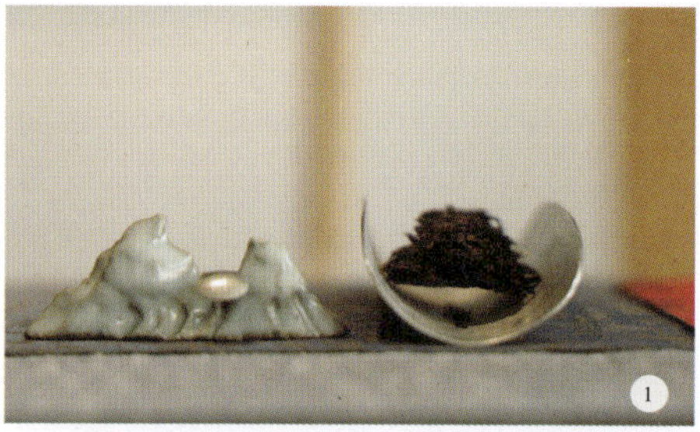

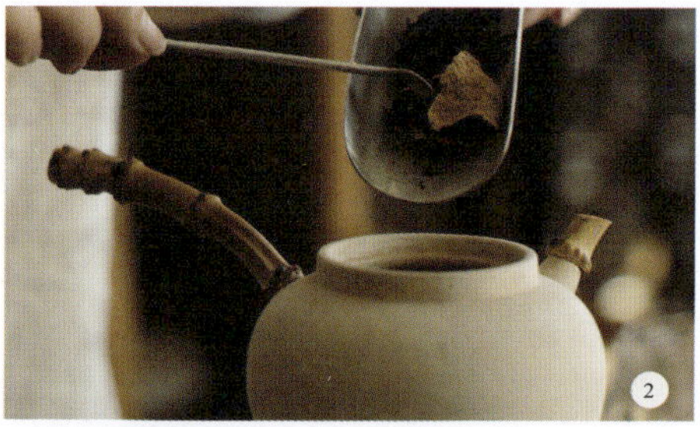

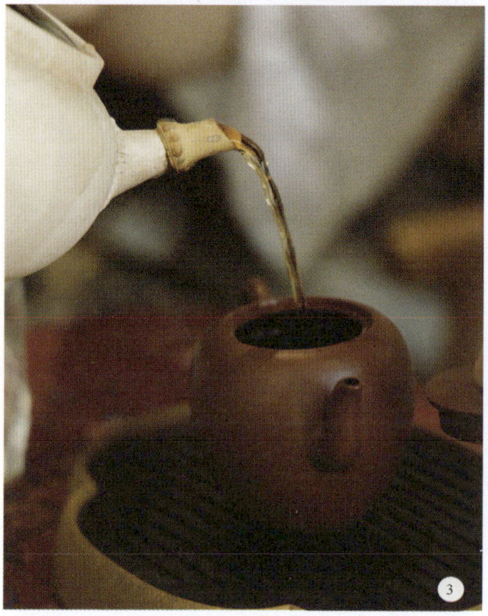

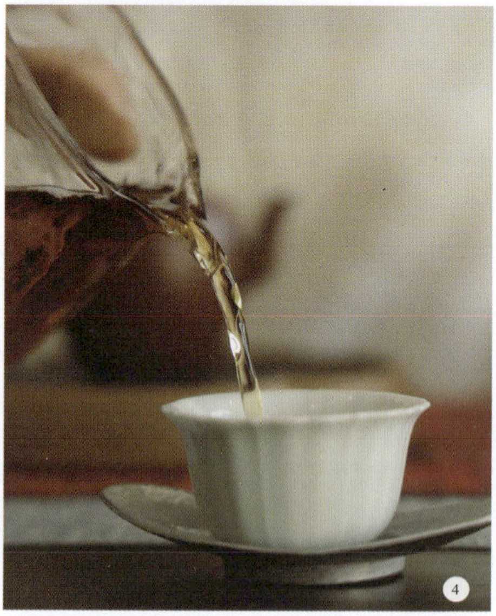

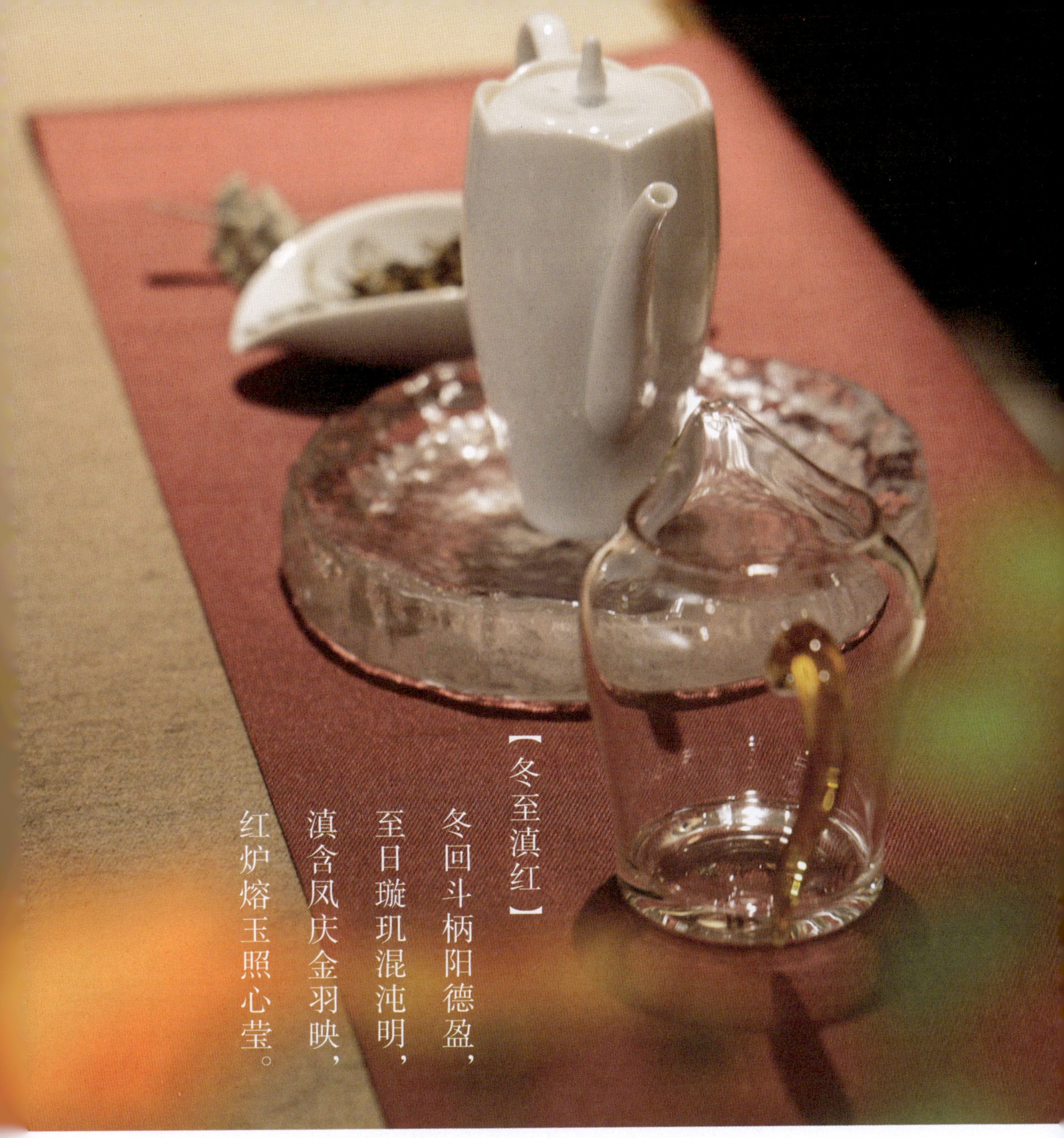
【冬至滇红】
冬回斗柄阳德盈，
至日璇玑混沌明，
滇含凤庆金羽映，
红炉熔玉照心莹。

冬至

冰冻寒冷：寒影初回长日至，天冷加衣喝暖茶

冬至——买鱼沽酒俱收市，且自煎茶洗客尘

冬至是二十四节气中的第二十二个节气，也是冬季的第四个节气。古籍《月令七十二候集解》中记载："冬至，十一月中。终藏之气至此而极也。"到了这个时节，大自然中的阴气盛极而衰，白昼逐渐变长，阳气初生。

古人将冬至分为三候：一候蚯蚓结；二候麋角解；三候水泉动。冬至后的十五天，由于天气变得更为寒冷，地下的蚯蚓被冻得蜷缩起了身子；冬至过后，麋鹿的角也开始脱落，待到明年夏天到来时再生出新角；随着阳气渐生，有些地方的泉水开始流动起来，并向上冒出热气。

冬至古称冬节、亚岁，不仅是二十四节气之一，也是中华民族的一个传统节日。作为二十四节气中最早被制定出来的节气之一，从周朝一直到秦代，人们都将其作为"岁首"，认为新的一年是从冬至日开始的，因此朝廷会在这一天举行盛大的祭祀活动，迎接"新年"的到来。

中医认为，冬至过后是养生的关键时期。所谓"气始于冬至"，从冬至开始，大自然中的阳气渐生，此时有针对性地补充阳气，不仅能够驱寒暖身，还能健胃益肾，确保人们在寒冷的冬季保持健康。

滇红不仅花蜜香浓郁，滋味甜醇，而且其中的茶黄素具有抗菌和抗氧化等健康益处。冬至日煮上一壶混合着牛奶、生姜和红糖的滇红，既能生热暖腹，祛除侵入身体的寒邪和风邪，又能健胃益肾，增强身体的抗寒能力。特别是在下雪天，于窗前几案旁，围炉煮滇红，小啜茶汤，看雪落人静，无不惬意！

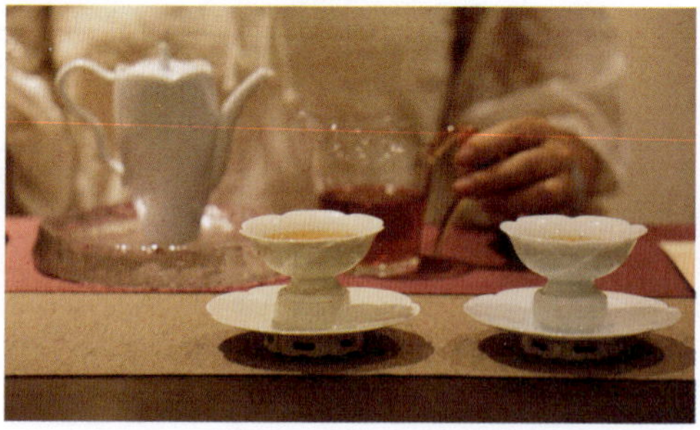

小贴士：冬至茶俗

冬至喝擂茶。在广东、江西、福建、广西、台湾等地，冬至时节有喝擂茶的习俗。所谓"擂茶"，是指将茶叶、芝麻、花生等原料放进专门的擂钵中研磨后，注入开水冲泡成的茶。擂茶制作简单，口感香甜，冬日饮用，既能充饥，又能暖身。

滇红历史——
烽火硝烟受重托，抗战胜利有其功

滇红的诞生和中华民族不屈的抗战史有紧密的联系，因此滇红又被称为“爱国茶”或“救国茶”，它是时势和机遇造就的。

抗日战争期间，红茶是民国政府出口创汇的重要商品。为了夺回被抢占的国际市场份额，换取外汇支援抗战军需，民国政府将从江南一带茶区疏散出来的茶叶技术人员安置于云南，启动了建设外销红茶基地的计划。

1939 年，中国茶叶公司技师冯绍裘奉命在云南建立了顺宁实验茶厂，以云南大叶种茶一芽二叶为原料，开始试制红茶，当年便成功制成 16.7 吨红茶，命名为“红云”。之后，“红云”茶用盛装沱茶的竹篓和龙竹笋叶作外包，内贴牛皮纸运往香港，在香港再换用木箱和铝罐盛装转销到英国伦敦，迅速获得认可。自此，云南红茶在国际市场上开始崭露头角。

1940 年，中国茶叶公司顺应人们的呼声，将这种新创制出来的红茶改名为“滇红”，“滇”为云南之简称，更具地方代表性。从此以后，“滇红”之名享誉世界。

滇红品质过硬，滋味醇厚甘爽，因此受到了众多名人的喜爱。

- **汪曾祺和滇红**

著名文学家汪曾祺先生非常喜欢滇红，文学创作间隙总会泡上一杯，从其醇厚甜爽的滋味中寻找灵感。抗日战争爆发后，汪曾祺在云南居住了 7 年，对滇红的情感变得更为浓厚，他曾评价滇红“茶味醇厚，汤色红艳耐泡，较祁红、英红更甚”。

- **英国女王伊丽莎白二世和滇红**

1986 年，英国女王伊丽莎白二世访问云南时，云南省人民政府将“滇红特级工夫茶”作为国礼赠送给她。自此，云南滇红走进了英国王室，深受王室成员喜爱。

滇红工艺——
萎凋揉捻加发酵，红叶红汤香恒久

以云南大叶种茶树鲜叶为原料制成的滇红，属于典型的全发酵茶。在滇红的制作过程中，从鲜叶采摘到初制成茶，需要经过萎凋、揉捻、发酵和干燥四大工序。

萎凋。从茶树上采摘下来的新鲜细嫩的茶叶可以采用室内萎凋或者萎凋槽萎凋。室内萎凋时，先将鲜叶均匀地摊放在通风透气的竹篾上，然后将竹篾逐一放置在萎凋架上，利用空气自然流动蒸发鲜叶内多余的水分。而萎凋槽萎凋则是借助专门的机器快速蒸发鲜叶水分，萎凋时摊叶厚度需要根据鲜叶具体情况灵活掌握，通常嫩叶、雨水叶要薄摊，多为 10 ～ 15 厘米，而老叶则需厚摊，通常为 15 ～ 23 厘米。

揉捻。和绿茶揉捻的目的相同，红茶揉捻也是为了增香塑形——将萎凋叶放入专门的揉捻机后，通过茶叶和机器之间以及茶叶之间的碰撞摩擦，破坏茶叶边缘的细胞结构，令茶叶内含物质更好地析出凝结，使其在酶的作用下进行必要的氧化，便于发酵的顺利进行，继而提升茶叶的香气和口感。

发酵。发酵是形成滇红特有“红叶红汤”品质的重要工序。和普洱熟茶的渥堆发酵不同，滇红的发酵工艺是将揉捻好的茶叶放进特制的木箱子里面，然后用干净的白纱布将木箱封住，剩下的一切便都交给了时间。滇红发酵的原理是，揉捻后被充分破坏细胞结构的茶叶，如此一来，在密封的环境中，茶叶内含的多酚类物质和氧化酶充分接触后便会产生氧化聚合作用，促使茶叶变红。发酵适度的茶叶看起来红里泛青，闻起来没有了早期的青草味，多了淡淡的熟果香味。

干燥。发酵后的茶叶要立即进行干燥，以便快速蒸发其内含的水分，缩小体积，固定外形，防止发生霉变。另外，干燥还可迅速钝化茶叶内含的酶类物质，快速终止发酵过程，固定茶叶品质。当然，干燥还有增香的作用，能够进一步激活茶叶内含的高沸点芳香物质，令滇红茶汤更为甜香鲜爽。

滇红茶文化

盖碗或玻璃杯都可作为冲泡滇红的茶具，冲泡之前先用沸水温杯，以提高茶具的温度，确保投茶后能快速激发其内含的芳香类物质。

温杯之后，将5～8克滇红茶投入，沿着杯壁缓缓注入温度为80～90℃的热水。为了确保最正宗的口感，前三泡出汤要快要尽——5秒左右出汤，且每次出汤时要沥尽。

滇红自诞生以来，随着加工工艺的不断改进和提升，品类也越来越丰富，金针、金丝、松针、金芽、金螺等如雨后春笋般不断涌现。

- **滇红金针**

滇红金针，茶如其名，外形金毫披露，挺直如针，看起来如亭亭玉立的少女。滇红金针闻起来具有独特的麦芽糖香味，热水冲泡后茶汤红黄透亮，喝起来异常鲜爽。

滇红金针在选料上非常“挑剔”，极品的滇红金针一般以单芽鲜叶为原料，即使是等级稍低的金针，采摘鲜叶时也会要求一芽一叶。制作时，在红茶常规的萎凋、揉捻、发酵、干燥工艺的基础上，为了提升品质，滇红金针多了一道机械理条的工序，令干茶外形更具观赏性。

- **滇红金丝**

滇红金丝在原料标准上和金针是一样的，在鲜叶采摘时要求单芽鲜叶，属于滇红中的上品。滇红金丝干茶金毫显露，色泽乌黑油润。热水冲泡后，茶汤看起来红亮通透，若使用白瓷盖碗，能够看到碗壁上有明显的“金圈”。小啜一口，滇红金丝茶香醇鲜，且有一种淡而悠长的蜜香。

- **滇红金芽**

滇红金芽品质在滇红茶中属于中高端，采摘时以一芽二叶或一芽三叶为标准，之后经过萎凋、揉捻、发酵和干燥等工序制成。滇红金芽干茶外形自然饱满，挺直如针，冲泡后汤色红艳明亮，品起来鲜爽回甘。

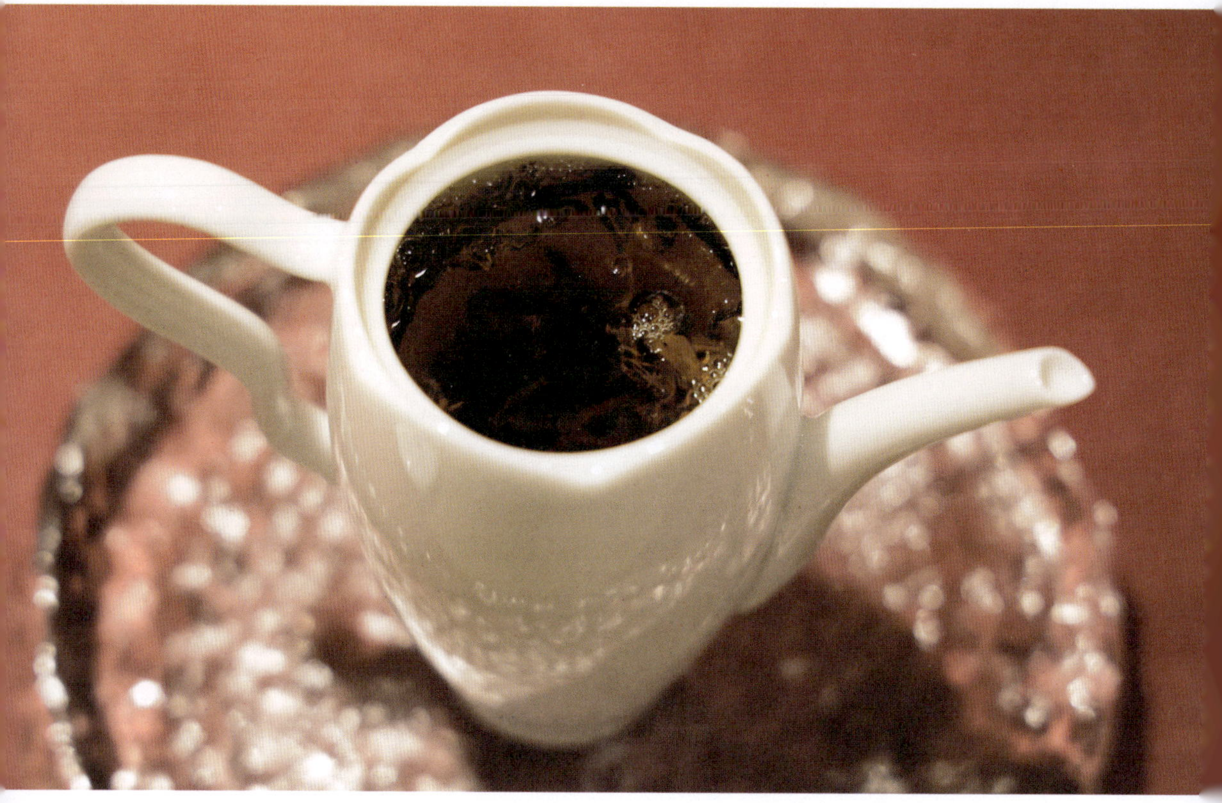

- **滇红金螺**

滇红金螺因外形如田螺而得名，以一芽一叶或一芽二叶为原料制成。相对于其他红茶，滇红金螺的制作工艺比较“另类”，采用了类似碧螺春的塑形工艺，因此在揉捻时所用的力度更大。滇红金螺冲泡后汤色金黄透亮，滋味非常醇厚，且回甘很快，喝后口齿留香。

小贴士：滇红奶茶

在制作滇红奶茶时，可以根据自身喜好加入一些其他原料，若喜欢甜的味道，可以在将牛奶倒入红茶的同时，加一些红糖或者蜂蜜；若喜欢喝冰镇奶茶，也可等到奶茶温度降至常温后，放入冰箱中冷藏一段时间。

滇红奶茶的冲泡步骤

① 备茶；
② 投茶；
③ 泡茶；
④ 出汤；
⑤ 分茶；
⑥ 调饮。

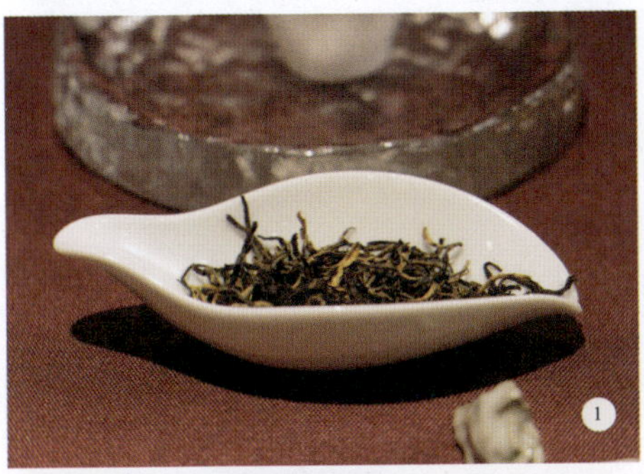
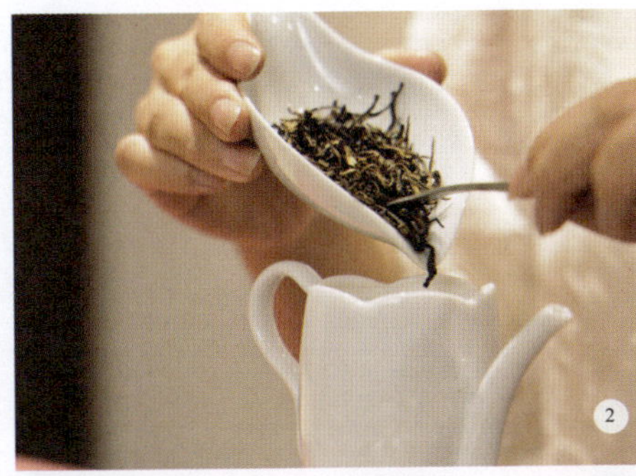
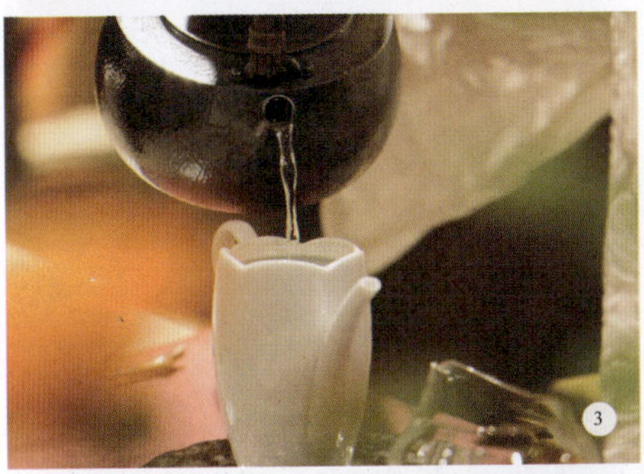
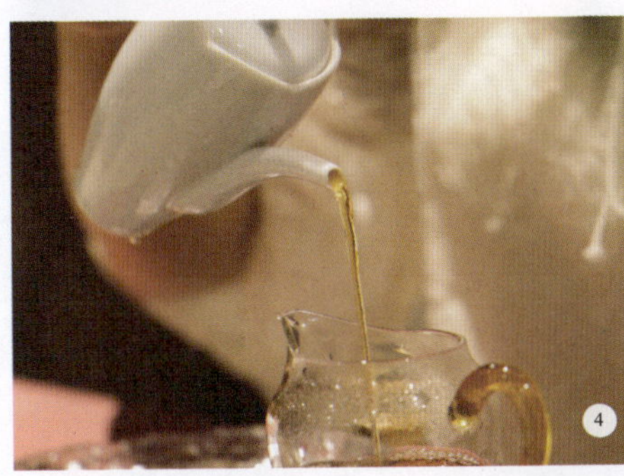
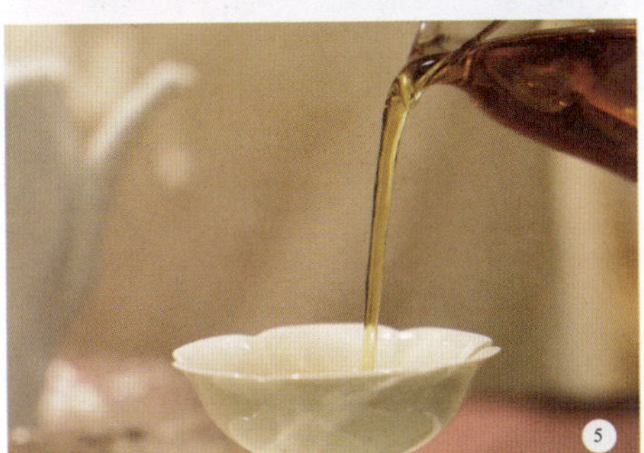
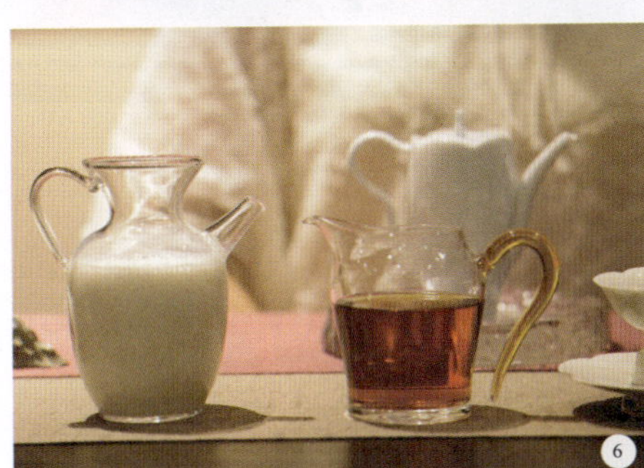

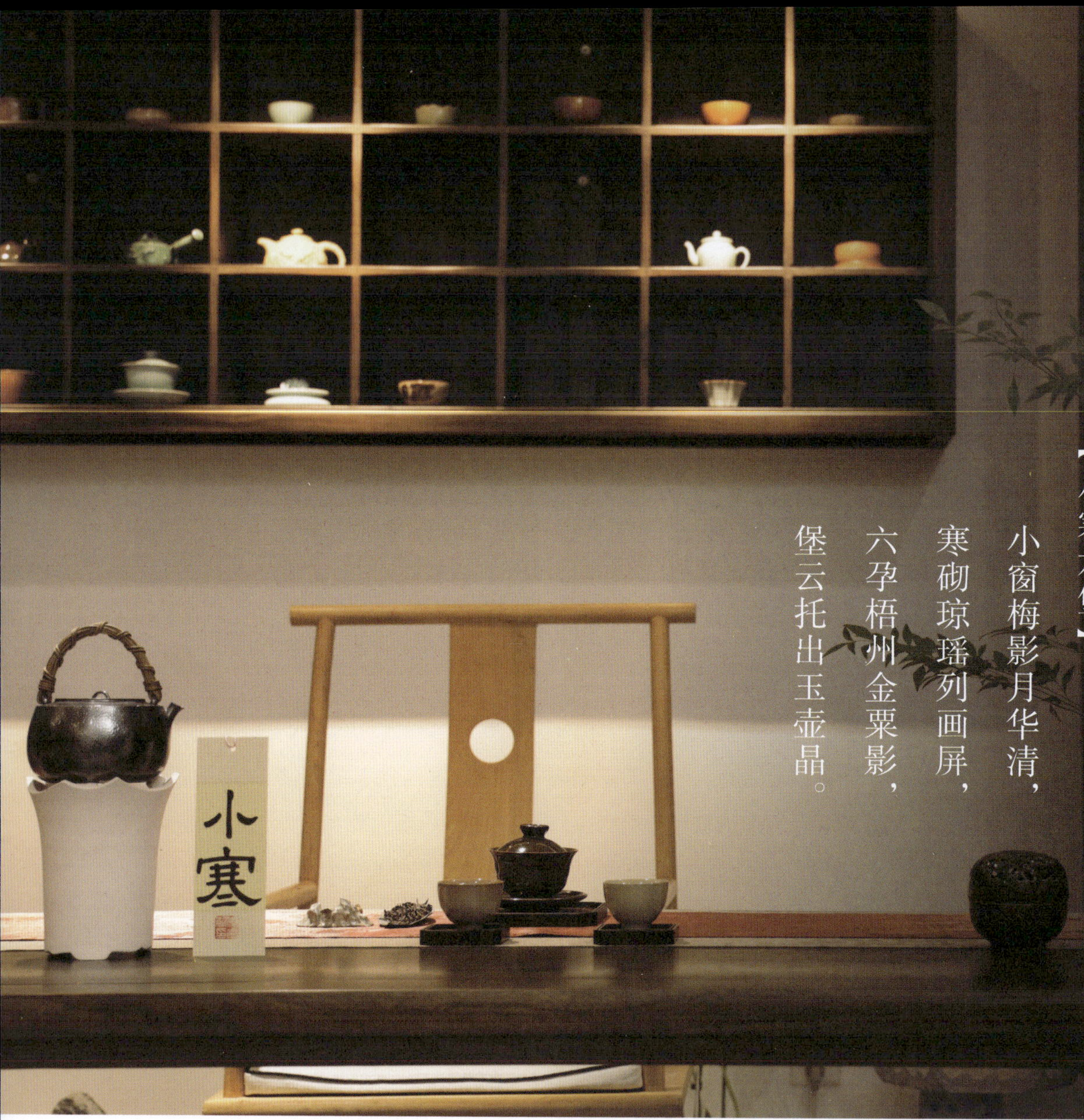

【小寒六堡】

小窗梅影月华清，
寒砌琼瑶列画屏，
六孕梧州金粟影，
堡云托出玉壶晶。

小寒

天寒地冻：广西六堡茶温和驱寒，温养阳气

小寒——
围炉夜话诗词赋，好友相邀把酒添

小寒是二十四节气中的第二十三个节气，也是冬季的第五个节气。《月令七十二候集解》中这样描述小寒："小寒，十二月节。月初寒尚小，故云。月半则大矣。"相对于上一个节气冬至，这个时节的气候变得更为寒冷，但还未到一年中最冷的时候，所以称之为小寒。

可见，小寒同小暑、大暑一样，都是表示气温冷暖变化的节气。小寒时节，太阳的直射点还在南半球，白天大地吸收的热量少于夜晚释放的热量，因此气温还在继续降低。民谚："小寒时处二三九，天寒地冻冷到抖。"便是对小寒时节气候的形象描述。

古人将小寒分为三候：一候雁北乡；二候鹊始巢；三候雉始雊。小寒过后，大雁最先感受到大自然中阳气的萌动，开始逐渐向北方迁徙。此时北方虽然天寒地冻，但经常能看到喜鹊，它们也感受到了渐渐滋生的阳气，开始筑巢。野鸡也不甘寂寞，开始鸣叫求偶。

小寒时节，寒冷是最显著的气候特征。中医理论认为，寒为阴邪，易伤阳气，稍不注意，外界的寒邪和风邪便会侵入人体，损伤肾阳，从而导致身体染上风寒，出现无精打采、浑身酸软、咽喉肿痛、咳嗽流涕等症状。

而一杯热茶，则是小寒时节犒劳身体最好的礼物。结束了一天的工作，回家之后可以适量品饮平和的黑茶、红茶等发酵茶，既能快速驱散身体上的寒意，生热暖胃，又能滋补体内阳气，益肾固本。

在众多茶品中，尤以广西六堡茶最适合小寒时节饮用。经过深度发酵的广西六堡茶，香味独特，汤色红亮，茶性温和而醇厚，既可饱食后助消化，又可空腹饮之温养肠胃脾肾。小寒时节，手捧一杯广西六堡茶，听寒风呼啸，品百味人生，养身体之阳，可谓一杯舒泰，两杯气爽，三杯慰人生。

小贴士：小寒茶俗

烹雪煮茶。古人认为雪为无根之水，凝聚了天地之灵气，无瑕至纯，因此将之视为煮茶的上品之水。小寒时节，人们便会掬一壶无瑕的白雪，煮沸烹茶，嗅着淡淡茶香，品着醇厚茶汤，忘却俗世之烦忧。

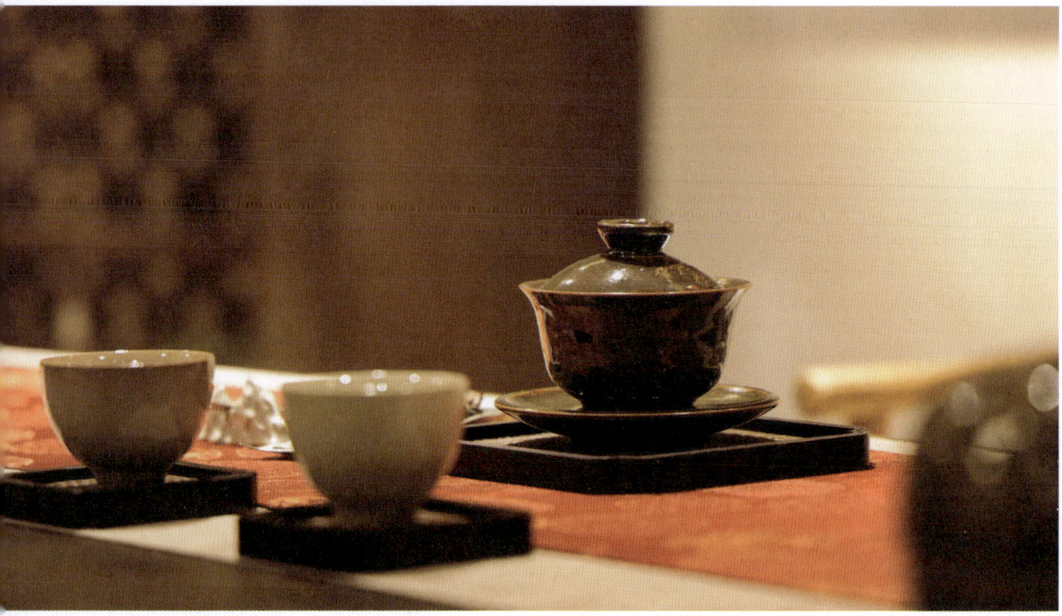

广西六堡茶历史——生于苍梧名胜地，漂洋过海美名传

六堡茶是广西特有的传统名茶，属于黑茶（后发酵茶），干茶呈黑褐色，汤色红浓，滋味甘醇，因产自广西梧州苍梧县六堡镇而得名。

位于北回归线北侧的六堡山区，山清水秀，日照时间短，终年云雾缭绕，非常适合茶树生长。明清时期，六堡镇便是著名的茶叶产区，六堡茶更是以独特的槟榔香闻名于世。

据清同治《苍梧县志》中记载："茶产多贤乡六堡，味厚，隔宿不变……"到了清朝嘉庆年间，六堡茶名声更显，以其特有的槟榔香而为世人所喜，名列当时二十四名茶之一，并成为朝廷贡茶。

在国际市场上，六堡茶也非常受欢迎。由于气候炎热，自古以来两广地区的人们便喜欢喝凉茶，而六堡茶则同时具备凉茶的功效和较高的药用保健价值，因此备受两广人民喜爱，并随着"下南洋"的大潮，传遍东南亚国家和地区。生活在马来西亚、印度尼西亚等东南亚国家的侨胞，在日常生活中便经常通过饮用广西六堡茶解暑和止痢。

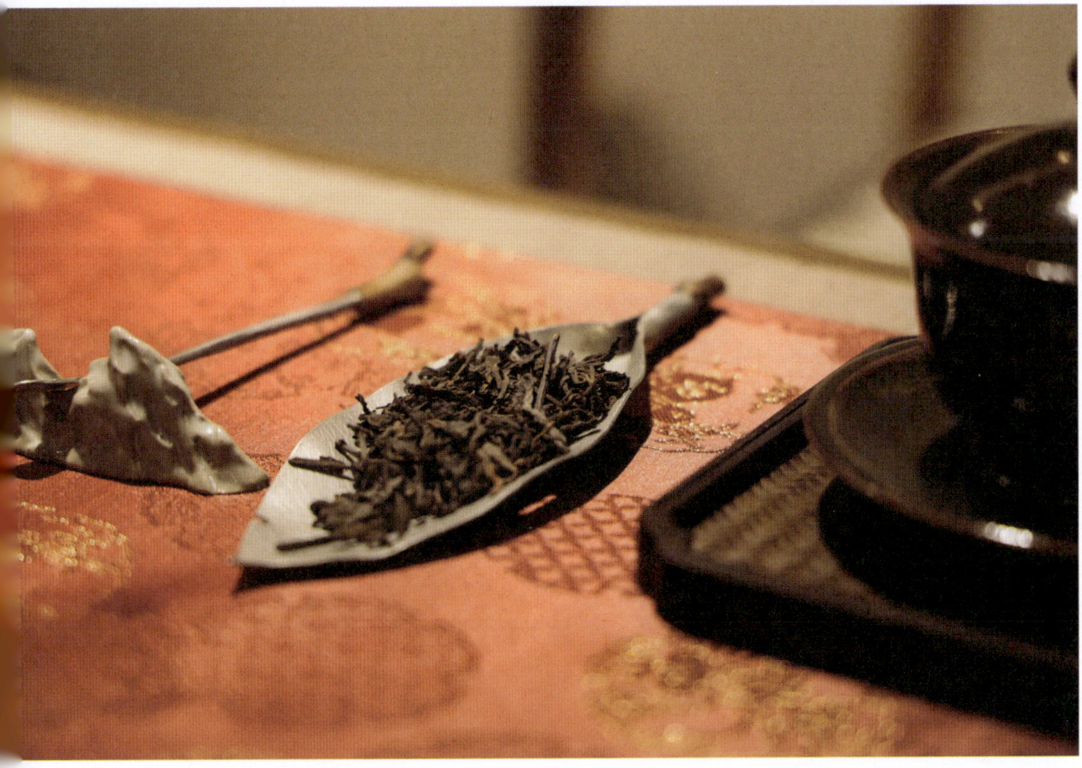

广西六堡茶工艺——渥堆脱凡胎，发酵锻香骨

广西六堡茶属于黑茶，素以“红、浓、醇、陈”四绝而闻名天下。一杯地道醇正的六堡茶背后，凝结的是苍梧茶人数百年来智慧的结晶——通过杀青、揉捻、渥堆、复揉、干燥等一系列工艺，为茶叶赋予了独特的香味和口感。

在广西六堡茶的制作工艺中，杀青、渥堆和干燥最为重要，是形成其独特品质和口感的关键工序。

杀青。为了确保茶叶内含的营养物质不流失，采摘下来的鲜叶杀青时要全程低温，要点和绿茶杀青基本相同。传统的六堡茶工艺采用手工杀青的方法，将鲜叶投入专用的杀青铁锅中翻炒。开始时，锅温要保持在 80 ～ 90℃。先焖炒，再抖炒，之后抖焖结合。大约 2 分钟后，将锅温提升到 140℃，继续翻炒 2 ～ 3 分钟后，再降低锅温到最初的温度翻炒 2 分钟即可。在杀青过程中，有经验的师傅会根据茶叶的老嫩程度灵活改变翻炒动作：茶叶比较老时，多焖少扬；茶叶较嫩时，少闷多扬。杀青适中的茶叶颜色呈现暗绿色，略带黏性，凑近鼻端有淡淡的清香味。

渥堆。渥堆的目的有二：一来通过湿热作用加速茶叶内含物质的转化，去除青叶原本的青草味和苦涩味，令茶叶滋味变得更加醇厚；二来促使茶叶由绿色向深黄褐色转变。二叶以上的茶叶，揉捻后的茶叶要先经低温烘焙蒸发掉五六成水分才能进行渥堆，不然茶叶极易馊酸。渥堆时，堆的厚度要根据茶叶的老嫩以及具体的湿度和温度而定，通常，娇嫩的茶叶要薄堆，老叶则需要厚堆；高温高湿需要薄堆，低温低湿则需要厚堆。

渥堆过程中，堆温要控制在 50℃左右，如果温度超过了 60℃，则需要将茶堆扒开散热，以避免烧坏茶叶。为了使茶叶均匀发酵，从开始到结束需要扒堆 1 ～ 2 次，将外围的茶叶翻到堆的中心位置。渥堆时间通常 10 ～ 15 小时，视具体情况灵活掌握，通常茶叶变为深黄带褐色且出现黏汁并伴有淡淡的醇香味时结束。

干燥。渥堆后的茶叶经过再次揉捻后，还需要放在七星灶上烘焙，一来将多余的水分蒸发，二来增香，固定品质。烘焙采用松柴明火，毛火时焙帘温度要保持在 80 ～ 90℃，每隔 5 ～ 6 分钟翻动一次，以确保茶叶均匀地受热。待茶叶含水量下降到 50% 左右时，需要下焙摊晾 20 分钟，然后再足火低温烘焙一次，待茶叶含水量下降到 7% 以下时，便可下烘保存。

小贴士：六堡茶采摘标准

广西六堡茶的采摘周期比较长，从 3 月一直到 11 月都有不同等级、不同特点的六堡茶推出。但是高品质的六堡茶大多集中出现在春季，此时从茶树上采摘下来的芽叶不仅鲜嫩，而且内含物质丰富，制成的干茶香味更为浓厚，口感更为鲜醇。

六堡茶文化

六堡茶最初的传播和发展，和广东人爱茶、嗜茶的习俗有着密不可分的联系。唐代时，广东人的茶文化便开始萌芽，当时曹松将茶树移植到南海西樵山，茶叶这种可以提神解暑的神奇饮品便受到了广东人的关注和喜爱。

到了明代，随着茶馆文化的兴盛，在天气炎热的广东，饮茶已经成了人们生活中的必备环节，不管是贵族阶层还是劳苦大众，闲暇时都会泡上一碗清茶。广州大街上处处都洋溢着茶香，不管是街头还是巷尾，都能看到茶水摊的身影——出售的以中草药、干叶熬煮的茶汤，堪称解暑神饮。而在乡村集市上还出现了一些专门供底层劳动人民解渴歇脚的茶寮、茶馆，饭馆中的茶水更是必备之物。

清代咸丰年间，广州街头开始出现名为“一厘馆”的茶馆，虽然里面陈设相对简陋，只有木桌和板凳，但茶水供应却很丰富。进“一厘馆”消费的茶客大都为建筑劳动和苦力搬运的劳苦大众，这些人奔波劳累了一天，或者在街角蜷缩了一夜，进入茶馆休息片刻，可获得难得的喘息之机。其间，他们往往三五成群，会会工友，交流下市场行情，说一说自己遇到的不平事。于是，茶馆除了茶香之外，又多了生活的味道。

当时茶馆中供应茶水的茶具多为铁嘴壶，肚大能装，里面放着粗枝大叶的茶，倾倒在茶客面前瓦茶盅里的茶汤既能解渴，又能消乏，最重要的是价格低廉，十分符合劳动人民的消费标准。而广西的六堡茶天然便具备消暑祛湿的功效，而且价格也比较低，又非常耐泡，于是便在茶楼中流行开来，成了广府茶文化的重要组成部分。

可以说，广西六堡茶的发展和广东人爱喝茶的习惯有着密不可分的联系。时至今日，我们喝茶的目的除了解渴之外，更多在于品味六堡茶的香和醇。

那么，如何才能冲泡出最醇正的广西六堡茶茶汤呢？

- **入门泡法**

入门泡法具有上手简单的特点，适合大多数新手冲泡广西六堡茶。冲泡之前，要先用开水将茶具烫洗一遍。这样做，除了起到清洁作用外，还可提高茶具的温度。

投茶：按照茶与水 1 ： 25 的比例投入广西六堡茶，以确保冲泡出最醇正的茶汤。

润茶：倒入沸水后快速倒出，然后再次倒入沸水后再次快速倒出。润茶的目的在于去掉茶沫，激发六堡茶内含的芳香物质，令之后冲泡出来的茶汤香气更加浓郁。

注水冲泡：倒入沸水，10 秒后便可出汤饮用。

- **盖碗泡法**

盖碗是冲泡广西六堡茶的经典茶具，冲泡出来的茶汤具有“原汁原味”的特点，不仅能使茶香更为浓郁，而且还能让人更为直观地欣赏茶汤的颜色和茶叶的姿态，具有较高的观赏价值。

投茶：将茶叶投入温好的盖碗中，投茶量一般为盖碗的四分之一，如果是新茶的话，可适量减少一点，陈茶则需加量。

润茶：将茶叶用沸水润洗两遍，润洗时动作要快，注水后要立即倒出。

加水冲泡：采用定点冲泡的方式注入热水，前四泡出汤间隔要控制在 10 秒左右，之后每冲泡一次延长 10 ～ 20 秒。

生活中的广西六堡茶饮

广西六堡茶不仅能够冲泡饮用，还能煮着喝，且相对于冲泡出来的茶汤，煮出来的更黏稠、更爽滑、更香甜。

备具：清洗干净的陶壶 / 紫砂壶。

备水：纯净水 / 矿泉水都可以。

备茶：根据陶壶大小备茶，茶与水的最佳比例为 1 ： 50。

煮茶：先将纯净水倒入陶壶中，然后将广西六堡茶（经纯净水润洗后）倒入，继续小火煮 10 ～ 20 分钟。停火后再闷 5 ～ 10 分钟，即可饮用。

小贴士：煮六堡茶

往茶壶中投茶前，可先用沸水将广西六堡茶清洗两遍，防止煮茶时出现茶沫。另外，煮好后的茶汤饮用至陶壶的三分之一处时，可再次加水煮沸饮用。

六堡茶的冲泡步骤

① 备茶；
② 投茶；
③ 泡茶；
④ 出汤；
⑤ 品饮。

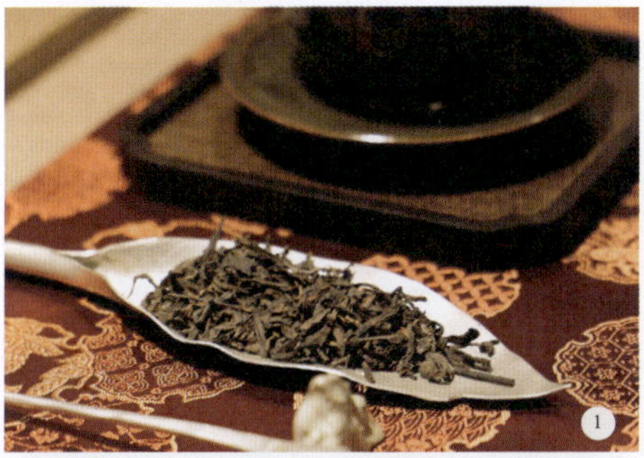

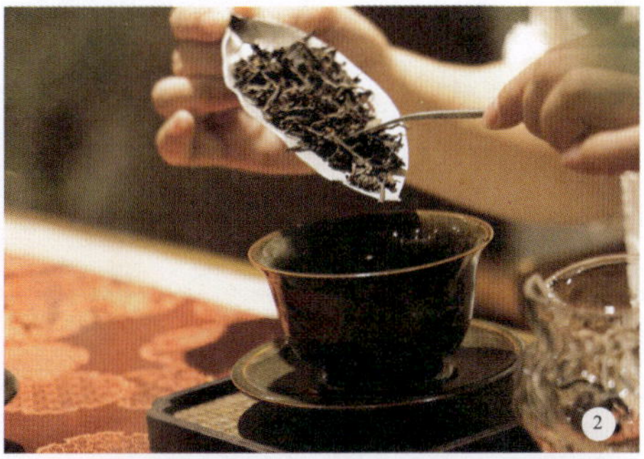

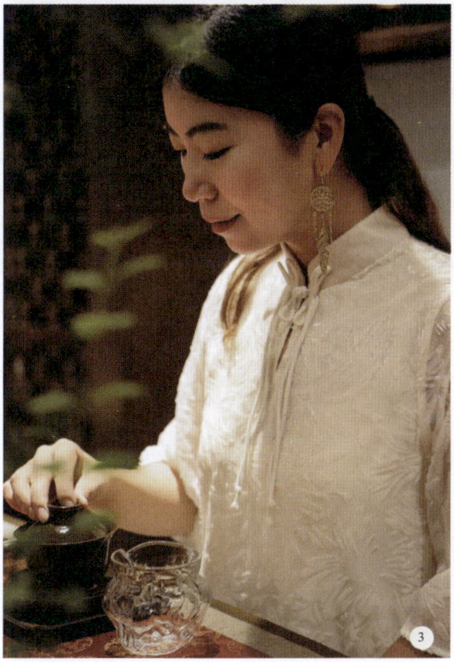

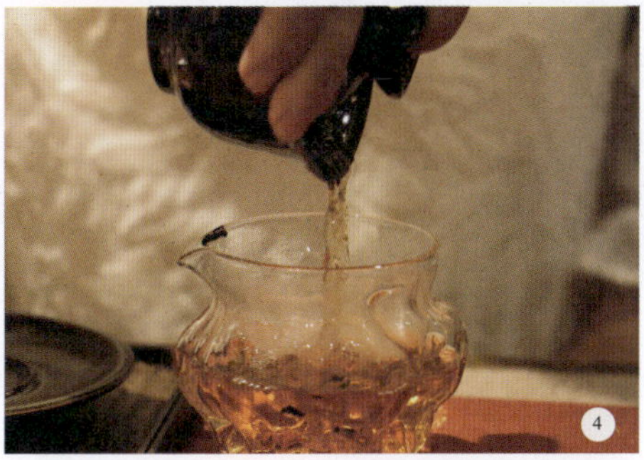

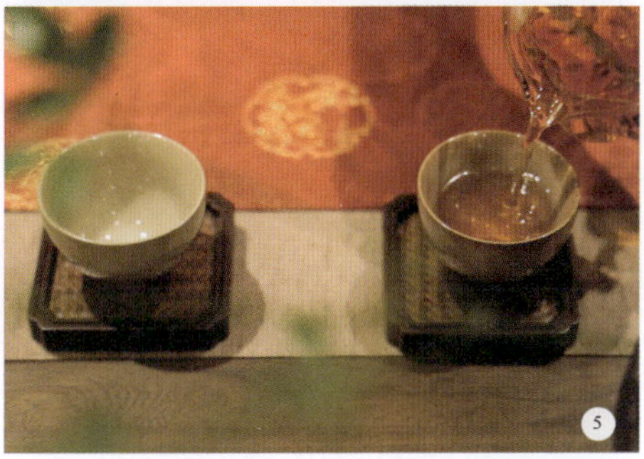

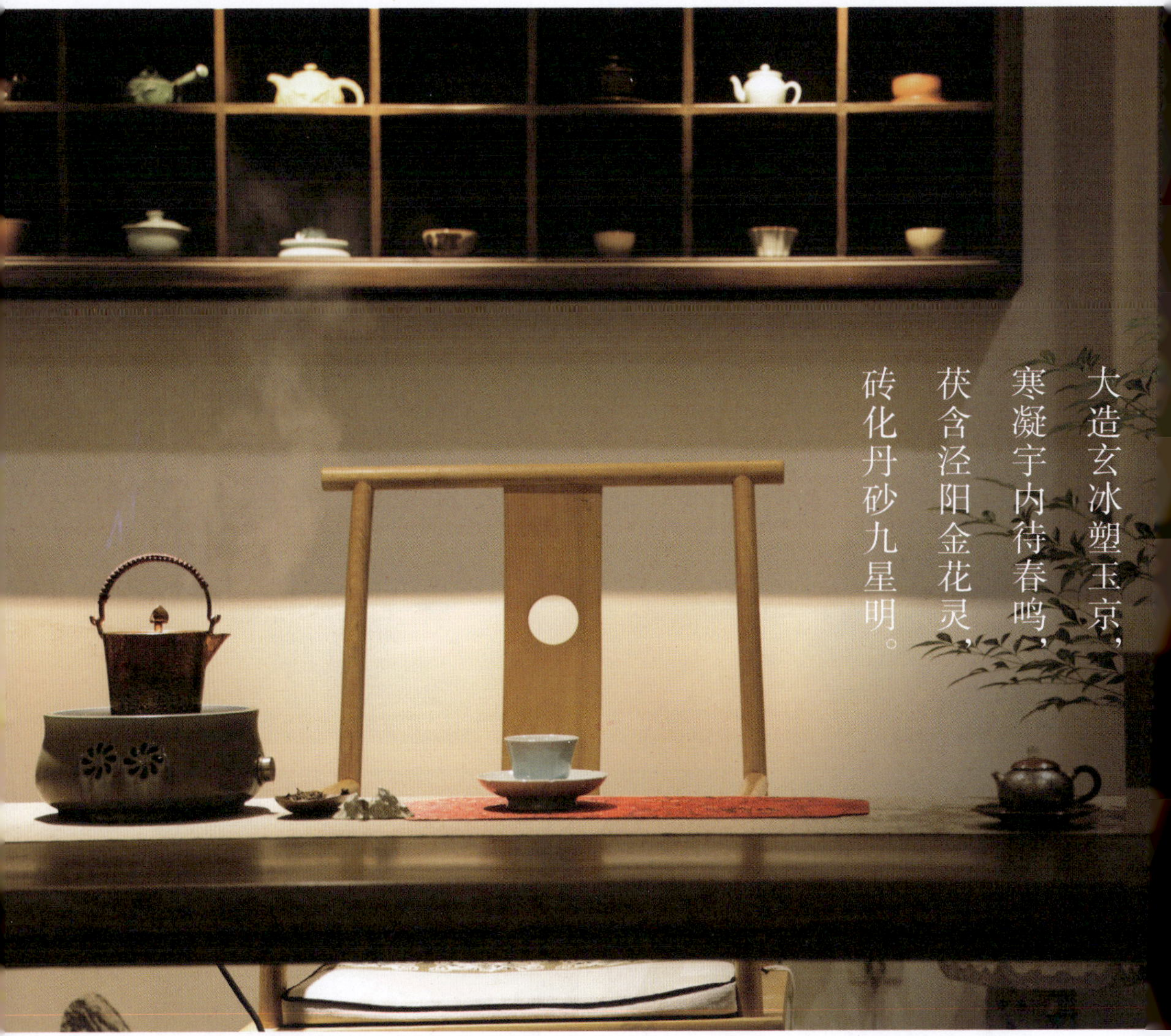
大造玄冰塑玉京，
寒凝宇内待春鸣，
茯含泾阳金花灵，
砖化丹砂九星明。

大寒

寒冷难耐：
炉火融融情意暖，
老茯砖茶驱冬寒

大寒——
阴胜极而阳萌动，新年过后就是春

大寒是二十四节气中的最后一个节气，也是冬季的最后一个节气。古籍《授时通考·天时》道："大寒为中者，上形于小寒，故谓之大……寒气之逆极，故谓大寒。"意思是相对于小寒，这个时节更为寒冷，所以命名为大寒。

古人将大寒分为三候：一候鸡乳；二候征鸟厉疾；三候水泽腹坚。大寒过后，便可以孵化小鸡了；而鹰隼之类的鸷鸟却不畏严寒，终日盘旋在天空中猎食，为身体补充能量；这个时候，北方的水域全部结冰，且非常坚固。

过了大寒便是立春，我们会迎来新一年的节气轮回，再加上春节在立春前后，所以大寒一过，我国各地的年味也就越来越浓了。因此，辞旧迎新便成了人们在大寒时节最主要的任务，除了腌制各种各样的腊味年货之外，还会扫尘、洗浴、贴年红、糊窗等。

大寒前后降水稀少，经常出现寒潮和大风天气，是一年中最为寒冷的时节。中医认为，此时大自然阴盛而阳衰，风邪助寒邪入体，极易损伤心肾之阳气。因此，在大寒时节养生的基本原则为"保阴潜阳"，吃一些能够助长人体阳气的食物，诸如木耳、莲藕、胡麻仁；喝一些驱寒益胃的茶饮，如红茶和多年陈放的黑茶。

现代科学研究发现，老茯砖茶对降低人体血脂、血压、血糖和胆固醇有益。长期饮用的话，能够健胃强脾，调节人体新陈代谢，增强体质，因此它被称为"丝路黑金"。

小贴士：大寒茶俗

大寒喝三清茶。在我国北方的一些地区，有大寒喝三清茶的习俗。所谓"三清茶"，由梅花、松子、佛手和龙井混合而成。梅花象征着五福，松树四季常青寓意长寿，佛手则谐音福寿，人们认为大寒饮用三清茶，能够得到更多的福气，并且会健康长寿。

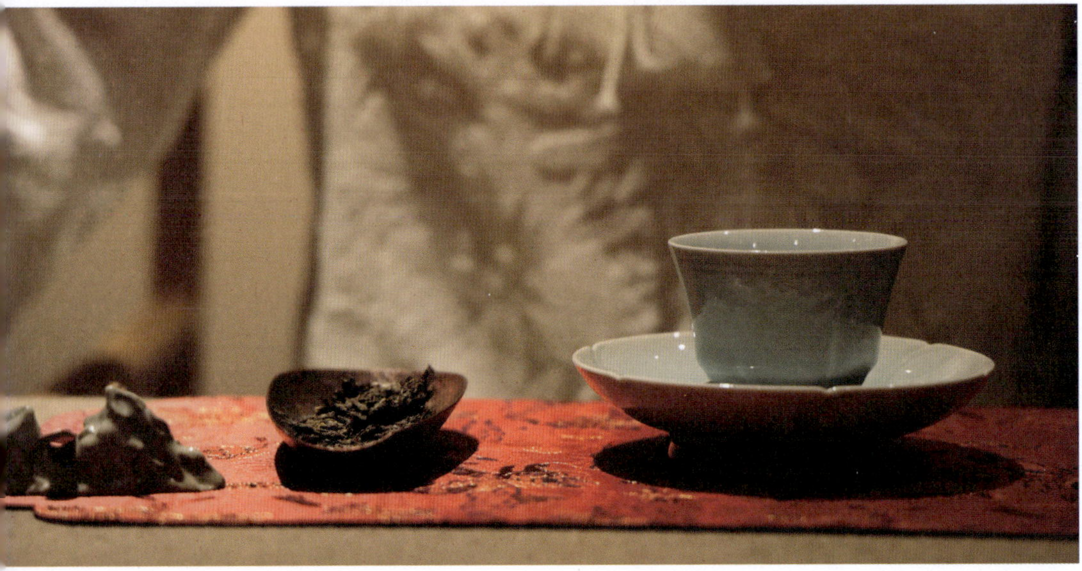

茯砖茶历史——泾阳无茶可做茶，香飘西北慰人魂

茯砖茶属于黑茶，创制于公元1368年的陕西泾阳。地处西北的陕西泾阳沟壑纵横，历史上从来没有栽种过一棵茶树，却有着千年以上的制茶历史。由于茶普遍具有消食解腻的功效，对于以高脂肪和肉类食物为主的北方少数民族来说有着巨大的吸引力。因此，早在唐宋时期，茶叶就成了中原和西域各族之间贸易往来的主要商品。而泾阳的地理位置极为重要，自古便有“京畿要地”之称，是中原地区商品运往西域的必经之地，因此逐渐成为茶叶贸易的集散地。

明清以来，茶商将四川保宁、湖南安化、陕西汉中等地的茶叶贩运到泾阳，然后压制成砖，这种茶因而被称为“泾阳砖”。每块“泾阳砖”净重约3公斤，用纸壳封装，因此又被称为“封茶”。又因为集中制作的时间往往在三伏天，所以又有“伏茶”之称。因为“伏茶”拥有类似土茯苓药效，所以随着时间的流逝，茶人口口相传，“伏茶”也就成了“茯砖”。

茯砖茶的制造过程中会在茶叶上繁殖出一种金黄色的“冠突散囊菌”，对人体有重要保健价值，被西北人民称为“金花”。人们认为“金花”越多的茯

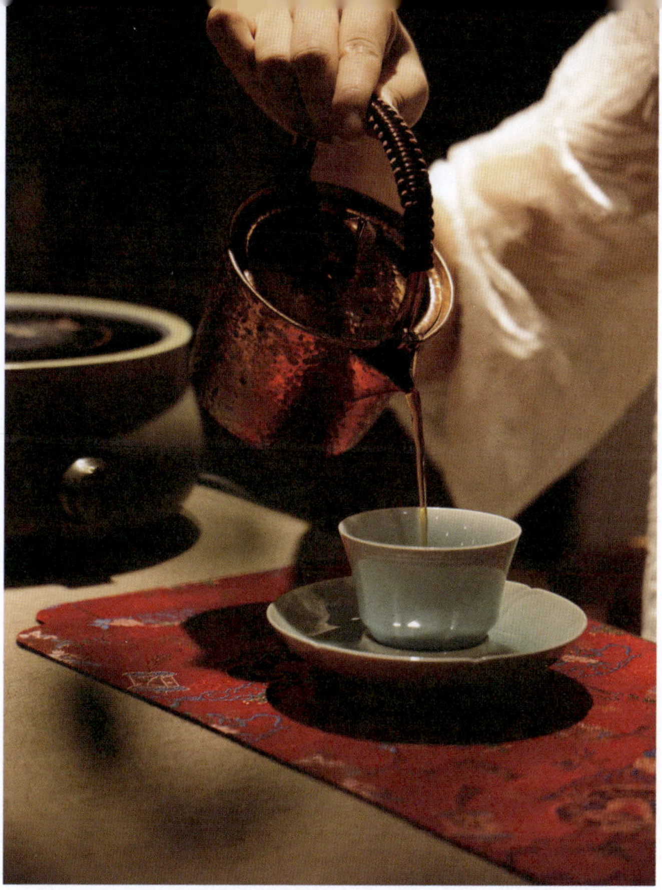

砖茶品质越好，上好的茯砖茶会被转运到兰州，然后再以兰州为中转基地，分销到甘肃、青海、新疆、西藏、陕西、宁夏、内蒙古等地。

新中国成立后，出于节省运输成本的考虑，将泾阳茯砖茶的采制转移到了湖南安化。1950 年，国营安化砖茶厂成立后，经过茶厂技术人员的刻苦攻关，于 1953 年试制成功，结束了数百年来安化只供应原料而不产茯砖茶的历史。

2007 年，泾阳茯砖茶制作工艺恢复试制并取得成功，泾阳茯砖茶再现昔日辉煌。

- **左宗棠与老茯砖茶**

清朝重臣左宗棠任陕甘总督时，曾经专门到泾阳看望恩师徐法绩。当时的泾阳知县得到消息后，专门准备了上好的泾阳茯砖茶接待。左宗棠小啜一口，觉得滋味醇和绵厚，之后了解到此茶以湖南茶叶为原料，更是喜欢。此后左宗棠率领湘军进入新疆作战时，很多士兵因为水土不服而出现上吐下泻的症状，左宗棠便下令冲泡茯砖茶给士兵们进行调理，取得了非常好的效果。

茯砖茶工艺——精益求精得茶骨，做出“金花”传西北

茯砖茶的制造工艺非常复杂，且加工周期最长，传统工艺从黑毛茶陈放、筛分、拼配、渥堆发酵、压制、发花干燥到最后的包装，前后要经历大大小小十八道工序。

黑毛茶陈放。臻选的黑毛茶至少要在专门的仓库中保存两年以上的时间，往过时间去除茶叶自带的青味，令最终生产出来的茯砖茶口感更加醇和。

筛分、拼配。陈放达标的黑毛茶通过滚圆筛、平圆筛、风选机、色选机等一系列工具，将毛茶中的茶梗、黄片、石子等筛掉。然后根据不同品质将黑毛茶筛分为不同的等级，再根据产品配方进行重新拼配。

渥堆发酵。首先采用高温汽蒸的方式为黑毛茶洗一次“蒸汽浴”，一方面增加黑毛茶的含水量，便于后期渥堆发酵；另一方面，高温蒸汽还能将附着于茶叶表面的细菌杀灭，令茶叶变得更清洁卫生。之后，将洗过“蒸汽浴”的黑毛茶投入专门的发酵仓中渥堆发酵。通常而言，这一工艺过程前后要持续 10 小时左右。

压制。发酵后的茶叶要再进行一次汽蒸，然后放入专门的模具中压制成砖。待冷却定型后，即可脱模。

发花干燥。压制成形后的茶坯还需要发花干燥，这一工艺是形成茯砖茶特有品质的关键。制茶师傅通过温度和湿度的控制，营造出一种外冷内热、外干内湿的环境，然后将茯砖茶放入其中，令茯砖茶生出专门的“金花”——一种对人体有益的真菌，学名叫冠突散囊菌。对茯砖茶而言，“金花”越多意味着品质越优秀，喝起来会更为甜滑甘爽，因此有“茶好金花开，花开茶质好”的说法。之后，检验合格的茯砖茶即可进行包装。

小贴士：冠突散囊菌

冠突散囊菌是一种益生菌，能够分泌淀粉酶和氧化酶，令茶汤颜色变得更为透亮棕红，喝起来更为醇和。另外，冠突散囊菌还能将茶砖的粗青味去除，令茯砖茶带有独特的菌香味。更重要的是，正是有了它的存在，茯砖茶才具有超强的促消化、解油腻的功效。

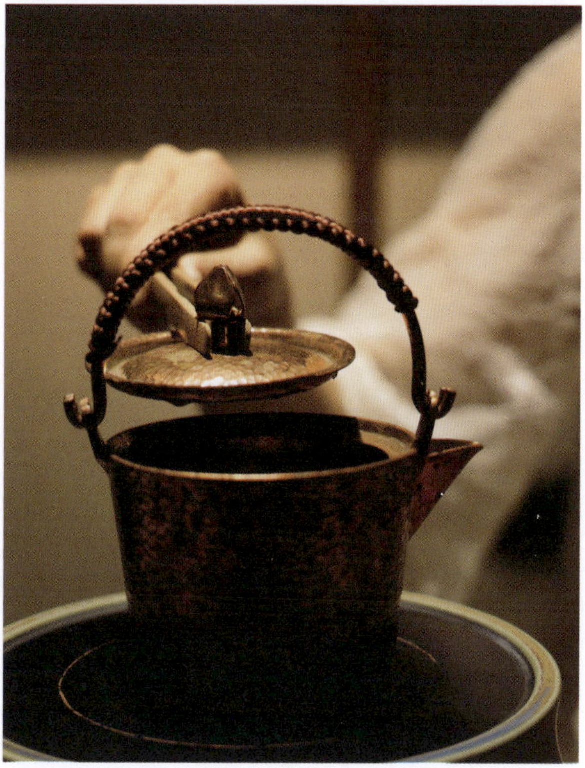

茯砖茶文化

为什么很多喝过茯砖茶的人对其滋味念念不忘呢？原因在于其特有而多变的陈香味——不同时期、不同地点存放的茯砖茶，冲泡后散发出的香味也截然不同，变化无穷。为了捕捉每一种香气，人们在长期的实践中慢慢形成了独特的茯砖茶文化。

- **水为茶之母**

《大观茶论》认为冲泡茶叶的水“以清轻甘洁为美”，可见，只有好的水质才能最大限度地还原出茶叶原本的香气和滋味，冲泡出最好的茶汤。古人认为山泉活水是最佳选择，其次是无根雨水、雪水等，再次是井水。但山泉活水虽好，却难以得到，雨雪之水受环境的影响较大，因此当前冲泡茯砖茶的最佳选择还是软水类的矿泉水或者桶装的纯净水。

而处处可见的自来水则非茯砖茶之良配，自来水中往往含有比较多的杂质，以之冲泡出来的茶汤喝起来往往会有异味。假如在没有其他水源可以选择的情况下，可先煮沸后掀开壶盖静置几分钟，令自来水中残留的游离氯随水蒸气挥发后再次煮沸使用即可。

- **器为茶之父**

如果是好水才能泡出好茶的话，那么选对茶具则是冲泡出醇美茶汤的另一前提。冲泡老茯砖茶时，粗犷、大气的茶具无疑是最好的选择：厚壁紫砂壶或者盖碗最佳，白瓷杯和公道杯也可，便于欣赏老茯砖茶的茶色和在水中不断沉浮的姿态。除了冲泡，老茯砖茶也能煮饮。但需要注意的是，煮茶时切忌选择铁壶，因为铁元素会和老茯砖茶中的鞣酸产生化学反应，转化成鞣酸铁，令煮出来的茶汤变色。更危险的是，鞣酸铁对胃黏膜还有很强的刺激作用，可能会引发胃部不适。

因此，煮老茯砖茶时建议使用陶壶、玻璃壶等。

- **温度和水量**

老茯砖茶陈放时间较长，茶质较老，再加上用茶量较多，所以冲泡的水温要达到 100℃，才能最大限度地激发茶叶的香气。假如水温太低，老茯砖茶内含的芳香物质便不能全部被释放出来，口感也会差很多。

通常而言，较为高档的茯砖茶茶与水的比例以 1 ：（20 ～ 25）为最佳，而陈年的老茯砖茶茶与水的比例则以 1 ：（15 ～ 20）为最佳。

- **冲泡时间**

在冲泡茯砖茶时，茶人需要根据自身口味灵活掌握。标准的操作程序为：一般注水后 5 秒即可出汤，假如茶叶较老，或者喜欢浓厚口味，可适当延长出汤时间。另外，随着冲泡次数的增加，倒出的茯砖茶口感也会慢慢变淡，为了确保茶汤品质，每多冲泡一次，出汤时间都需要适当延长。

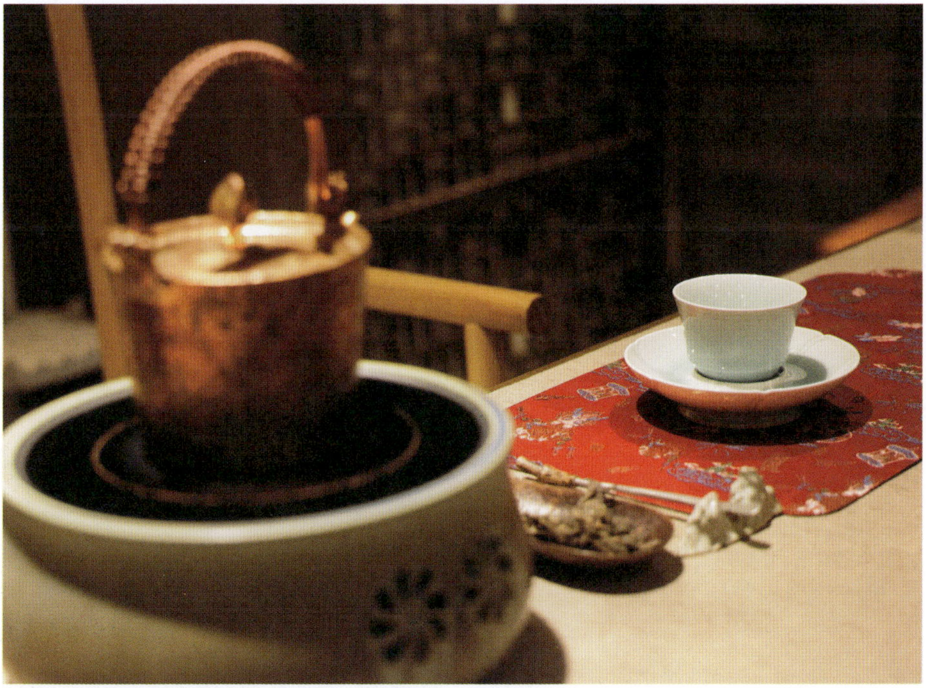

生活中的老茯砖茶饮

老茯砖茶具有“一年茶、三年药、七年宝”的特点，越陈越香便是对其最佳概括。因此，在数九寒天的大寒时节，我们不妨约三五好友围炉而坐，煮一壶老茯砖茶，在独特的菌香中品茗谈人生，岂不妙哉！

小贴士：煮老茯砖茶

在投茶之前，有条件的可以先将老茯砖茶用沸水洗一遍，一来可以起到清洁之效，令茶汤更干净；二来也可先一步激活老茯砖茶内含的芳香物质，令煮出来的茶汤更加香甜。

茯砖茶的煮制步骤

① 备茶；
② 投茶；
③ 泡茶；
④ 润茶，将茶水倒掉不喝；
⑤ 煮茶；
⑥ 出汤，品饮。

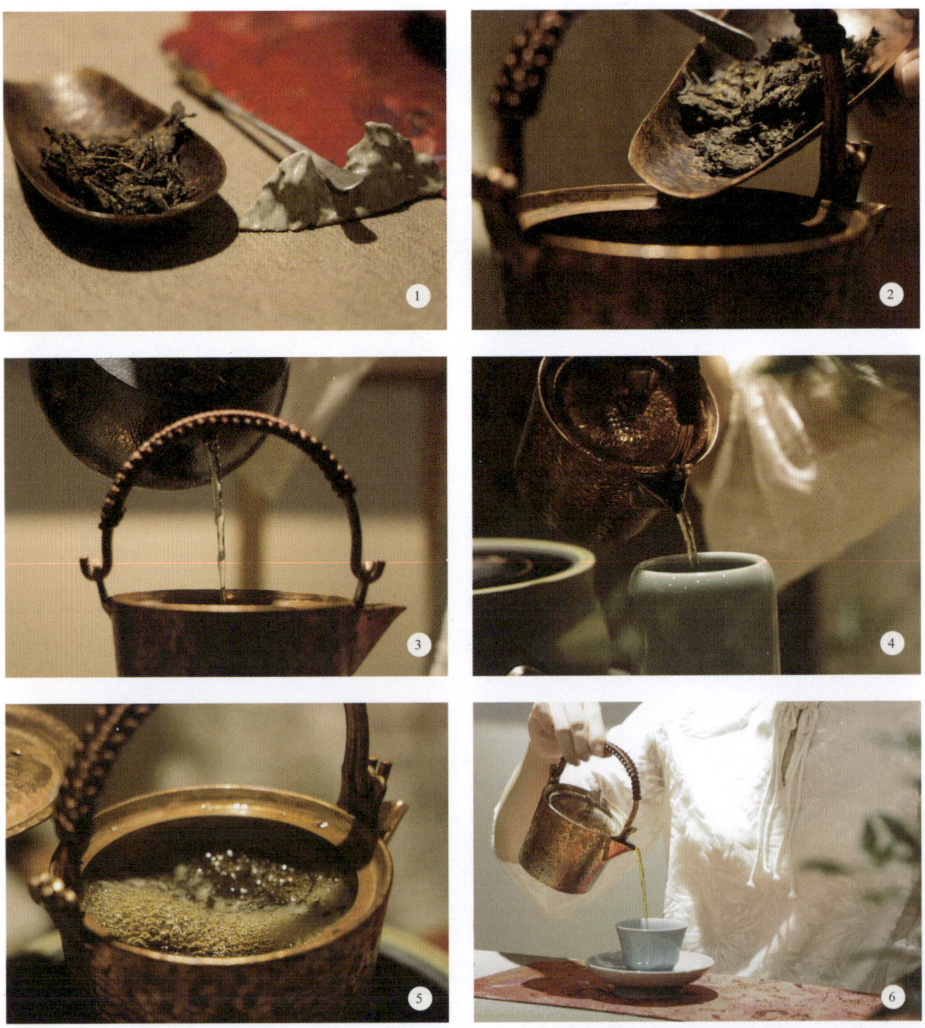

后记

在曹雪芹故居结束茶叙活动，收拾茶席时，窗外的冬叶零星飘落，茶台上的老银壶发出细密的松风鸣响。炉火映照着杯中茶汤，忽觉这盏茶里竟也藏着四季——春的萌动在芽尖舒展，夏的炽烈于喉间流转，秋的沉淀随回甘绵延，冬的静穆借余韵留存。原来，一片叶子从枝头到杯中的旅程，本就是一场浓缩的节气修行。

十六年事茶光阴，我曾于春分时节在江南茶山上见证第一缕春阳唤醒茶芽；曾在清明雨中叩开杭州狮峰山的茶门；曾在小满时节抚摸云南古茶树的沧桑年轮；也曾在立冬时跋涉武夷丹崖，感受岩骨花香。二十四节气茶会，我们从中国工艺美术馆办到外交使馆，在茶与青瓷、音乐、古琴、中医、京剧的交融中，盖碗里的老六堡氤氲出琥珀光，于茶席间复现了《月令七十二候集解》的古老节律。

茶者，察也。察四时之变，观万物消息。书中所述的二十四盏茶，实则是二十四次对天地法则的躬身致敬。我们教人“看茶制茶”，古人却提醒我们“看天制茶”；我们说“适口为珍”，先民却追求“应时为珍”。这种时空交织的饮茶智慧，在机械钟表切割了自然节律的今天，或许正是一剂唤醒生命觉知的良方。当您按照节气调整茶柜中的存茶，当您学会在夏至午后用安吉白茶消暑、在大寒夜以黑茶暖身，您已在不知不觉中，让茶汤成为连接星辰大地与五脏六腑的媒介。

一路走来，承蒙诸多良师益友指点，在此表示衷心感谢。感谢我的师妹赵冬明，与我同行共修十二载；感谢好友付洁、摄影师张旭明、茶友张曼玲，为本书图片创作提供支持；感谢良师李金嗣、尹文生为本书特意创作的节气墨宝，展现传统文化的当代表达；特别感激我的家人——先生与儿子，为我提出诸多中肯建议，并一直默默支持我的茶事业。书中若有疏漏之处，皆因我个人学识尚浅，唯愿此书能抛砖引玉，唤起更多人对中华茶道时空美学的关注。

此刻，小寒时节正在酝酿，而我的青瓷壶中正温着一泡隔年的老六堡。这杯跨越四季的茶汤提醒我们：节气永远不会真正远去，只要还有人在清明听雨择茶、在立冬围炉煮雪，天地人的三重奏便将永远鲜活。愿每一位读者都能成为自己生活的茶人，在二十四番花信风里，泡出属于这个时代的节气茶味。